子どもと食
食育を超える

根ヶ山光一
外山 紀子 ［編］
河原 紀子

東京大学出版会

Reshaping Children's Development of Eating:
From Multi-Disciplinary Views
Negayama, K., Toyama. N., and Kawahara, N., Editors
University of Tokyo Press, 2013
ISBN 978-4-13-051323-4

子どもと食——食育を超える　目　次

序　章　食育をめざす・食育を超える
　　　　　……………………根ヶ山光一・外山紀子・河原紀子　1

　　食育へのニーズ　1
　　食育を超える　2
　　本書の構成　4

I・ヒトの食の基盤

1章　比べてわかるヒトの特徴——他者の関わりを前提とする食発達
　　　　　………………………………………………上野有理　9

　　はじめに　9
　　1　比べてわかること　10
　　2　霊長類の社会が示す食の重要性　10
　　3　ヒトの食発達　12
　　4　他の霊長類の食発達　13
　　5　ヒトの食発達をめぐる生物学的意義　15
　　おわりに　18

2章　食に関わる知覚と嗜好
　　　　　………………………和田有史・河合崇行・山口真美　21

　　はじめに　21
　　1　味覚　21
　　2　嗅覚　25
　　3　食に関わる感覚情報統合　28
　　4　新奇性となじみ　32
　　5　結論　34

コラム1　摂食機能を構成するもの……………田村文誉　39

3章　食器具操作と身体 ……………………… 青木洋子　43

1　乳幼児期の食事形態　43
2　食具操作技能の発達　43
3　食器操作の変化　44
4　成人の食器具操作　50
5　食器具の分類　51
6　道具と行為，手食の文化　52
7　食器具・食物・身体　52
8　道具の形状と食べやすさ　53
9　道具とアフォーダンス　54

コラム2　食の事故と安全 ……………………… 黒石純子・板子絵美　58

4章　自立摂食の発達と文化的環境 …………… 則松宏子　61

はじめに　61
1　子どもの発達と文化の関係――発達のニッチ　61
2　食行動の発達と社会・文化的環境　63
3　食事場面における文化的環境要因　71
4　養育者の持つ，子どもの自立性・摂食行動についての概念　73
結語　75

5章　食の理解の二面性 ……………………… 外山紀子　79

1　認知的基盤　79
2　文化と経験　82
3　食べ物の汚染　85

II・社会のなかの食

6章　妊娠中の食と子ども ……………………… 榊原洋一　97

1　妊娠前の女性の食と子ども　97
2　妊娠中の女性の食と子ども　101
3　エネルギー摂取量と3大栄養素　101
4　ビタミンと微量栄養素　103
5　子どものアレルギーと妊婦の食　106
6　母親のカフェイン，アルコール摂取　108

7　妊娠が母親の食事に与える影響　109
    8　妊婦の食事が子どもの食事への好みに与える影響　111

7章　食としての母乳・人工乳と離乳……………根ヶ山光一　115

　　1　母子の橋渡しとしての母乳　115
　　2　人工乳　118
　　3　離乳　123
　　4　結語　124

コラム3　排泄から見た食……………………………村上八千世　128

8章　自他関係の発達と離乳食………………………川田　学　133

　　はじめに：乳児の発達に離乳食が問いかけるもの　133
　　1　離乳食における相補的関係　134
　　2　食体験への協同参加　135
　　3　離乳食場面にみる三項関係の発達　140
　　おわりに　144

9章　仲間・友だちと食………………………………長谷川智子　147

　　1　仲間関係と友だち関係　148
　　2　先行研究による仲間・友だちと一緒に食べることの社会・文化的側面の検討　151
　　3　仲間・友だちと食に関する今後の研究の方向性　157

10章　食べ物の分かち合いと社会の成り立ち
　　………………………………………………………大村敬一　161

　　はじめに　161
　　1　カナダ・イヌイトの生業：日常世界を生成する社交の装置　162
　　2　食べ物の分かち合い：日常生活を生成するかなめ　166
　　3　食べ物の分かち合いと社会の成り立ち　172

III・食の時代的推移

11章　保育所給食における食の思想と実践 …………河原紀子　181

はじめに　181
1　戦後の保育所給食の時代的変遷　181
2　保育における子どもの食：子どもの「能動性」に注目して　192

12章　食と睡眠——生活習慣の連鎖と社会的決定要因 …関根道和　197

1　「原因の原因」を考える　197
2　一億総睡眠不足社会　197
3　欠食・孤食の決定要因としての起床時刻　199
4　起床時刻の決定要因としての前夜の生活習慣　201
5　生活習慣の負の連鎖を断ち切る　202
6　寝ぬ子は太る　203
7　生活習慣の社会的決定要因　204
8　生活習慣の決定要因としての格差・貧困問題　205
9　国際比較からみた日本　206
10　国家百年の計　208

13章　子ども達の食生活と栄養・健康 ………田中敬子　211

1　学校給食と子ども達の栄養素等の摂取状況　211
2　学校給食と子ども達の食生活・健康　213
3　子ども達の食習慣・生活習慣の現状　215
4　子ども達の健康と身体活動（生活習慣）　219
5　まとめ　222

コラム4　入院中の子どもの食 ……………荒木暁子　225

14章　学校給食にみられる子どもの姿 ………関はる子　233

1　日本における学校給食の始まりから現在まで　233
2　現在の学校給食が抱える問題点　239
3　これからの学校給食に望まれること　245

15章　食卓・食事と家族 ………………………表　真美　247

1　幸せな家族の表象としての食卓　247

2　戦前の家族の食卓　248
　　3　食卓での家族団らんに関する教育　249
　　4　家族の変化を反映する食　252
　　5　食と担い手　253
　　6　子育てと食　255
　　7　母親と家族の食　257
　　8　これからの家族の食　258

コラム5　食と学力再考……………………………………酒井　朗　261

16章　フードシステムに取り込まれる食……今田純雄　265

　　はじめに　265
　　1　食関連産業とフードシステム　265
　　2　食行動の発達とフードシステム　273
　　3　飽食の時代における子育て　277

コラム6　お弁当にみる親子関係………………………横尾（伊東）暁子　284

終　章　食から子どもの未来へ
　　　　………………………………外山紀子・根ヶ山光一・河原紀子　287

　　食の危機　287
　　食育を「超える」　288
　　子どもの食を見るポイント　288
　　食育を超えて　290

　　執筆者一覧　293

　　索引（人名・事項）　297

序章　食育をめざす・食育を超える

根ヶ山光一・外山紀子・河原紀子

食育へのニーズ

　食は環境資源を身体資源化する行為である．それは生命維持の基盤であり，それゆえに食は強い動物的な欲求に裏打ちされている．いや，食はむしろ，植物も含めた全生物的現象であると言った方がいいかもしれない．
　しかし同時に人間の場合は，食べ物に対するタブーや調理法・道具の種類や扱いなどに文化的多様性が見られ，厳格な作法やマナーが存在するなど，優れて文化的な現象でもある．つまり動物的な「食らう」「むさぼる」の次元から高尚な洗練性を伴う「いただく」「賞味する」の次元にまでまたがった，とても広いスペクトラムをもつ行為が人間の食なのである．人間はそのもっとも動物的な「はしたない」行為を，それだからこそもっとも高貴で洗練された「優雅な」行為にまで仕立て上げた．それは，人間性を全幅にわたってカバーする営みといえる．俗から聖までの幅広いスペクトラムをもつ食はまさに，人間存在を理解する恰好の切り口である（根ヶ山, 2007）．

　いま，世はあげて食ブームである．グルメ志向は言うに及ばず，B級グルメなどという言葉も最近生まれた．ダイエットや健康食品の話題にも事欠かない．しかし同時に，飽食の時代といわれ，孤食やジャンクフードのような食の乱れも取りざたされる（岩村, 2003）．また2009年に行われた厚生労働省の国民健康・栄養調査では，朝食欠食などを問題視している（厚生労働省健康局総務課生活習慣病対策室, 2010）．

　2005年6月に「食育基本法」が成立したのも，そういった時代背景と無縁で

はない．その前文にはこううたわれている（一部抜粋）．「子どもたちが豊かな人間性をはぐくみ，生きる力を身に付けていくためには，何よりも「食」が重要である．今，改めて，食育を，生きる上での基本であって，知育，徳育及び体育の基礎となるべきものと位置付けるとともに，様々な経験を通じて「食」に関する知識と「食」を選択する力を習得し，健全な食生活を実践することができる人間を育てる食育を推進することが求められている．もとより，食育はあらゆる世代の国民に必要なものであるが，子どもたちに対する食育は，心身の成長及び人格の形成に大きな影響を及ぼし，生涯にわたって健全な心と身体を培い豊かな人間性をはぐくんでいく基礎となるものである」．つまり，食が大人から子どもに対する最も重要な養育・教育の舞台であるという観点が打ち出されている．

大人が子どもの食を正しく導くことで子どもが健全に発達するというメッセージは，今日の子どもにおける食と教育の重要な側面を象徴している．子どもを未熟で不完全な存在とし，大人がそれを正しい方向に導き発達させるという子ども観である．食が子どもの健康を根底から左右する営みであると考えれば，それはある意味で当然である．哺乳量の少なさや偏食・小食など，子どもの食を巡る諸問題やそれに関連する健康の問題は，いつの世も親の育児の悩みや心配の筆頭格に位置づいている（佐々木ほか，1982）．冒頭の状況があれば，このような食育的観点が強く提唱されるのは当然のことであろう．

食育を超える

個体が未成熟な場合には自律的に食を営むことができず，親などの養育者がそれを補佐・代行する．その補佐の仕方次第では子どもの健康や生存が直接左右されることになるため，それをどう行うかは養育者と子どもの双方にとって大問題である．また子どもの食は大人の食の反映でもあり，その補佐を通じて養育者から子どもにコピーされていく．さらに子どもは，お互いのやり取りのなかで食を展開する．つまり「共食」を特徴とする（外山，2008）．

子どもの食は，単に大人から働きかけられ，導かれて，一方的に受益者とな

るだけのものではない．食べたいものを食べたいときに食べたいだけ食べるという，たくましく生きる能動性の発露としての側面をもっている．子どもにとって食は，強烈な自己主張の契機なのである．それは大人が子どもの現在・将来の健康や性格形成などを配慮しながら，適切なものを適切に与えようと考えている食とは異なる次元のものである．つまり子どもの食は，大人の思惑・配慮・期待と子どもの欲求・志向・主張など，両者の能動性が出会う舞台なのである．また哺乳・離乳も含め，食には親子の身体性も大きな意味を持っている．それが子どもの発育や健康を左右するのみならず，両者ののっぴきならない衝突や対立，妥協，協力，調整などのさまざまな駆け引きを生むことにもなる（根ヶ山，2006）．互いの思惑がぶつかり合い，相手の意図を読み合って食を成立させる姿には，大人の配慮に導かれて健全に育ちゆくという柔な子ども像は存在しない．そこにあるのは，能動的に自己主張し，大人を手こずらせ，大人の行動にも修正を迫るような子ども像である．その能動性を，単なる子どものわがままだとして圧殺してはならない．

　その全体像は，「食育」と呼ぶよりもむしろ大人と子どもの「協働」と呼ぶ方がふさわしいだろう．そして，他でもないその協働こそが子どもの「健全な心と身体を培い豊かな人間性」を育むのであり，さらにいうならば，大人もまた，食における大人と子どもの主体性の衝突や調整を通じてその発達が促される．それは大人が子どもを一方的に導くような営みではなく，相互啓発的な「共生」の姿であると考えるべきである．そこで展開される関係は「コンパニオンシップ」としての対等な大人と子どもの姿であろう．

　食は，子どもの動物性が強く反映される場面であり，そういう大人と子どもの協働的な姿がともにもっとも顕著に立ち現れる舞台である．そのことを理解しないまま「食育」を行っても，消耗的な衝突が繰り返されるだけであろう．それは単に無益であるばかりでなく，子どもを疎外し大人と子どもの共生関係を壊すことにすらつながりうるであろう．本書を通じてそういう思いを共有していただきたいと願う．

本書の構成

子どもの食発達は，心理学・栄養学・小児科学・看護学・社会学・保育学・調理学・動物学・人類学・教育学など，さまざまな領域が関わるきわめて学際的・人間科学的なテーマである．本書では，そのように多様な子どもの食について上記のような主張のもとに，「ヒトの食の基盤」「社会のなかの食」「食の時代的推移」という3つの切り口から検討する．以下に本書の章構成の概略を示す．

第Ⅰ部「ヒトの食の基盤」においては，動物もしくは社会文化的存在としてのヒトの子どもの食について，他の霊長類と比較したヒトの特徴（1章「比べてわかるヒトの食」），味覚が発達するメカニズム（2章「食に関わる知覚と嗜好」），道具が組み込まれる過程（3章「食器具操作と身体」），親子の対立の文化比較（4章「自立摂食の発達と文化的環境」）や食の理解の社会的構成（5章「食の理解の二面性」），などから議論する．

次に第Ⅱ部「社会のなかの食」としては今日の母子関係・友達関係や社会におけるヒトの子どもの食の問題点を指摘する．妊娠にともなう食に関する最新の知見（6章「妊娠中の食と子ども」），母乳・人工乳の対比と社会における価値観の変化（7章「食としての母乳・人工乳と離乳」），食が導く母子の共感性や自他認識（8章「自他関係の発達と離乳食」），友達関係をつなぐ食の側面（9章「仲間・友だちと食」），イヌイト（カナダエスキモー）における狩猟の意味（10章「食べ物の分かち合いと社会の成り立ち」）などについて議論する．

最後に第Ⅲ部「食の時代的推移」として，地域・アロマザリングや企業を含めた広がりの中における食の変遷をとりあげる．保育所における給食の取り組み（11章「保育所給食における食の思想と実践」），睡眠覚醒という生活リズムと食の関連（12章「食と睡眠」），栄養の時代的変化と健康（13章「子どもの食生活と栄養・健康」），学校給食における子どもの食の諸問題（14章「学校給食に見られる子どもの姿」），食卓という場の意味（15章「食卓・食事と家族」），

企業がいかに子どもの食環境を操作しているか（16章「フードシステムに取り込まれる食」）などにおける時代変化を通じて，食と子どもとの関わりを考える．

その他本書には，以上の各章では扱われにくい「摂食機能を構成するもの」「食の事故と安全」「排泄からみた食」「入院中の子どもの食」「食と学力再考」「お弁当にみる親子関係」というトピックをコラムとして配し，今日の子どもの食をとりまく話題を逃さずスポット的に採り上げる．そしてそれらをふまえて，終章では食を通して子どもの未来への展望を語る．

以上いずれも，それぞれの著者には「食育を超える」という視点を意識して主張を盛り込んでいただくように編者からお願いした．それらの主張を通じて，子どもにとって食がいかに重要な問題点か，そして食育を超える視点がいかに子どもの食を再考する上で不可欠か，といったことを考える機会としていただければ幸いである．

引用文献

岩村暢子 (2003)．変わる家族変わる食卓：真実に破壊されるマーケティング常識　勁草書房．

厚生労働省健康局総務課生活習慣病対策室 (2010)．平成21年国民健康・栄養調査結果の概要　厚生労働省　http://www.mhlw.go.jp/stf/houdou/2r9852000000xtwq-att/2r9852000000xu3s.pdf．

根ヶ山光一 (2006)．〈子別れ〉としての子育て　NHK出版．

根ヶ山光一 (2007)．発達行動学からみた子どもの食発達　小児看護，**30**, 860–865．

佐々木保行・高野陽・大日向雅美・神馬由貴子・芹沢茂登子 (1982)．育児ノイローゼ　有斐閣．

外山紀子 (2008)．発達としての共食：社会的な食のはじまり　新曜社．

I・ヒトの食の基盤

1章　比べてわかるヒトの特徴
——他者の関わりを前提とする食発達

上野有理

はじめに

　きのう1日の食事を振り返ってみてほしい．いつ何を食べたのか，誰と食べたのか，どこで食べたのか，その組み合わせは人によってさまざまだ．例えば昼食．ゆっくりと会話を楽しみながら友人と食事をした人もあれば，忙しさのあまり，かきこむようにひとりサンドウィッチを頬張った人もあるだろう．

　ヒトのとる日々の食事には，さまざまな意義がある．まず栄養摂取の手段としての意義がある．動物である以上，生きるために食べなくてはならない．いっぽう食事には，他者とのコミュニケーションをはかる場としての意義もある．こうした社会的行為としての食のはじまりは，発達初期までさかのぼることができる．

　私たちヒトは実にさまざまなものを食べる．これほどまでに幅広い潜在的資源を食物として利用する動物は他にない．こうした雑食傾向は，初期人類の時代から見られるという (Sponheimer & Lee-Thorp, 1999)．しかし私たちは，うまれた直後からすぐにいろいろなものを食べるわけではない．生後しばらくの間，子どもは摂乳により栄養をとる．やがて離乳食が導入され，徐々に完全な固形物食へと移行していく．養育者は子どもの発達にあわせて食物を加工し与える．養育者から子どもへの食物の提供は，離乳食完了後も長く続く．こうして子どもは，さまざまなものを食べるようになっていく．

　摂乳から離乳食，完全な固形物食へと続く栄養摂取の場はいずれも，子どもと他者のやりとりが日々繰り返される場でもある．ヒトの子どもにとって食の場は，他者の介在を前提として成り立つ社会的行為の場といえる．他の動物とヒトをわかつ点はここにある．何気なく日々繰り返される食に注目すると，長

い進化の歴史をたどり形作られてきたヒト本来の姿が見えてくる．食発達をめぐるヒトの特徴とはどのようなものか．他の霊長類との比較から考えたい．

1　比べてわかること

他の動物種とヒトを比べて見ることは，ヒトの行動の生物学的意義を探り，特徴を知る上で有用だ．なかでも霊長類との比較から得られる情報は多い．

ヒトは霊長類の一種であり，現存するさまざまな霊長類種は系統上ヒトに近縁だ．このため共通祖先からの特徴を互いに保持し共有することが，他の系統群に比べて多い．他の霊長類種との類似点を探ることは，私たちの祖先がもつ特徴を知るために役立つ．

種のもつ特徴の類似と相違に注目することは，それらをもたらした環境との相互作用を理解することにつながる．現存の霊長類は約200種．霊長類が示す行動や形態には，種による相違点も多くある．系統上近縁であるにもかかわらず互いに異なる特徴を示す種があれば，その特徴は，それぞれに異なる特定の生態学的条件への適応によると考えられる．逆に系統上離れた種が，互いに似た生態学的条件のもとで生活し，かつ類似した特徴を示すのであれば，その特徴は類似した生態学的条件を共有したための収斂によると考えられる．他の霊長類を知ることで得られるモデルをもとに，ヒトの祖先の生息環境や社会構造を推測することができる．他の霊長類との比較から，ヒトの特徴や進化の道筋を知る手がかりが得られる．

2　霊長類の社会が示す食の重要性

霊長類において，食は日々の生活をさまざまに規定する重要な要素だ．食性の違いは，1日の限られた時間を何の活動に割り振るかという行動の違いをもたらす．他の霊長類と比べると，現代の人間は食物摂取のために費やす1日の活動時間割合が著しく小さい．そのぶん，それ以外の活動にたっぷりと時間をさくことができる．こうした傾向は遅くとも190万年前の祖先から見られることが示唆されている (Organ et al., 2011)．

食はまた，どのようなメンバーで集団を構成し生活するかという社会構造にも影響する．栄養状態のよい雌は早く成長・成熟し，より多くの子どもをうむことができる．このため雌の適応度は栄養状態によって左右され，いかにして十分な食物を得るかに雌の分布は影響を受ける．いっぽう雄の適応度は，いかにして出産可能な雌を得るかによる．このため雄の行動は少なからず雌をめぐり規定されることになる．食物資源という生態学的条件が雌の分布に影響を与え，雄の分布に間接的に影響を与える．霊長類の社会構造は，雄と雌1個体ずつが基本となりともに生活するペア型や，複数の雄と雌がともに生活する複雄複雌型などさまざまだ．どのような社会構造をもつかは，食をはじめとする生態学的要因に少なからず規定される．

　どのような社会構造をもつかは，育児スタイルに関連する．多くの霊長類種において，育児に雄が関わることは少ない．しかしペア型社会をもつ種の雄は，子どもの世話を比較的よくする傾向がある．彼らにとって，その繁殖の成功は，雌をめぐる雄間の争いにいかに勝つかというよりも，いかに繁殖相手を防衛し，子どもを成長・成熟させるかにかかっている．このため子どもへの世話がその成長・成熟に役立つのであれば，雄自身の繁殖成功を高める行為になりうる．ペア型社会をもつ種の中でも，マーモセット類はとくに雄が子どもの世話にあたることが知られている．彼らは通常一度の出産で複数の子ども（主に双子）をうみ，出産間隔も比較的短い．このため子どもを成長・成熟させる上で，母親以外の個体からの援助が重要な役割を果たす（Boid & Silk, 2009; Hrdy, 2009 ほか）．

　このように食は，霊長類の日々の行動や社会構造，ひいては育児スタイルをも規定しうる重要な要素といえる．さらに食行動の発達を見ても，食が社会関係のあり様に影響を与えることがわかる．適切かつ十分な食物を得る術をいかに身につけるかは，個体の存続に直結する課題だ．季節や地域ごとに異なる多様な食物を利用する種ではとくに，食物について効率よく学び，適切な食物レパートリーを身につける上で，他個体との関わりが重要だといわれている（Fragaszy & Visalberghi, 1996; Galef & Giraldeau, 2001）．また他個体との関わりをもとにした学習は，複雑な採食技術の習得に有利だとされる（Coussi-Korbel & Fragaszy, 1995; Fragaszy & Visalberghi, 1996）．ヒトの食性は，まさに季節や地域によってさまざまであり，採食に複雑な技術を要する．ヒトの子どもの食発達に

他者が深く関わるという事実には，他の霊長類と同様の生態学的妥当性を見出すことができる．

3　ヒトの食発達

現代の日本では一般に，生後 5〜6 ヶ月で離乳食が導入され，生後 13〜18 ヶ月で離乳が完了する（厚生労働省「平成 17 年度乳幼児栄養調査」より）．授乳用のミルク，離乳食のいずれも，養育者から子どもに与えられるものだ．

離乳の開始・完了の時期やすすめ方は，世界の地域・文化により異なる (Bogin, 1997; Dettwyler, 1989; Kennedy, 2005; Lee et al., 1991)．母乳のみでなく，人工乳を授乳に利用できるか否かの影響も大きい．しかし親をはじめとする他者が長い間，子どもの食に積極的に介入し続ける点は，地域・文化を越えて共通している (Dettwyler, 1989)．いずれの社会においても，子どもの発達状態に応じて食物が加工され与えられる (Konner, 2005; Sellen & Smay, 2001)．子どもの成長と健康を維持するのに必要な栄養量を考えると，生後半年のうちにも授乳による栄養摂取だけでは足りなくなるという (Hendricks & Badruddin, 1992)．実際に多くの社会において，離乳食の導入は生後 6 カ月から 1 年までの間に開始される (Sellen & Smay, 2001)．離乳の後も，養育者は直ちに子どもへの食物提供を終えるわけではない．離乳時の子どもは，大人に比べて歯や消化器官が未熟だ．体も小さく，自身で食物を入手することは難しい．このため子どもの生存・成長のためには，離乳後もさらに引き続き養育者が食物を用意し，子どもに与え続ける必要がある．

日常の授乳と食事の場面での母子のやりとりを継続して観察すると，その内容に発達にともなう変化が見られるという (Negayama, 1993)．成長にともない子どもの能動性が増す中で，親子は役割をかえながら複雑なやりとりを日々繰り返す．こうしたやりとりの中で子どもは食の経験を重ね，さまざまなものを食べるようになっていく．授乳からはじまる食の場は，子どもの生存・成長に不可欠な栄養摂取の場であると同時に，親子のやりとりの場でもある (Negayama, 1993; 2011)．

すなわち，ヒトの子どもの生存・成長は，他者から食物をわけ与えられるこ

とで保障される．ヒトの養育者は子どもの食に積極的に介入する．いっぽう身体的成長にともない，子どもも積極性を増し，自己主張を示すようになっていく（川田ほか，2005; Negayama, 1993）．こうしたやりとりの末，長い時間をかけて子どもは自立を果たす．

4　他の霊長類の食発達

ヒト以外の霊長類の食発達はどのようなものだろうか．彼らは地球上の幅広い地域に生息し，その食性や社会構造，生活史は種によって大きく異なる．それぞれがもつ食性や社会構造により，食をめぐる他個体との関係はさまざまだ (Cambifort, 1981; Milton, 1993)．ヒト以外の霊長類では多くの場合，子どもにとって一番身近な他者は母親だ．野外や飼育下でのさまざまな実験・観察からは，食をめぐり母親にたいして積極的に働きかける子どもの姿が幅広い種で認められる（上野，2010）．いっぽう母親から子どもへの積極的な働きかけが見られる種は限られる．子どもへの食物の受け渡しは，いくつかの種で報告されている (Brown, et al., 2004) が，野生下で観察されている食物の受け渡しの多くは子どもの働きかけに基づくものだ．子どもがもっていくのを許すような消極的な場合も含め，母親から子どもへの食物の受け渡しがしばしば観察されている霊長類種として，マーモセット類とチンパンジーがあげられる (Feistner & McGrew, 1989; Rapaport & Brown, 2008)．マーモセット類とチンパンジーの食発達を詳しく見てみよう．

4-1　マーモセット類の食発達

マーモセット類は南米にすむ比較的小柄な霊長類だ．多くの種が雑食性で，雄と雌のペアを中心とするペア型の社会構造をもつ．1回の出産でうまれるのは双子であることが一般的で，母親だけでなく父親や年長のきょうだい個体が協同で子どもの世話をする．

子どもは生後1ヶ月ごろから固形食物を食べはじめる．その頃から離乳期にかけて，養育個体から子どもへの食物の受け渡しが頻繁に見られる (Hoage, 1982)．こうした子どもへの食物の受け渡しには，子どもからの働きかけに基づ

くものだけでなく，養育個体側からの積極的なものも含まれる（Feistner & McGrew, 1989 ほか）．子どもの栄養が不足しがちな離乳の時期（生後約3ヶ月時）に食物の受け渡しがもっとも高い頻度で観察されることや，食物の類（子どもにとっての入手困難さや新奇性）により受け渡しの頻度が異なることなどから，授乳から固形物食への移行には，養育個体からの食物の受け渡しが重要な役割を果たすといわれている（Brown et al., 2004）．

マーモセット類の子どもは食をめぐり養育個体に積極的に働きかける．養育個体もまた，子どもにたいして比較的積極的に振る舞う．こうした日々のやりとりの繰り返しの末，子どもは自身で食物を得る術を身につけ自立していくようだ．

4-2 チンパンジーの食発達

チンパンジーはアフリカにすむ大型類人猿の一種だ．現存する霊長類種の中では系統上ヒトに最も近い．果実食を中心とした雑食性であり，狩猟による肉食もおこなう．複雄複雌型の社会構造をもち，生物学的父親は明確でない．

子どもは生後6ヶ月ごろから固形食物を口にしはじめ，平均して生後約5年で離乳する（Kennedy, 2005）．チンパンジーの母子間では比較的頻繁に食物の受け渡しが観察されているが，そのほとんどは，子どもがもっていくのを許すような消極的な受け渡しだ（Goodall, 1986 ほか）．飼育下において稀に，母親からの働きかけに基づく積極的な受け渡しが報告されているものの，受け渡されるものは食物のカスや種など非可食部に限られる（Ueno & Matsuzawa, 2004）．野生下において，母親から子どもへ積極的に食物が受け渡された報告例はほとんどない（Rapaport & Brown, 2008）．母親が特定の食物を奨励，または禁止するような行動についても逸話的報告が数例あるのみだ（Brown et al., 2004）．

すなわち，チンパンジーの子どもは食をめぐり母親に積極的に働きかける．いっぽう母親は，子どもからの働きかけをときに寛容に受け入れつつも，子どもの食に積極的に介入することはほとんどないようだ．チンパンジーの子どもは，もっぱら自身による積極的な働きかけをもとに食物を得る術を身につけ，自立していくといえるだろう．

5　ヒトの食発達をめぐる生物学的意義

先にも述べたとおり，食は各種霊長類の行動を規定する重要な要素の1つだ．生物の一種として，このことはヒトにもあてはまるだろう．ヒトの食発達から，どのような生物学的意義を読み取ることができるだろうか．

ヒトの食発達の特徴として，他者が子どもの食に積極的にかかわる点があげられた．他の霊長類の中でもとくに，子どもへの食物の受け渡しがしばしば観察されている種としてマーモセット類とチンパンジーがあげられる．養育者から子どもへの比較的積極的な働きかけが見られる点で，マーモセット類はヒトと類似していた．

マーモセット類は雑食性で，季節変動のある複雑な環境にすむ．子どもはそのぶん，複雑な採食の知識や技術を生後身につけていかねばならない．また，マーモセット類は一度の出産で複数の子どもをうむため育児負担が大きい．子どもがうまく生存・成長する上で，母親以外の個体が早期から子育てに関与することの意義は大きい．ペア型の社会構造をもつため，うまれた子どもと養育個体間の血縁関係も明瞭なことが見込まれる．血縁個体であれば，子育てをとおして子どもの成長・生存に寄与することは，自身の適応度を上げることにもつながる．すなわちマーモセット類は，母親以外の養育者が子どもの食に積極的に関わる利点が見込まれる．これらマーモセットが示す特徴には，ヒトとの共通点を見出せる．

ヒトもまた，採食に複雑な知識や技術を要する．子どもの成長に著しく時間がかかり育児負担も大きい．他の霊長類の例に照らし合わせると，ヒトは元来，少なくとも強度な一夫多妻（単雄複雌）や乱婚（複雄複雌）傾向にはないという（長谷川・長谷川, 2000）．いっぽうチンパンジーは複雄複雌型の社会をもち，もっぱら雌が集団間を移動する．社会構造上，父性が不確実であり，集団内の雌間の血縁は見込めない．このため子育てへの母親以外の関与は基本的に見込まれない．こうした種による社会構造上の違いが，子どもの食発達における他者の関わりの違いをもたらしているのではないだろうか．

ヒトの多くの社会において，子どもは生後2～3年のうちに離乳する（Kennedy,

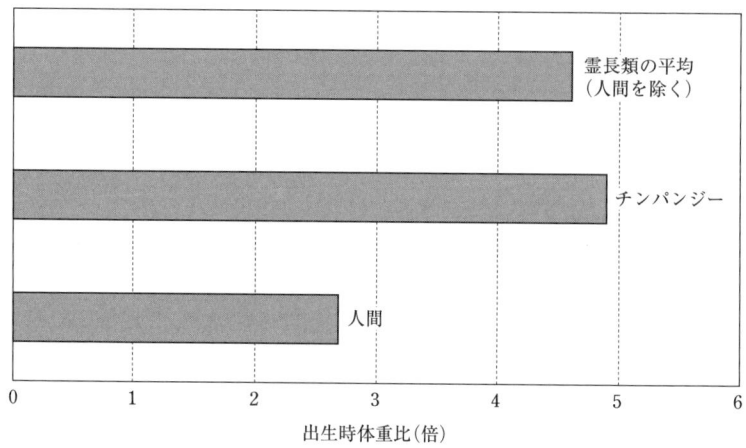

図1 離乳時の体重を出生時体重に比した値
人間は他の霊長類に比べてかなり小さい体重比時点で離乳する（スプレイグ，2004をもとに作図）．

2005）．他の霊長類に比してはるかに早い時期での離乳だ．例えば系統上ヒトに最も近縁なチンパンジーは生後約5年で離乳する（Kennedy, 2005）．出生時に比べてどれだけ成長した時点での離乳かを体重比で見ると，チンパンジーは4.9倍の体重に達した時点で離乳するのにたいし，ヒトは2.7倍時での離乳となる（図1）．またチンパンジーでは，平均して生後約3.3年時に永久歯の萌出が見られ，離乳に至るのはその後だ．いっぽうヒトの子どもで永久歯の萌出が見られるのは，平均して生後約6.2年時であり，離乳を完了したはるか後になる．すなわちヒトの子どもは，他の霊長類に比べて身体的にかなり未成熟な状態で離乳を迎える（Bowman & Lee, 1995; Lee et al., 1991）．乳歯は永久歯に比べて構造が未熟だ．永久歯の萌出を待たずに離乳するということは，子どもの状態に応じた摂取可能な食物を栄養源として確保できることが前提となる．

　子どもが早期に離乳することで，母親は次の妊娠・出産サイクルに速やかに移行することができる．母親が次の繁殖サイクルへ移行するのは，基本的に子どもの離乳後だ．出産間隔は，野生チンパンジーでは平均して約5.6年になる（スプレイグ，2004）．ヒトの場合，チンパンジーと同様に永久歯の萌出以降に離乳を迎えるとなると出産間隔は7年以上になる．しかし実際には離乳が早いぶ

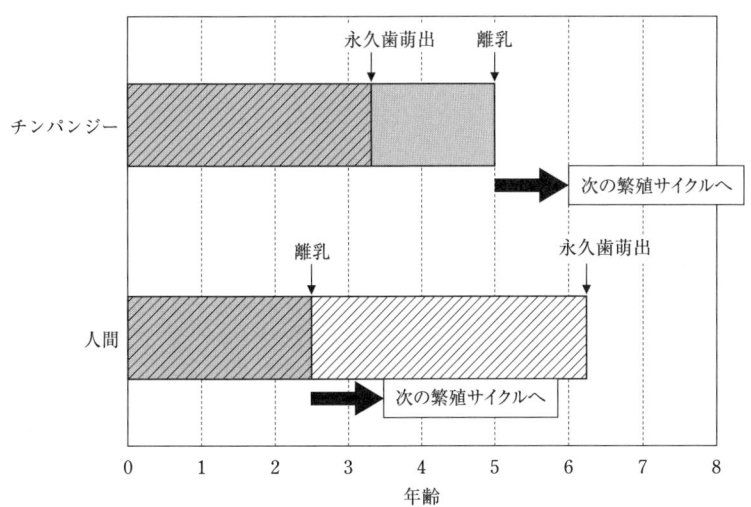

図2 子どもの離乳と母親の繁殖サイクルの関係
子どもは，チンパンジーでは平均して約5歳時，人間では約2.5歳時に離乳する．このため母親の出産間隔はチンパンジーでは約5.6年となるが，人間の場合は約3〜4年間隔での出産が可能だ．

ん，潜在的な出産間隔は3〜4年に短縮される（図2）．未熟な状態での早急な離乳は，子どもの命を脅かす危険性をあわせもつ（Sellen & Smay, 2001; Vitzthum, 1994）．ヒトの場合，まわりの大人が子どもに離乳食を与えることで，授乳以外の手立てをもって十分な栄養供給を保障しつつも早期の離乳が可能になる．さらにヒトの子どもは，離乳を終えた後もなお，養育者から食物の提供を受け栄養を摂取する．ヒトは，大きな脳をゆっくりと成長させ，複雑な社会で生きるための術を身につけるために，成熟までに長い時間を必要とする．成熟までのこの長い道のりを支えるのが，離乳の後も続く養育者から子どもへの食物の提供であり，食をめぐる積極的なやりとりだといえる（Bogin, 1997）．

　ヒトは地球上の広範な地に生息する．過酷な自然環境下においても潜在的食物資源を利用し，長期に渡る子育てが可能なのは，母親のみならず，それ以外の他者がともに育児に関与し，積極的に子どもの世話に携わるゆえだともいわれる（Hrdy, 2009）．ヒトに顕著な離乳の早期化への傾向は，約200万年前ごろから見られるという（Bogin, 1997; Kennnedy, 2005; Wrangham & Conklin-Brittain, 2003）．

離乳の早期化による繁殖サイクルの早期化はすなわち，潜在的繁殖率の増加を促す．いまや世界の人口は約70億人．これほど多くのヒトが，他の動物に類を見ないほどの広域に存在するようになったのは，離乳食があったからともいえるだろう．さまざまな他者が子どもの食に積極的に介入するヒトの食発達には，繁殖戦略上重層的な意義を見出すことができる．

おわりに

他の霊長類との比較から，ヒトの食発達の特徴を浮き彫りにした．発達早期からの長きにわたり，他者が子どもの食に積極的にかかわることで，ヒトは子どもの生存を保障しつつも離乳を早め，子どもが時間をかけてゆっくりと成長することを可能にしていた．このことは，ヒトの根源的特徴といえる．食はヒトの行動や発達を規定しうる重要な要素だ．ヒトに特徴的な認知の発達や進化にも，食をめぐる事柄が深く関わってきた可能性があるという (Hrdy, 2009; Burkart et al., 2009)．

現代の子どもと食について，進化の視点からいえることは何か．子どもと他者のやりとりを前提とする食の場が，生物としてのヒト本来のあり様だといえる．子どもの食にかかわり得る他者は親だけではない．ヒトの子どもにとって食の場は，子どもの社会的発達を支える基盤にもなりうる．今一度このことを気に留め，広い社会の中で子どもの食を育む姿勢が大切だろう．

引用文献

Bogin, B. (1997). Evolutionary hypotheses for human childhood. *Yearbook of Physical Anthropology*, **40**, 63–89.

Boid, R., & Silk, J. B. (2009). *How humans evolved*. New York: W. W. Norton & Company.

Bowman, J. E., & Lee, P. C. (1995). Growth and threshold weaning weights among captive rhesus macaques. *American Journal of Physical Anthropology*, **96**, 159–175.

Brown, G. R., Almond, R. E. A., & van Bergen, Y. (2004). Begging, stealing, and offering: Food transfer in nonhuman primates. *Advances in the Study of Behavior*, **34**, 265–295.

Burkart, J. M., Hrdy, S. B., & van Schaik, C. P. (2009). Cooperative breeding and human cognitive evolution. *Evolutionary Anthropology*, **18**, 175–186.

Cambefort, J. P. (1981). A comparative study of culturally transmitted patterns of feeding habits in the Chacma baboon *Papio ursinus* and the Vervet monkey *Cercopithecus aethiops*. *Folia Primatol*, **36**, 243–263.

Coussi-Korbel, S., & Fragaszy, D. M. (1995). On the relation between social dynamics and social learning. *Animal Behaviour*, **50**, 1441–1453.

Dettwyler, K. A. (1989). Styles of infant feeding: parental/caretaker control of food consumption in young children. *American Anthropologist*, **91**, 696–703.

Feistner, A. T. C., & McGrew, W. C. (1989). Food-sharing in primates: A critical review. In P. K. Seth, & S. Seth (Eds.), *Perspectives in Primate Biology* (Vol. 3). New Delhi: Today and Tomorrow's Printers and Publishers, pp. 21–36.

Fragaszy, D., & Visalberghi, E. (1996). Social learning in monkeys: Primate "primacy" reconsidered. In C. M. Heyes, & B. G. Galef (Eds.), *Social learning in animals: The roots of culture*. CA: Academic Press, pp. 49–64.

Galef, B. G., & Giraldeau, L. (2001). Social influences on foraging in vertebrates: Causal mechanisms and adaptive functions. *Animal Behaviour*, **61**, 3–15.

Goodall, J. (1986). *The chimpanzees of Gombe: Patterns of behavior*. Cambridge, MA: Belknap Press.

長谷川寿一・長谷川眞理子 (2001). 進化と人間行動 東京大学出版会.

Hendricks, K. M., & Badruddin, S. H. (1992). Weaning recommendations: The scientific basis. *Nutrition Reviews*, **50**, 125–133.

Hoage, R. J. (1982). Social and physical maturation in captive lion tamarins, *Leontopithecus rosalia rosalia* (Primates: Callitrichidae). *Smithsonian Contributions to Zoology*, **345**, 1–56.

Hrdy, S. B. (2009). *Mothers and others: The evolutionary origins of mutual understanding*. Cambridge, MA: The Belknap Press of Harvard University Press.

川田学・塚田-城みちる・川田暁子 (2005). 乳児期における自己主張性の発達と母親の対処行動の変容——食事場面における生後5ヶ月から15ヶ月までの縦断研究 発達心理学研究, **16**, 46–58.

Kennedy, G. E. (2005). From the ape's dilemma to the weanling's dilemma: Early weaning and its evolutionary context. *Journal of Human Evolution*, **48**, 123–145.

Konner, M. (2005). Hunter-gatherer infancy and childhood: !Kung and others. In B. S. Hewlett, & M. E. Lamb (Eds.), *Hunter-gatherer childhoods: Evolutionary, developmental, & cultural perspectives*, New Brunswick, NJ: Transaction Publishers. pp. 19–64.

Lee, P., Majluf, P., & Gordon, I. (1991). Growth, weaning and maternal investment from a comparative perspective. *Journal of Zoology*, **225**, 99–114.

Minton, K. (1993). Diet and social organization of a free-ranging spider monkey population: The development of species-typical behavior in the absence of adults. In M. E. Pereira & L. A. Fairbanks (Eds.), *Juvenile Primates*. New York: Oxford University Press, pp. 173–181.

Negayama, K. (1993). Weaning in Japan: A longitudinal study of mother and child behaviours during milk-and solid-feeding. *Early Development and Parenting*, **2**, 29–37.

Negayama, K. (2011). Kowakare: A new perspective on the development of early mother-offspring relationship. *Integrative Psychological & Behavioral Science*, **45**, 86–99.

Organ, C., Nunn, C. L., Machanda, Z., & Wrangham, W. (2011). Phylogenetic rate shifts in feeding time during the evolution of *Homo*. *Proceedings of the National Academy of Sciences*, **108**, 14555–14559.

Rapaport, L. G., & Brown, G. R. (2008). Social influences on foraging behavior in young nonhuman primates: Learning what, where, and how to eat. *Evolutionary Anthropology*, **17**, 189–201.

Sellen, D. W., & Smay, D. B. (2001). Relationship between subsistence and age at weaning in "preindustrial" societies. *Human Nature*, **12**, 47–87.

Sponheimer, M., & Lee-Thorp, J. A. (1999). Isotopic evidence for the siet of an early hominid, *Australopitehcus africanus*. *Science*, **283**, 368–370.

スプレイグ, D.(2004). サルの生涯, ヒトの生涯――人生計画の生物学 京都大学学術出版会.

上野有理 (2010). 食をめぐる人間の親子関係――他の霊長類との比較からみえること 心理学評論, **53**, 294–404.

Ueno, A., & Matsuzawa, T. (2004). Food transfer between chimpanzee mothers and their infants. *Primates*, **45**, 231–239.

Vitzthum, V. J. (1994). Comparative study of breastfeeding structure and its relation to human reproductive ecology. *Yearbook of Physical Anthropology*, **37**, 307–349.

Wrangham, R., & Conklin-Brittain, N. (2003). 'Cooking as a biological trait.' *Comparative Biochemistry and Physiology*, **136**, 35–46.

2章　食に関わる知覚と嗜好

和田有史・河合崇行・山口真美

はじめに

コップに入った炭酸入りのオレンジジュースを飲むことを想像してほしい．
われわれはまず，その色をみて，コップに口をつけて飲みはじめる．飲んでいるときに感じることは，甘みや酸味といった味，オレンジの香り，炭酸のシュワシュワ感，冷たさ，ごくごくと飲む喉ごしと音……．ジュースを味わう，というきわめて日常的な場面においても，多くの感覚器官が関わっている．人間は目，耳，鼻，舌，皮膚などの五官（感）というマルチな情報チャンネルに基づき食品の認知を行っている．このような多感覚からの情報を統合する能力を，私たちは生まれながらに備えているのだろうか？　それとも発達の過程で獲得していくのだろうか？

本章では，味覚・嗅覚に関連する感覚とその嗜好に関する基礎的な知見と発達の初期段階である新生児，乳児に関する知見を中心として，食に関わる感覚及びその統合の発達と嗜好性に関する知見を概説し，これらの理解を深めることを目指す．

1　味覚

1-1　味覚の仕組み

味覚は化学物質によって口腔内で触れたもの，あるいは舌で触れたものに関する情報を得る感覚だ．味覚によって感じられる味の中で代表的なものが基本味である．基本味とは，味蕾（taste bud）の味細胞（taste cell）によって受容され，他の味と明確に区別が可能な塩味（salty taste）・甘味（sweet taste）・うま

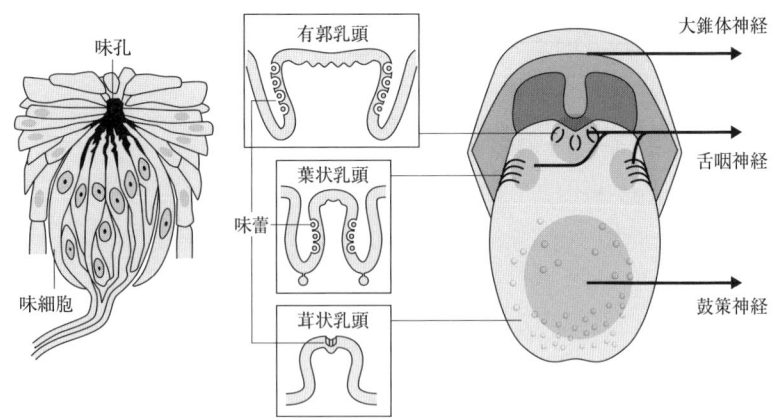

図1 味蕾（左）とその口腔内での分布の模式図

味・酸味（acid taste）・苦味（bitter taste）の5つの味を指す．これらの味をもたらす物質はそれぞれ，食塩，糖，グルタミン酸，クエン酸，キニーネなどが代表的であるが，他の物質によっても似たような味は生じる．例えば，人工甘味料によっても甘さが感じられることはほとんどの読者も経験しているだろう．これらの化学物質を受容するのが，味細胞に存在する味覚受容体（taste receptor）である．味細胞は均一の細胞ではなく，種類によって受容する味が異なる．味蕾は，これらの味細胞の集合体で，複数の味を感じられる受容器として機能する．味蕾は舌の茸状乳頭，葉状乳頭，有郭乳頭に加え，軟口蓋，咽頭などにも存在する（図1）．つまり，口腔内にひろく分布する味蕾のひとつひとつが複数の味を感じるのである．従って，舌の各部位で感じる味が違う，というよく知られている味覚地図の説明は不適切である．ただし，舌上どこでも同じように味を感じるというわけではなく，味覚受容体に代表される味を受け取って味覚神経に伝える仕組みは，舌の部位によって異なることが解明されつつある（日下部，2009）．

1–2 味覚と嗜好

食品に含まれる味物質は，化学的には，舌，上顎，喉に広く分布する味蕾細胞の受容体と結合する．それらの情報が脳に伝わり味覚として認識され，快不

快の判断がなされる．

　味覚は栄養素や毒物を身体に取り入れるかどうかを判断するために重要な役割を果たす．例えば，甘味，うま味，塩味はそれぞれエネルギー，たんぱく質，ミネラルという栄養物のシグナルであり，好ましい味として感じられる一方で，酸味，苦味は腐敗物，毒物のシグナルであり，好ましくない味として感じられる．強い塩味は浸透圧調整に不利になり，不快に感じられる．味覚は下等な動物から人間にまで先天的に備わっている生体防御機能なのである．

　食品は，胃腸で消化され小腸から栄養素として取り込まれる．消化管においても栄養素の吸収効率をあげるために，味覚受容体が大切な役割を担っている．口に食べ物を含んだだけで，飲み込む前から胃や膵臓が活動して消化吸収の準備を始めることが知られており (Sarles et al., 1968)，これは頭相反応と呼ばれている．

　基本味以外では，食べ物の味やおいしさには油脂も重要な役割を担っている．人間の場合，油脂そのものに味があるようには感じられないが，脂肪酸を使えば頭相反応が起きる．したがって，味覚神経につながった受容体が口腔内にあるのではないかと考えられている (Hiraoka, et al., 2003)．実際，舌の味受容細胞（味覚神経がつながっている細胞）に脂肪酸を認識する受容体が数種類存在することが報告されている (Fukuwatari, et al., 1997; Matsumura, et al., 2007)．脂肪酸（脂肪）も栄養素のシグナルである．ただし，人間の場合，その脂肪を摂取し過ぎてしまうと消化不良を起こし，胸焼けという不快な感覚を覚えてしまうので，強すぎる油脂味は嫌われる傾向にある．

　味そのものは舌，上顎，喉にある味覚受容体で感じることは前述した通りであるが，味覚受容体は胃や腸内にもあることも知られている (Mace, et al., 2007)．胃や腸における味物質の信号は内臓内に張り巡らされた迷走神経を介して，他の臓器あるいは脳へ伝えられる．これらの情報は味覚として認知されることはないが，栄養素を取り込むトリガになっている．

　人間や動物の脳には栄養素のシグナルとなる味をよりおいしく感じるメカニズムが備わっている．甘味，うま味，脂肪を食べると脳の中心のやや前方にある報酬系と呼ばれる部分が活性化され，脳内快感物質"オピオイド"が放出される (Hajnal et al., 2003)．生体オピオイドは非常に弱いアヘン類縁物質であり，快

感をもたらすとともに食べ過ぎや中毒症状を引き起こす危険性を持っている．これは，哺乳動物一般に見られる現象であり，子どもの偏食や肥満の原因の一つと考えられている．米国では，ポテトチップス（油であげたもの）中毒にかかった患者にオピオイド阻害剤を投与することで，改善が見られたという報告もある (de Zwaan & Mitchell, 1992)．

体調によっても味の感じ方が変化すること（たとえば，運動後に酸味がおいしく感じる，など）も，このような身体の状態を調整する機能と対応づけて説明されることが多い．エネルギーを消費し血糖値が下がってくると，脳内視床下部がエネルギーの摂取を促す．特に，甘いものやデンプン質のもの，さらにはそれらに油脂が加えられたものに対する欲求・嗜好が増してくる．通常時は甘過ぎて好まない食べ物でも，エネルギー不足（＝一般的には空腹時）にはおいしく食べることができる．運動中・運動後は，糖よりもエネルギーに変換されやすいクエン酸の酸味が好ましく感じられるようになる．また，大量の汗をかいたり，ビールなどの利尿作用のある飲料を大量に飲んだりして塩分不足に陥った時には，塩味に対する欲求性・嗜好性が増してくる．水分不足に陥った時も同様に，より吸収の良い薄い食塩水の味をおいしく感じる．

1-3 味覚の嗜好と発達

早産の人間の新生児に，出産直後に甘さを感じさせるグルコース，ショ糖，サッカリン溶液を与えると吸啜運動が誘発されるという (Tatzer et al., 1985)．逆に，苦味物質は吸啜を抑制する．このことから，胎生6ヶ月から9ヶ月にはすでに，甘いものに対する嗜好性と苦いものに対する忌避が存在すると考えられている．

新生児の味の好みに関する実験としては，Steiner (1977) の実験が有名だ．彼は新生児に様々な味溶液を提示し，その表情を撮影した．その映像を別の人に評定させたところ，乳児は甘味に対して受容的な表情を示し，酸味や苦味に対して拒否的な表情を示したという．また，新生児のサッキングの変化の観察によってもショ糖に対する選好が示されている (Crook, 1978)．

食べ物の味の好き嫌いは，舌で感じる味覚情報だけでなく，消化管から得られる情報にも大きく影響をうける．食べたものが消化吸収され体に有利なもの

であると分かった場合には，その味がより好ましい味として感じるようになる．一方，食べた後に吐き気や不快を感じた場合には，その味を好ましくない味として忌避するようになる．苦味や渋味，酸味など，元々好ましくない味であっても食べて無害であることが分かった場合，好ましい味に変わることはないが，その味に対して幾分か寛容になる．コーヒーや緑茶の苦味や魚のはらわたの苦味など，大人になって好ましくなってきたと感じるものもあるが，実際は，苦味そのものが好きになっているわけでなく，苦味に寛容になっているだけである可能性がある．辛味についても，その好みの個人差が大きいように思える．辛味は基本味には含まれていないが，口腔内の温度感受性の痛み受容体にカプサイシン等の辛味物質が結合することにより感じる味である (Caterina et al., 1997)．口の中に食べ物がある時のみ，この受容体が刺激されると辛いと感じるが，食べ物が無くなってしまうと辛さではなく痛さを感じるようになる．痛み刺激が何度も繰り返し提示されることにより鈍感になってくるように，辛味刺激も順応しやすい刺激のひとつである．辛いものをよく食べる国の食事は，われわれから見るとエスカレートしたかのように強烈な辛さを伴っているが，その国でも子どもの頃は辛いものは食べられないというのが一般的な見解である．つまり，辛味好きは後天的な性質である可能性が高い．

2 嗅覚

2-1 嗅覚の仕組み

嗅覚は揮発性の化学物質であるニオイ分子 (odor molecule) から外界の情報を得る感覚である．日常的に人間が感じるニオイは，多くの種類のニオイ分子を含む．鼻腔中の嗅粘膜にある嗅細胞 (olfactory neuron) のニオイ受容体 (olfactory receptor; Buck & Axel (1991)) が，ニオイ分子に反応する．受容体と分子は一対一の対応関係ではなく，一つのニオイ分子は，複数の受容体に検出される．また，それぞれの受容体は複数のニオイ分子に反応する．つまり，嗅覚ではある受容体の単独での反応が，ある分子の存在を表すのではなく，複数の受容体の反応パターンによって無数のニオイをコード化していると考えられる．

嗅細胞の軸索の反応は嗅球の糸球体層に直接投射される．隣接する糸球体は，

分子構造が類似したニオイ分子に反応するように配置されている．さらに糸球体から情報を投射され，ニオイの分子構造の類似性に基づくマップを形成する嗅球の僧帽細胞は，近接する僧帽細胞の活動を抑制する (Yokoi et al., 1995)．このメカニズムにより，分子構造に基づくマップが嗅球内に形成され，嗅覚の精度を向上させるような機能を実現しているのだろう．

　われわれが体験するニオイの質は，分子の構造のみによって決まるわけではない．例えば，アセトフェノンとフェニルチルアルコールは，主観的に感じるニオイの質で分類すれば，両者ともフローラル（花のような香り）だが，分子構造は前者がケトンで後者はアルコールである．また，カルボンとメントールは両者ともニオイの質はミンティだが，構造は先ほどと同じように前者がケトンで後者がアルコールだ．つまり，"花の香り"，"ミントの香り"という主観的な嗅覚体験は，分子構造をこえて，他の感覚から同時に入力される花の外観や，ハッカによって刺激される体性感覚など，他の感覚の情報と結びついて形成されるのだろう．

2–2　嗅覚と嗜好

　ニオイの感じ方は経験に大きく左右される．例えば大人はバラの香りを口臭や腐敗臭よりも好むが，2歳半の幼児ではそのような選好は見られないという（綾部ほか, 2003）．また，同じニオイでも，ワカサギと茎わかめのニオイをかぐと，海辺で育った人間の多くは"磯や海苔のニオイ"と感じ，"よいニオイ"と感じる．一方で海の近くで育っていない人間の多くは，"腐敗・下水のニオイ"と感じ，"嫌なニオイ"とこたえるようだ（詳しくは斉藤・綾部, 2008）．これらの事例は，味覚の場合と異なり，刺激臭を除くと先天的に好ましいニオイや好ましくないニオイは存在しないことを示している可能性がある．つまり，ニオイの嗜好は好ましい経験と連合学習することにより成立すると考えられる．

　食品の場合も食べて好ましい栄養成分が含まれていた経験をすることが，その食品のニオイを好きになる必要条件である．さらに，「家族で食べた」「旅行で食べた」等のポジティブな感覚が加わることで，ニオイの嗜好は増強される．たとえば，食物と連合した発酵臭は好ましく感じられるが，それ以外の一般的な発酵臭は腐敗と連合しやすく好まれない．納豆やくさや，魚醤，ブルーチー

ズ，シュール・ストレンミングなどのニオイは，馴染みのない人にとっては悪臭である．日本人にとって当たり前の味噌・醬油・ぬか漬けのニオイも，他国の人にとっては悪臭と捉えられている可能性が高い．しかし，癖のあるニオイは日々接することにより慣れてきて，好ましい味を経験することにより好ましいニオイに変化してくる．さらには，そのニオイがなければ物足りないくらい，食品の嗜好において重要なカギとなってくる．癖のある味やニオイはその国・地方の特徴的な食文化である．

2-3 嗅覚の嗜好と発達

人間の胎児の嗅覚機能に関する直接的な証拠はないが，早産児の感覚を調べることで，間接的に乳児の嗅覚機能が調べられる．Sarnat (1978) によると早産児であってもミントの香りに対する反応を示したという．このような早産児を対象とした実験は，胎児期から嗅覚が機能することを示唆する．胎生期の嗅覚に関する知見は，上記のような嗅覚刺激に対する直接的な反応の観察からだけではなく，胎児期に数時間，あるいは数日間さらされたニオイに対する新生児の反応からも探ることができる．Schaal et al. (1998) は，妊娠の後期に，胎児の嗅細胞を浸す羊水についたニオイを新生児が弁別できるかどうかを実験した．実験では，胎児期に馴染みのある羊水と馴染みのない羊水の香りと水の香りの選択テストが行われた．その結果，長い時間なじみのある羊水のニオイに選好を示した．羊水が，生まれてから3日の新生児に嗅ぎ分けられるような嗅覚的な特徴を持っているのも興味深いが，ここでは胎児のニオイの選好に対しても影響を与えることに注目したい．また，妊娠の後期，もしくは赤ちゃんが生まれてから授乳中の2ヶ月間の間に母親がニンジンジュースを高い頻度で飲むことによって，ニンジンの香りになじませると，このような条件下で成長した月齢6ヶ月程度の乳児は，母親が水を飲む条件下の乳児に比べて，ニンジンの香りに対する受容的な反応が見られることも示されている (Mennella et al., 2001).

前項にも書いたように，人間のニオイに対する嗜好は発達過程によって形成されるところが大きく，これらの例はその形成は胎生期から始まっていることを示唆している．

3 食に関わる感覚情報統合

3-1 嗅覚による味覚の促進

ニオイは鼻腔だけからではなく,口の中から嗅粘膜に届く場合がある.食品を口に含めば,そのニオイ分子が口から鼻側にながれ,それがわれわれの豊かな味体験の重要な役割を果たしている.鼻腔からのニオイはオルソネーサル (orthonasal aroma),口からのニオイはレトロネーサル (retronasal aroma) と呼ばれる.ニオイと味が同時に提示されると,両者のイメージが一致する場合にはニオイによって味が強く感じられ,一致しない場合にはニオイによって味が弱く感じられるという報告は数多くある(例えば Stevenson et al., 1999).坂井ら(Sakai et al., 2001)は,レトロネーサルだけでなく,オルソネーサルであってもバニラの香りが甘味を増強することを示した.これらの現象は,ニオイによる味の感じ方の変化に中枢神経レベルにおける多感覚情報統合が関与することを示す有力な証拠である.

人間や動物は,ニオイと嗜好を連合学習し,ニオイで嗜好を想起する.いったんニオイで成立した嗜好記憶は,脳内に長期間保存される.幼児期に魚介ダシのニオイをつけた栄養成分豊富な餌で嗜好を獲得したマウスは,長期間ダシのニオイに接していなくても大人になってから魚介ダシのニオイを付けた水を好むようになるという報告もある(向田ほか, 2009).

3-2 視覚による食の認知

これまで,味覚と嗅覚という化学感覚の発達を説明してきたが,食の認知は他の感覚の影響も受ける.例えば視覚は,外界や物体の認識にとって重要な手掛かりである.特定の色と,特定の物体の認知における連合はわれわれの外界の認知を手助けする.食の認知に関しても同様のことが報告されている.Ostergaard & Davidoff (1985) は果物や野菜のスライドの名前を言い当てる課題を行った.スライドの半分は彩色されており,半分は白黒だった.彼らは,彩色されているスライドの方がされていないスライドよりも,よりすばやく名前を言い当てられることを示した.このような促進は,特定の物体と色の結びつきの程

度に依存する (Biederman & Ju, 1988; Tanaka & Presnell, 1999). 例えば, 黄はレモンの典型的な色であるが車の典型的な色ではない. さらに, 色の典型性の影響は視覚に限らず, 他の感覚にも影響を及ぼす. 典型色は食品のフレーバーにも影響を及ぼす. DuBose et al. (1980) は, 適切な色をつけた飲料のフレーバー (例えば, チェリーに赤) の方が, 不適切な色をつけられた飲料のそれよりも正確に特定できることを報告している. つまり, 成人において, 典型色は食物の認知全般に大きな影響を及ぼすのである.

特定の色と特定のものとの連合の発達に関してはいくつかの研究がある. 2歳から5歳の間の幼児を対象に調べた実験では, 色のネーミングのスキルとともにものと色の連合を思い出すスキルが発達することが報告されている (e.g., Davidoff & Mitchell, 1993; Gleason et al., 2004; Mitchell et al., 1996; Perlmutter, 1980; Perlmutter & Myers, 1976). また, 2歳から5歳までの子どもの典型色の選択は, 色をラベルづけするスキルによって部分的に予測できる. しかし, 乳児期のものと色の連合の発達についてはあまり多くの研究はなされていない. これを調べるにあたっては, 成人を対象とした実験と同じように乳児に評定尺度を行なってもらったり, 色を調整してもらったりはできない. 選好注視法や馴化法などの乳児の行動の数値化, すなわち心理物理学的な方法が数少ない測定ツールとなりうる (山口・金沢, 2008). 選好注視法は, 言葉が通じない乳児を対象とした知覚的な実験を行うために考え出された方法である. 特定の図形のパタンをより注視するという乳児の一般的な性質を利用したものだ. Fantz & Yeh (1979) は, 生後46時間から6ヶ月までの乳児を対象として図形パタンの好みを注視時間に基づき調べた. その結果, 一様なものよりもパタン化されたもの, コントラストがはっきりしたもの, 大きなもの, 数が多いもの, 曲がったものなどが好まれている. その一方で, 馴化法は, 短い時間ならば, 乳児が見慣れたものよりも, 目新しいものをより好んで見る, という新奇選好という傾向を利用したものである. 上述の選好注視法とともに馴化法はよく機能し, 乳児の知覚研究を推し進める両輪として機能している.

乳児が色とものを連合した認知を行うことは知られている. 7ヶ月児では, 入れ物の色と, その中の飲み物の味の連合学習が可能になることが示された (Reardon & Bushnell, 1988). 具体的には生後6ヶ月半と7ヶ月の乳児は甘い食品ある

いは酸っぱい食品が，色つきのカップで与えられる（例えば，甘いリンゴソースを赤いカップ，酸っぱいリンゴソースは青いカップ）のに慣れると，乳児は甘い食品が入れられた色にリーチングするようになる．このように，乳児が実験的に作られた色と他の情報（味）を連合することが可能ならば，色と日常的によく目にするものとの連合を行うことができる可能性もある．

　このような典型色の認知においては，色の特定，弁別が基礎になる．行動学的，生理学的研究により，生後4週間までに成人のような3原色による色の知覚が可能なだけの網膜が備わっており（Knoblauch et al., 1998; Volbrecht & Werner, 1987），生後4ヶ月あたりには黄と青を弁別する神経経路が成立することが示されている（e.g., Hamer et al., 1982; Peeples & Teller, 1978; Suttle et al., 2002）．これらのことから，生後4ヶ月には，乳児は成人と同じような色知覚を有していると考えられる．ただし，日常的なものと色の連合は生後5ヶ月以降に発達する可能性がある．Kimura et al. (2010) は対象の色の適切さが選好注視に影響するかどうか，すなわち典型色による視覚的認知が乳児期に存在しているかどうかを調べた．実験では，色の典型性が高い人の顔（肌色）と果物（バナナなら黄，イチゴなら赤など），典型性が低い花を，5〜8ヶ月児58名に観察させた．3名の日本人女性の正面顔，3種類の果物（バナナ，イチゴ，スイカ），3種類の花の画像を刺激として用いた．顔刺激は乳児にはなじみがないモデルの写真を用いた．不適切な色の刺激として，色相を180度回転させた画像，すなわち反対色の画像を作製した．この実験の結果，5ヶ月児では，すべての条件で色の違いによる注視の偏りが観察されなかった．6ヶ月児では顔条件と果物条件で典型色の方をより多く見る傾向があった一方で，花の条件ではそのような傾向は見られなかった．7ヶ月児では顔でのみ，典型色をより多く注視する傾向があり，8ヶ月児では6ヶ月児と同様，顔と果物の両者で典型色をより多く注視する傾向がみられた．その一方で，5〜8ヶ月児，すべてで，花条件ではこのような選好はなかった．花は色の典型性が低い条件であることから，このような色による注視の偏りの変化は，典型色が存在する対象に対して特有の傾向であると考えられる．この結果は典型色による認知は生後6ヶ月には成立していることを示唆している．

3–3 乳児期の多感覚情報統合

　乳児期における感覚情報統合については，多感覚知覚の文脈で行われてきている．ここで注目される乳児期の多感覚統合の基盤として Bahrick (1994) は，空間的連続性や同期性，リズム，テンポ，話者の同一性，関係の一貫性など，環境内に存在する，複数の感覚を興奮させる重複した情報が，感覚様相間で共有し重複されること (intermodal redundancy) こそが，生後すぐからの感覚情報の統合についての有力な手がかりとなると指摘している．ボールがはねる事象を例にとると，その視覚イメージと音とは常に随伴し，同期していて，同じ場所から発生し，リズムや強度のパタンを共有する．乳児は，この感覚間の重複によって，視聴覚の関連に注意を向け，周辺に存在する無意味な情報を無視することができる．感覚様相間の情報統合を示すような行動は新生児期にも観察されるが，生後数ヶ月にいったんその行動は減少し，生後半年以降に再び現れるU字型発達を示すという報告がある．Maurer & Mondloch (2004) はこの現象を次のように説明する．生後すぐに観察される感覚様相間協応は脳機能の未分化に由来する．発達に伴い，皮質間の結合は抑制され，感覚様相間相互作用の出現が一旦は減少する．生後半年以降は，乳児の脳は皮質ごとに機能分化するが，残存した皮質間の結合と学習により，多感覚情報の結合が再出現する．すなわち，人間の感覚は生来，同期性などの感覚間に重複した情報に敏感であり，これが認知における情報統合の土壌となる．大脳皮質の機能が分化すると同時に，皮質間（例えば視覚皮質と聴覚皮質）の機能的ネットワークも整理され形成されるのである．これと矛盾しないように，生後半年以降に成人に近い多感覚統合が発生することを示唆する知見がいくつかある (e.g., Scheier et al., 2003; Wada et al., 2009)．また，乳児期の嗅覚と視覚の統合に関する行動データも最近報告された (Wada et al., 2012)．この実験では，視覚・嗅覚刺激として，季節によって流通量が著しく変化するイチゴと，年間を通して流通量が比較的安定しているトマトが用いられた．6～8ヶ月児を対象として選好注視法を用いて検討した．その結果，イチゴの流通量が比較的多い3月から6月に実験を行ったところ，イチゴのニオイ刺激呈示時のみイチゴ画像が選好され，トマトのニオイ刺激呈示時はトマト画像が選好されなかった．イチゴの流通量が少ない7月から8月に行った実験では，イチゴ画像への選好は示されなかった．これらの現象は，生

後6〜8ヶ月で嗅覚情報は視覚に影響を与え，接触経験による効果があることを示唆している．

4　新奇性となじみ

4–1　乳児の特性としての好みと慣れ

乳児を対象とした心理物理学的な実験はファンツ（Fantz, 1958）によりはじめて確立した．その主要な方法が先程紹介した選好注視法と馴化法である．選好注視法で利用される乳児の行動特徴は，ある対象への接触をより多くするような行動を示すことであり，これは，その対象に嗜好性を持つ，と言い換えることもできる．馴化法で利用される性質は，"短い時間ならば"，乳児が見慣れたものよりも目新しいものをより好んで見る新奇選好である．

その一方で，なじみがある方がより好まれる場合もある．例えば，選好注視法により，新生児でも自分の母親の顔をよく見ることが示されている（Bushnell, 2001）．さらに，生後26〜33日の子どもを対象にした実験では，暗闇でイボイボがついたおしゃぶり，もしくはつるつるのおしゃぶりをしゃぶらせた後に，イボイボとつるつるのおしゃぶりを視覚的に観察させると，自分がしゃぶっていたのと同じおしゃぶりを注視したという（Meltzoff & Borton, 1979）．このように発達の非常に初期の段階から新奇性となじみが乳児の好みに複雑に絡みあうが，いずれにせよ，外界に存在する特徴，あるいは変化の抽出が行われたときに選好が生じるともいえるかもしれない．

4–2　食における新奇性となじみ

食べ物の嗜好・嫌悪に関しては新奇性恐怖（neophobia）がよく知られている．この傾向は人のみならず，ネズミなど多くの雑食動物に見られる．食物に対する新奇性恐怖によって，新奇な食べ物を警戒し，なじみのある食べ物を好む行動が誘発される．食品に対する新奇性恐怖の程度は個人差も大きく，パーソナリティの一側面としても捉えられる（Pliner & Hobden, 1992; 新奇性恐怖に関する詳しい記述は Pliner & Salvy, 2006; 長谷川, 1996を参照）．人間においてもなじみによって食品の嗜好が変化する．バーチ（Birch & Marlin, 1982）は2歳児に3週間の期間

で，0〜20回の頻度で新奇な食品を食べさせた．その後，提示頻度が異なる食品を対にして実験参加児に与えると，提示頻度が高い食品の方を多く食べた．これは人間においても，接触する回数によって食品に対する嗜好性が高まることを示している．

　また，食品の嗜好に関してもブランド効果 (effect of brand) がある．すなわち，食品の評価にメーカー名などの商品ブランドが強い影響を及ぼす．この効果については多くの研究がある．例えば，コカコーラとペプシコーラを味わった場合に，事前にブランド名を知らされなかった条件ではペプシコーラの味の方をより好ましいと評価した実験参加者も，事前にコカコーラと知らされると，そちらの方をより好ましく評価することが多かった．さらに，ブランドロゴによって，コーラを味わっているときの脳活動が変化する．ブランドがわからないときに比べ，コカコーラのロゴが同時に提示されると，提示されないときよりも記憶に関わる領域である海馬と選好に関わる領域である背外側前頭前野の活動が大きかった．その一方で，ペプシのロゴが提示されても特に脳活動は変化しなかった (McClure et al., 2004)．よく知られたブランドの食品を味わうときには，ブランドに関する記憶が随伴し，感じ方に影響を及ぼすことが脳活動測定の結果からも示されたといえよう．ブランド効果が食品の認識に影響を与えるのは大人に限ったことではない．アメリカ合衆国の低所得層の3歳から5歳の未就学児を対象として，同じ食品をマクドナルドのロゴがプリントされた容器と無地の容器の両方に入れておいしさを評価させた (Robinson et al., 2007)．実験では，ハンバーガーやチキンナゲット，フライドポテトといったマクドナルド商品以外にも牛乳やベビーキャロットといったマクドナルドとは関係ない食品が用いられた．その結果，ハンバーガー以外のすべての飲食物において，ロゴ入りの容器に入った食品の方がおいしいと評価された．なお，ロゴ容器入り食品の方をおいしいと評価する傾向と子どもの家庭環境との相関をみると，家庭でのテレビ設置台数やマクドナルド利用頻度との間に，それぞれ正の相関がみられたという．これはブランドというよくなじんだラベルも食品の好みに影響を与えることを示している．

　他方で新奇性嗜好 (neophilia) も存在することを明示しておく．人間においては，新奇食物に対する嗜好性を示す傾向をさしており (Kim et al., 2009)，食の教

育プログラムにより，子どもの新奇の食品への積極的な態度を促せるかどうかも検討されている（Reverdy et al., 2008）.

5　結　論

これまで見てきたように，味覚の嗜好に関しては生得的な要因も強いが，食生活によってある程度変化する．嗅覚の嗜好に関しては，少なくとも人間を対象とした実験が許される範囲では，生得的な嗜好性に関するレポートはまだそれほど多くない．嗅覚の嗜好も経験による影響が大きく，他の感覚情報によって大きく左右される．さらに食に関する認識は，食環境や社会環境の変化によって変化することも示した．食に関わる知覚と嗜好は，人間（動物）の生得的な性質と経験が複雑に影響し合って形成されるのである．

引用文献

綾部早穂，小早川達，斉藤幸子（2003）．2歳児のニオイの選好──バラの香りとスカトールの匂いのどちらが好き？　感情心理学研究, **10**(1), 25–33.

Bahrick, L. E. (1994). The development of infants' sensitivity to arbitrary intermodal relations. *Ecological Psychology*, **6**, 111–123.

Biederman, I., & Ju, G. (1988). Surface versus edged-based determinants of visual recognition. *Cognitive Psychology*, **94**, 38–64.

Birch, L. L., & Marlin, D. W. (1982). I don't like it; I never tried it: Effects of exposure on two-year old children's food preferences. *Appetite*, **3**, 353–360.

Buck, L., & Axel, R. (1991). A novel multigene family may encode odorant receptors: a molecular basis for odor recognition. *Cell*, **65**, 175–187.

Bushnell, I. W. R. (2001). Mother's Face Recognition in Newborn Infants: Learning and Memory. *Infant and Child Development*, **10**, 67–74.

Caterina, M. J., Schumacher, M. A., Tominaga, M., Rosen, T. A., Levine, J. D., & Julius, D. (1997). The capsaicin receptor: a heat-activated ion channel in the pain pathway. *Nature*, **23**; 389 (6653): 816–824.

Crook, C. K. (1978). Taste perception in the newborn infant. *Infant Behavior and Development*, **1**, 52–69.

Davidoff, J., & Mitchell, P. (1993). The colour cognition of children. *Cognition*, **48**, 121–137.

de Zwaan, M., & Mitchell, J. E. (1992). Opiate antagonists and eating behavior in humans: a review. *J Clin Pharmacol,* **32**(12), 1060–1072.

DuBose, C. N., Cardello, A. V., & Maller, O. (1980). Effects of colorants and flavorants on identification, perceived flavor intensity, and hedonic quality of fruit-flavored beverage and cake. *Journal of Food Science*, **45**, 1393–1415.

Fantz, R. L. (1958). Pattern vision in young infants. *The Psychological Record,* **8**, 43–47.

Fantz, R. L. & Yeh, J. (1979). Configurational selectives: Critical for development of visual perception and attention. *Canadian Journal of Psychology*, **33**, 277–287.

Fukuwatari, T., Kawada, T., Tsuruta, M., Hiraoka, T., Iwanaga, T., Sugimoto, E., & Fushiki, T. (1997). Expression of the putative membrane fatty acid transporter (FAT) in taste buds of the circumvallate papillae in rats. *FEBS Letters*, **414**(2), 461–464.

Gleason, T. R., Fiske, K. E., & Chan, R. K. (2004). The verbal nature of representations of the canonical color of objects. *Cognitive Development*, **19**, 1–14.

Hajnal, A., Smith, G. P., & Norgren, R. (2003). Oral sucrose stimulation increases accumbens dopamine in the rat. *American Journal of Physiology, Regulatory, Integrative and Comparative Physiology*, **286**(1), R31–7.

Hamer, R. D., Alexander, K. R., & Teller, D. Y. (1982). Rayleigh discriminations in young human infants. *Vision Research*, **22**, 575–587.

長谷川智子 (1996). 幼児期の食行動　中島義明・今田純雄 (編) 人間行動学講座第2巻　たべる　食行動の心理学　朝倉書店　pp. 79–97.

Hiraoka, T., Fukuwatari, T., Imaizumi, M., & Fushiki, T. (2003). Effects of oral stimulation with fats on the cephalic phase of pancreatic enzyme secretion in esophagostomized rats. *Physiology and Behavior*, **79**(4–5), 713–717.

Kim, Y. G., Eves, A., & Scarles, C. (2009). Building a model of local food consumption on trips and holidays: a grounded theory approach. *International Journal of Hospitality Management*, **283**, 423–431.

Kimura, A., Wada, Y., Yang, J., Otsuka, Y., Dan, I., Masuda, T., Kanazawa, S., & Yamaguchi, M. K. (2010). Infants' recognition of objects using canonical color. *Journal of Experimental Child Psychology*, **105**, 256–263.

Knoblauch, K., Bieber, M. L., & Werner, J. S. (1998). M- and L-cones in early infancy: I. VEP responses to receptor-isolating stimuli at 4- and 8-weeks of age. *Vision Research*, **38**, 1753–1764.

日下部裕子 (2009). 味覚の科学――おいしさ創造の貢献に向けて　食品と容器，**50**

(1), 12-19.

Mace, O. J., Affleck, J., Patel, N., & Kellett, G. L. (2007). Sweet taste receptors in rat small intestine stimulate glucose absorption through apical GLUT2. *Journal Physiology*, **582**(1), 379-92.

Matsumura, S., Mizushige, T., Yoneda, T., Iwanaga, T., Tsuzuki, S., Inoue, K., & Fushiki, T. (2007). GPR expression in the rat taste bud relating to fatty acid sensing. *Biomedical Research*, **28**(1), 49-55.

Maurer, D., & Mondloch, C. (2004). Neonatal synesthesia: A re-evaluation. In Y. Munakata, & Johnson, M. H. (Eds.), *Processes of Change in Brain and Cognitive Development Attention and Performance XXI*. London: Oxford University Press. pp. 193-213.

McClure, Samuel, M., Jian Li, Damon Tomlin, Kim, S., Cypert, Latané, Montague, M., & Read Montague, P. (2004). "Neural Correlates of Behavioral Preference for Culturally Familiar Drinks". *Neuron*, **44**, 379-387.

Meltzoff, A., & Borton, W. (1979). Intermodal matching by human neonates. *Nature*, **282**, 403-404.

Mennella, J. A., Jagnow, C. P., & Beauchamp, G. K. (2001). Prenatal and postnatal flavor learning by human infants. *Pediatrics*, **107**, e88.

Mitchell, P., Davidoff, J., & Brown, C. (1996). Young children's ability to process object colour: Coloured pictogens and verbal mediation. *British Journal of Developmental Psychology*, **14**, 339-354.

向田恵・岡本摩耶・松村成暢・山本直人・斉藤司・伏木亨 (2009). 鰹だしの美味しさを形成するにおいの研究　日本味と匂学会大会講演要旨集　p. 109.

Ostergaard, A. L., & Davidoff, J. (1985). Some effects of color on naming and recognition of objects. *Journal of Experimental Psychology: Learning, Memory and Cognition*, **11**, 579-587.

Peeples, D. R., & Teller, D. Y. (1978). White-adapted photopic spectral sensitivity in human infants. *Vision Research*, **18**, 49-53.

Perlmutter, M. (1980). A developmental study of semantic elaboration and interpretation in recognition memory. *Journal of Experimental Child Psychology*, **29**, 413-427.

Perlmutter, M., & Myers, N. A. (1976). A developmental study of semantic effects on recognition memory. *Journal of Experimental Child Psychology*, **22**, 438-453.

Pliner, P., & Hobden, K. (1992). Development of a scale to measure the trait of food neophobia in humans. *Appetite*, **19**, 105-120.

Pliner, P., & Salvy, S. J. (2006). Food neophobia in humans. In R. Shepherd, & M. Raats

(Eds.), *The psychology of food choice*. Wallingford, UK: CABI. pp. 75–92.

Reardon, P., & Bushnell, E. W. (1988). Infants' sensitivity to arbitrary pairings of color and taste. *Infant Behavior and Development*, **11**, 245–250.

Reverdy, C., Chesnel, F., Schlich, P., Kösterd, E. P., & Lange, C. (2008). Effect of sensory education on willingness to taste novel food in children. *Appetite*, **51**(1), 156–165.

Robinson, T. N., Borzekowski, D. L. G., Matheson, D. M., & Kraemer, H. C. (2007). Effects of fast food branding on young children's taste preference. *Archives of Pediatrics & Adolescent Medicine*, **161**, 792–797.

斉藤幸子・綾部早穂 (2008). においの快・不快　綾部早穂・斉藤幸子 (編著) においの心理学　フレグランスジャーナル社　pp. 167–190.

Sakai, N., Kobayakawa, T., Gotow, N., Saito, S., & Imada, S. (2001). Enhancement of sweetness ratings of aspartame by a vanilla odour presented either by orthonasal or retronasal routes. *Perceptual and Motor Skills*, **92**, 1002–1008.

Sarles, H., Dani, R., Prezelin, G., Souville, C., & Figarella, C. (1968). Cephalic phase of pancreatic secretion in man. *Gut*, **9**(2), 214–221.

Sarnat, H. B. (1978). Olfactory reflexes in the newborn infant. *Journal of Pediatrics*, **92**, 624–626.

Schaal, B., Marlier, L., & Soussignan, R. (1998). Olfactory function in the human fetus: evidence from selective neonatal responsiveness tp the odour of amniotic fluid. *Behav Neurosci*, **112**, 1438–1449.

Scheier, C., Lewkowicz, D. J., & Shimojo, S. (2003). Sound induces perceptual reorganization of an ambiguous motion display in human infants. *Developmental Sciences*, **6**, 233–244.

Steiner, J. E. (1977). Facial expressions of the neonate infant indicate the hedonics of food-related chemical stimuli. In J. M. Weiffenbach (Ed.), *Taste and Development: The Genesis of Sweet Preference*. Washington, D.C., U.S. Government Printing Office.

Stevenson, R. J., Prescott, J., & Boakes, R. A. (1999). Confusing tastes and smells: How odours can influence the perception of sweet and sour tastes. *Chemical Senses*, **24**, 627–635.

Suttle, C. M., Banks, M. S., & Graf, E. W. (2002). FPL and sweep VEP to tritan stimuli in young human infants. *Vision Research*, **42**, 2879–2891.

Tanaka, J. W., & Presnell, L. M. (1999). Color diagnosticity in object recognition. *Perception & Psychophysics*, **61**, 1140–1153.

Tatzer, E., Schubert, M. T., Timischl, W., & Simbrunner, S. (1985). Discrimination of taste and preference for sweet in premature babies. *Early Human Development*, **12**, 23–30.

Volbrecht, V. J., & Werner, J. S. (1987). Isolation of short-wavelength-sensitive cone photoreceptors in 4–6-week-old human infants. *Vision Research*, **25**, 821–831.

Wada, Y., Inada, Y., Yang, J., Kunieda, S., Masuda, T., Kimura, A., Kanazawa, S., & Yamaguchi, M. K. (2012) Infant visual preference on fruit enhanced by congruent in-season odor, *Appetite* **58**(3), 1070–1075.

Wada, Y., Shirai, N., Otsuka, Y., Midorikawa, Y., Kanazawa, S., Dan, S., & Yamaguchi, M. K. (2009). Sound Enhances Visual Detection of Illusory Contour in Infants. *Journal of Experimental Child Psychology*, **102**, 315–322.

山口真美・金沢創（2008）．赤ちゃんの視覚と心の発達　東京大学出版会．

Yokoi, M., Mori, K., & Nakanishi, S. (1995). Refinement of odor molecule tuning by dendrodendritic synaptic inhibition in the olfactory bulb. *Proceedings of the National Academy of Sciences*, **92**, 3371–3375.

コラム1　摂食機能を構成するもの

田村文誉

　ヒトの栄養摂取機能には，哺乳機能と摂食機能がある．前者は主に，本人の意思とは関係の無い原始反射の動きで行われる．しかし後者の摂食機能は随意運動であり，これは生まれてから獲得され発達していく．

　私たちは食べ物を口に入れる前に，その食べ物はどのようなものなのか，匂いや見た目，手触り，時には音などで確認している．それにより，唾液や胃液，腸液の分泌が促され，また口の開け方や動かし方，食べ物を口に運ぶまでの手の動かし方などの準備がなされる．そして口唇で食べ物を受け取り，口の中に入れて食べ物を処理し，唾液と混ぜて舌で咽頭(のど)に送りこみ，嚥下をして食道に送り，胃に運ぶ．これらすべてが摂食機能の過程であり，レオポルド(Leopold & Kagel, 1983)，ファインバーグ(Feinburg, 1993)らによって定義されてきた．では，この摂食機能はどのようにして獲得されるのであろうか？

　食べ物を食べる時に大切なことは，まずその食べ物を認識することである．私たちは食べ物を見ただけで，それまでの経験から一瞬にして，それがどのような食べ物かがわかる．しかし乳幼児にとってはその多くが初めての経験であることから，口に入るまでそれがどのような食べ物であるかがわからない．また摂食機能も未熟なことから，成長に合わせた機能発達の促しが重要となる．

　生まれたばかりの乳児の口腔形態は，吸啜窩(上あごにある窪みで，赤ちゃんは哺乳の際，乳首をそこに引き込んで安定させる役目を果たす)やビシャの脂肪床(両頬の粘膜にある脂肪の膨らみで，口に引き込んだ乳首を両脇から支える役目を果たす)など，哺乳に適した特徴的な形となっている．しかしこれらは乳児の成長発達とともに消失し，摂食機能に適した形に変わっていく．また，大脳の発達により原始反射は徐々に消失していく．生後6, 7ヶ月頃になると乳汁摂取の動きはほとんど随意運動によってなされるため，哺乳反射が消えた頃が離乳の開始にちょうど良い時期である．

(1) 嚥下機能の獲得

摂食機能における嚥下の方法は，成熟嚥下（成人嚥下）である．乳児は乳児嚥下という飲み込み方をしているが，離乳食が始まり摂食機能に移り変わるにつれ，成熟嚥下を獲得する．生まれたばかりの乳児の場合，喉頭や食道の入口部が舌根部のすぐ後ろと，非常に高いところにある．そのため，誤嚥（食べ物や飲み物などが肺の方へ入ってしまうこと）することなく，口や顎を開けたまま嚥下する乳児嚥下で飲み込むことができる．その後成長とともに喉頭の位置が下がり，咽頭が広く長くなる（中咽頭が形成される）ことでそのままでは誤嚥しやすい構造となり，嚥下の際には必ず口と顎を閉じて喉頭を引き上げ，気管の入り口を塞いで飲む動きが必要になる．これが，成熟嚥下の方法である．このように咽頭部の形態が変化していくに伴って，嚥下の方法も変化していく．

(2) 捕食機能の発達

嚥下機能の獲得とともに，生後5，6ヶ月頃になるとスプーンにのった食物を，上唇を下ろしながら下顎の1回の開閉運動によって取り込む「捕食」の動きが獲得される．この捕食の動きにより，口腔の前方部へ取り込まれた舌尖上の食物は口蓋皺壁に押しつけられ，そこで食物の物性を感知するという一連の動きに繋がる．口腔粘膜に存在する感覚の受容器は，口腔内の前方部で密であり，後方にいくにつれて疎になる（覚道ほか，1984）．上あご（口蓋）では，前方の硬口蓋と軟口蓋移行部で触覚点の密度が大きい．また，舌の表面感覚は口の中で最も鋭敏であり，上あごと同様に舌尖部（前方部）と後方部で鋭敏である．口腔の空間感覚は，主としてこれら鋭敏な舌と口腔粘膜（特に上あご）の二点弁別によって認知される．つまり，認知のきわめてすぐれた舌や上あごの前方で食物を挟み込むことにより，食物をそのまま嚥下するのか，舌で押しつぶしてから嚥下するのか，あるいは側方へ運んで咀嚼するのかを瞬時に判断するのである．

(3) 押しつぶし機能の発達

生後7，8ヶ月頃になると，舌の前方部と口蓋で，捕食された食物を押しつぶす動きができるようになる．下顎の随意運動と舌筋が発達することによって，徐々に硬い食物を押しつぶせるようになる．口腔の形態は，下顎乳前歯の萌出によって，口腔底が相対的に深くなり，口腔内の容積が大きく変化していく．

(4) すりつぶし（咀嚼）機能の発達

生後9～11ヶ月頃になると，歯槽堤の側方部で食物を潰そうとするすりつぶしの動きがみられる．これは，咀嚼の基礎となる動きである．さらに舌で食物を側方へ運び下顎を左右に偏位させて食物をすりつぶし，唾液と混ぜる咀嚼運動が獲得されていく．この頃から上顎乳前歯が萌出し始め，玩具など，食物以外のものを噛む遊びが多くなり，食事以外の場面でも摂食機能の発達を促す動きが認められる．

(5) 水分摂取の発達

固形食を摂取する摂食機能の発達とは別に，水分摂取の発達は異なる過程をたどる．通常，水分を上手に飲めるようになるのは，咀嚼機能の獲得とほぼ同時期になされる．

哺乳期の水分の飲み方と，離乳期になって摂食機能が獲得されてからの水分の飲み方とでは，動きがまったく異なっている．哺乳期の乳児嚥下による飲み方は吸啜であるが，摂食機能が獲得されてからの成熟嚥下による飲み方は吸引とよばれる．口腔内に水分を取り込む際，舌は後ろに下がって口腔内を広くし，口唇と舌後方部を塞いで口腔内を陰圧にし，水分を引っ張り込むようにして飲んでいる．

このように，離乳期には介助されながら，口腔領域の摂食機能が自立していくのである．

引用文献

Feinburg, M. J. (1993). Radiographic techniques and interpretation of abnormal swallowing in adults and elderly patients. *Dysphagia*, **8**, 356–358.

Leopold, N. A., & Kagel, M. C. (1983). Swallowing, ingestion and dysphagia; A reappraisal. *Arch Phys Med Rehabil*, **64**, 371–373.

覚道幸男・野田憲一・鈴木隆・中村治雄・猪俣孝四郎 (1984)．小口腔生理学　学建書院　pp. 119–120.

3章　食器具操作と身体

青木洋子

　本章では「食」に用いる道具が使えるようになっていく過程とそれらを使いこなすことを主に取り上げる．前半では乳幼児期の食器具操作技能の発達を，後半では成人の熟練した食器具操作から食器具，食物そして身体（行為）との関係を考察する．

1　乳幼児期の食事形態

　食器具の操作技能の発達を見る前に，まず乳幼児期の食事形態がどう推移していくか確認しておこう（巷野ほか，2008）．離乳食が開始されるのは生後およそ5～6ヶ月である．これはちょうど咬反射（bite reflex）が消失し，座位すなわちおすわりが始まる頃である．離乳食は養育者に食べさせてもらう（介助食）ことに始まり，そこから段階的に自分で食物を口に運ぶようになっていく．最初は手づかみで食べ（手食），およそ1歳頃から養育者の方針や子ども自身の要求に伴いスプーンやフォークといった食具が食卓に用意されるようになり，やがてそれらを使って子どもが自分で食物を口へ運ぶようになる（食具食）という経緯をたどる．子どもが自分で食物を食べることを自食と呼ぶが，幼児期にこの自食の割合は増していき，やがて養育者の介入なしに食事を終えるようになっていく．食物もお粥のような液体に近い離乳食から徐々に固形物が取り入れられた幼児食へと変わっていく．

2　食具操作技能の発達

　初期の食事でよく使われるのがスプーンである（本章の後半で分類問題を取

り扱うが，スプーンや箸を取り上げた研究では食物を盛る「食器」に対し食物を口に運ぶ道具を「食具」と呼び分けることが多いため，本章でも「食器」と「食具」を区別した．両者を表す場合には「食器具」という語を用いる．尚，この分類は山口 (1999) にも対応している）．

　スプーンの握り方は運動発達により変化する．手の甲を上にした握り方に始まり，やがて指が上向きになるように，最終的には大人と同じように鉛筆握りの形状で把持される (Connolly & Dalgleish, 1989)．この鉛筆握りが見られるのは，4歳以降が多いと言われている (大岡, 2008)．また Connolly らはスプーンを口に運ぶ動きに合わせて口を開けるタイミングを合わせるようになることや (手と目の協調)，肩，肘，手首の関節が連動するようになると顔がスプーンを迎えに行くような食べ方から，顔を正面に向けたままスプーンを口元へ運ぶように変化していくことを明らかにしている．

　それでは養育者とのやり取りの中でスプーン技能はどのように発達するのだろうか．養育者は第一次反抗期の自分でやりたいという子どもの欲求に合わせて，スプーンを直接支えるといった行為による介入から言葉かけへと働きかけを変化させていく (河原, 2002)．食事を養育者と子どもの共同行為とすると，養育者のコントロールの割合が減少していく様子が食具操作の発達を通して明らかとなっている．

　箸の持ち方および使い方については，3歳，4歳，5歳児を対象にした研究が行われている (伊与田ほか, 1996)．持ち方についてはスプーンと同様，手の甲を上向きに握る持ち方，手の甲は下向きだが指で握りしめる持ち方，3本指で強く握る持ち方，3本指で軽く握る持ち方の4段階が同定されている．年齢が上がるに従いより発達した持ち方が観察され，5歳児になると第3段階の握り方が多く見られるようになる．箸の使い方は，年齢が高くなるとかき揚げなど堅硬性の高い食物に対し [はさむ] が，低いものには [かきこむ] 傾向が見られ，食物の状態によって箸の使い方を変化させていくことが分かっている．

3　食器操作の変化

では今度は食器の操作はどのように発達していくのか見ていこう．乳児にとっ

て食器は最初から「食器」だった訳ではなく，食器が食器らしく扱われるまでには長い時間を要する（以下観察の詳細は青木, 2011）．初めて食器に触れた乳児はどのように食器を扱い，それがどのように「食器」になっていくのだろうか．

離乳食が開始され食器へ自発的な接触を行い始めた 8 ヶ月の男児（以降 K 男と表記）の家庭での食事を 12 ヶ月間縦断観察し，食器をどのように扱ったか記録していった．その結果，45 種類もの操作が観察され，中には成人ではなかなか見られない［払う］，［落とす］，［顔を覆う］といったものも見られた．

観察期間中に増加の割合が高かった操作には，［食具を入れる：食具を食器に入れる］，［戻す：食物が元々盛りつけてあった食器に食物を入れる］，［入れる：食物を食器に入れる］といったものが，反対に減少の割合が高かったものには［入る：食器の上方で手を離した食物が食器に入る（以下 (a) にのみ対応する操作）］があった．そこで，この種の食器に何かを入れることや，それに関連すると思われるエピソードを質的に分析してみたところ，食器利用の変遷が浮き彫りとなった．以降では，具体的なエピソードを挙げながら，その食器利用の種類を出現順に紹介していくことにする．（観察事例の通し番号は青木 (2011) に対応する．月齢の表記は，例えば 0 歳 10 ヶ月 30 日ならば (0; 10, 30) とした．）

(1) 食器に偶然食物が入る ── (a)
観察 1 (0; 10, 30) 　プレートの中に入っているトーストを握り持ち上げると，そのまま手を開いてプレートの中に落とす．これをもう一度繰り返す．

観察期間中初めて確認された食器に何かを入れる操作は，食器に目がけて何かを入れるのではなく，食物から手を離したら真下にあった食器に偶然入るというものだった．食器の〈他の対象を収める〉性質が現われた瞬間である．しかし K 男がそのことに気が付いていたかどうかは議論の余地がある．

(2) テーブル面と食器内で食物をいじる ── (b)
観察 5 (1; 0, 12) 　輪切りにしたバナナを深皿に入れたものが用意されており，K 男は手で取って食べている．母が K 男にフォークを持たせ，時折手を添えて刺してやるが，K 男は刺さったバナナを手で取って口に運ぶ．深皿の外にこぼ

れたバナナを手で繰り返し叩く．つぶれたバナナをテーブルの下に落とす．

観察 9 (1; 1, 22)　リンゴをテーブルの上に出して食べる．リンゴの入った小鉢にフォークを逆さに突き刺し，両手を食器の中に入れたまま引き寄せ，手でリンゴを食べる．

観察 12 (1; 2, 26)　いちごを食器から出し，テーブルの上で潰す．

　これらは食器に何かを入れるものではないが，食器に入れたまま食物をいじる場合と，食器から取り出してテーブルの上でいじる場合があった．この意味で食器とテーブルはまだ区別されていないといえる．成人ではわざわざ食物をテーブルの上に出して食べることは稀で，むしろ食器の外にこぼれた食物は食べないほど食器の中と外の区別は決定的である．

　(3)　食器に食物を入れる ── (c)
観察 10 (1; 1, 22)　リンゴが入っている小鉢を母が K 男に近づけ，おにぎりの入った皿と隣り合わせに並べる．おにぎりを手で食べた後，リンゴの入っている小鉢に入れる．

観察 13 (1; 2, 26)　エプロンに落ちていた食物を，いちごが入っていた食器の中に入れる．

　ここでは (1) とは異なり視線も手も食器目がけて食物を入れていた．食物を収める場所として食器を選んでいるように見える．しかしどの料理がどの食器に盛り付けてあるかに注意を向けているようではなかった．

　(4)　食器から出た食物を戻す ── (d)
観察 11 (1; 1, 22)　(中略) おにぎりをスプーンで皿に戻すと，力を込めてスプーンを突き刺そうとしたために，おにぎりは勢いよくテーブルの下へと落下する．

観察 18 (1; 5, 10)　エプロンのポケットに入ったハンバーグを手で拾い，プレートに戻す．フォークでハンバーグを刺し，母に渡す．プレート内のおにぎりを手で持ってずらし，手のひらを押し付ける．母がおにぎりを手に持たせる．K男は一口食べてプレートの元々盛り付けてあったところへおにぎりを戻す．

　(3)のようにただ食器に食物を入れるだけでなく，その料理が元々盛り付けてあった食器に戻す様子がここでは観察された．食物を戻すことは料理が混ざり合うのを防ぐ．日本には口腔調味と呼ばれる，ご飯とおかずを口の中で合わせて食べる文化がある．およそ4歳でこの食べ方が行われるという報告があるが（鈴木, 2001），その前提として食器の中の食物が混ざり合わないように食べ進める技能も必要となると考えられる．つまり口腔調味という味覚発達と捉えられる現象にも食器操作が関連してくるのである．
　続いて観察されたのは，フォークやスプーンなどの食具も食器に入れる様子であった．

　(5)　食具を置く——(e)
観察 14 (1; 2, 26)　フォークをご飯の入った食器の中に入れる．

観察 38 (1; 7, 14)　「トト（魚）」と言いながら，右手のフォークで空中を7回，続けてプレート内を5回突き刺す動きをする．フォークをプレートに入れ，取り出し，また軽く3回おかずを突き刺す．

　食物を収める場所として食器を選択する傾向が強まり，食物が付着した食具も食器に収められるようになった．

　(6)　食器間で出し入れする——(f)
観察 19 (1; 5, 10)　おにぎりを摑んで，空のお碗に入れる．母がプレートに戻す．

観察 31 (1; 5, 27)　食器からスパゲッティーをすくい，スープの入った食器に入

れる．これを3回繰り返す．

　食事の際には複数の食器がテーブルに並ぶことが多い．色や形も様々で，あるものは自分の食器，あるものは汁物専用と異なる特徴を持つが，どれも「食器」である．これらのエピソードでK男はどの食器にも共通する〈他の対象を収める〉特徴を利用していた．これは食器の同型性の知覚であると同時に個々の食器の弁別が不十分であるとも考えられる．

(7)　食器（プレート）内で入れ替え──(g)
観察17 (1; 5, 10)　おにぎりを摑み，同じプレート（3つに仕切られている）内の野菜炒めが入っているところにおにぎりを入れて，手のひらで潰す．そのおにぎりをK男がまた摑むと，母が腕を押さえておにぎりが盛りつけてあった仕切り内に落ちるようにする．K男はまたそのおにぎりを摑んで，野菜炒めの入った仕切りの中に移動する．続いてハンバーグ，テーブルの上に置いてあったフォークの順にプレートに投げ入れる．

　食器と食器の間で食物を入れ替えるだけでなく，食器に仕切りがあった場合に仕切りと仕切りの間で食物を入れ替える様子も観察された．仕切られた部分それぞれが区別されて扱われるようになった．

(8)　食べる食物を入れ，食べない食物を出す──(h)
観察25 (1; 5, 20)　口に入れたが飲み込めないみそ汁の具のきのこを口から出して，テーブルの下に捨てる．

観察36 (1; 6, 13)　飲み込めなかったパンを母の手に出す．

　食べるものと食べないものの分類を，入れることと出すことに対応付けて行う様子も見られた．ここにも食器の中と外の区別が反映されている．

(9) 食べた後の食物を食器に戻す——(i)
観察29 (1;5, 24) <u>パンを食べた後，皿に戻す</u>．

観察32 (1;5, 27) <u>口からラムネを出し，食器に入れる</u>．それをまた取り出し，食べる．

　こぼれた食物を食器に戻す様子は観察されていたが，口に運んだ後の食物を食器に戻すようになるのは，観察期間の終盤になってからであった．食器に戻さない時も，テーブルの上には置かずに母に食物を渡していた．食物が食器と口を往復し，テーブルの上には置かれなくなっていった．

(10) 自分の食器に食物を入れる——(j)
観察33 (1;5, 27) <u>父のスパゲッティーを手で取り，自分の食器に入れる</u>．父が食器を引き戻すとK男はぐずり始める．先程父にもらったスパゲッティーを，母がK男の口元へ運ぶと，両手を左右に繰り返し振り，スパゲッティーをフォークから飛ばしてしまう．

観察34 (1;5, 27) 父が食器を近づけてくれ，泣き止む．<u>スパゲッティーを手で取って，一度自分の食器に入れ，それを手で取って口へ運ぶ</u>．

　食器の中と外の区別とは別に，「父の」食器，「自分の」食器という所有の区別も見られるようになった．別の解釈として，口と食器の間を食物が往復する際の経由地として決まった食器が使用されるようになったともいえる．
　この観察事例から食器を収める場所として食器が利用されるようになることで食器の中と外の区別が徐々に明確になり，テーブルに散乱していた食物は食器や口に収まることが多くなっていくことが分かる．食器に食物を収めながら食べ進めることは食事発達の一つの側面といえるだろう．
　食器具を使い始めて間もない時期の操作発達の輪郭が見えたところで，二つ目のトピックに進む．

4 成人の食器具操作

　私たちは毎日の食事で繰り返し道具を使い続けている．成人にもなるともう食器具操作の達人といって良いだろう．では皆さんは実際にはどのように食器具が操作されているか思い浮かべることができるだろうか．自分が毎日行っているにも関わらず，また一緒に食事をする人がいれば他人の動きも目にしているはずだがそれを言い表すのは案外難しい．そこでこのあまりに日常的な動きを改めてビデオで撮影し分析してみた（青木，2006）．

　まず右利きの男性が親子丼を食べる時，右手ではどのような操作が行われるか見てみよう．［すくう］，［摘む］，［掻き集める］，［寄せる］，［箸を置く］，左手では［持つ］，［置く］，［回す］，［傾ける］，［手を添える］と計10種類，実に多様な操作を行っているのである．特に［回す］という操作は意外であった．自分の食事を撮影した映像も確認してみたところやはり食器を回しているし，失礼ながら食堂などで丼物を食べている人をこっそり見てみると同じく食器を回していた．普段当たり前に行っていることでもよく観察してみると新たな発見があるものだ．

　更に詳しく分析してみると，食物を口に入れるまでに成人は幾つかの操作を組み合わせて行っていたことが分かった．それは［掻き集める］など食物の表面を整える操作と，［すくう］などの食物を口へ運ぶ操作から構成されていた．またこれらの操作の現れ方は食事の進行に伴って変化していき，序盤，中盤，終盤と3つのフェーズに分けられた．序盤はおおよそ［持つ］→［回す］→［傾ける］→［すくう］といった流れであった．中盤になると［掻き集める］という操作も見られるようになり，それに加えて［回す］や［掻き集める］といった操作で食物が一定の位置に来るように調整し，観察対象者から見て左手前の食器の内面に沿わせて食物をすくう様子が繰り返し見られた．終盤には食器の立ち上がった面がテーブルと水平になるまで傾けて食物をすくう様子が観察された．

　このように各フェーズで異なる操作が現れたことには，食物の減少が大きく影響しているものと推測される．また成人は食器と食具を絶妙に組み合わせ，両手の動きが互いを補うよう操作をしながら食事を進行させていたことが分か

るだろう．この他にも立ち上がった面がない平皿とフォーク，ナイフを用いた食事では，ナイフの刃で食物を押さえてフォークに乗せる様子が見られた．また食器内に隙間がない弁当箱と箸を用いた食事を観察すると，箸ですくった食物を食器内の食物の断面に押し当てて形を整え口へ運んでいた．このように食器の立ち上がった面，食具の面（ナイフの刃），食物の断面はいずれも別々の名称で呼ばれる異なる対象だがいずれも〈食物を押さえる〉という共通の機能で利用されていたことが観察を通して明らかとなった．

5　食器具の分類

道具学の山口 (2001a) によれば飲食に用いる道具は，研究者によって分類が異なっている．ここで問題となるのは食器と食具を区別するかどうかである．民俗学者の宮本 (1997) は膳，盆，椀，箸などの飲食用具を全てまとめて座席用食器としている．考古学者の佐原 (1997) の分類は，食器の下位概念として飲食容器と飲食用具を区別している．山口は，器は「うつわ」，具は「そなえ」であることから器状の道具と棒状の道具を区別し，「器と具があいまって，ひとつの働きをする」(山口, 2001a, p. 69) 一セットであると主張する．

この分類の曖昧さは日本に限らない．英語の cutlery は刃物を指し，flatware は平皿に限らずフォーク，匙を含む．silverware は銀製でなくてもフォーク，匙，ナイフの総称である．フランス語の couvert は皿，スプーン，ナイフ，またテーブルクロスまで含むこともある (佐原, 1997; 山内, 2000)．分類上，器と具は必ずしも区別される訳ではないようである．

先に挙げた成人の食事の例から分かるように，道具の使われ方を細かく見ると食器，食具，食物と異なって呼ばれる対象が機能の面では同様に用いられることがあった．我々は日常的にそれが「何であるか」という分類や名称を超えて「どのように使えるか」という機能面で対象を扱っているのである．また成人の食事では，食器と食具の動きが相まって食物を口へ運ぶという働きが達成されていた．道具の分類に関連した問題は，実際の道具使用の場面にも現れていた点は興味深い．

以上から，発達初期にはある道具の操作技能の獲得が課題であり，そしてそ

の道具に習熟すると，複数の道具をうまく組み合わせて操作すること，そして道具の分類を超え，目的に合わせて道具を用いる様子が窺える．これは「食」の場面に限らず道具一般にも当てはまるだろう．

6 道具と行為，手食の文化

世界に目を向けると，インドやアフリカ大陸などに手食の文化圏が見られるが，道具を介在させることが文化的行為であるという観念は自己中心的な理論であると石毛 (1982) は指摘している．手食の場合，人差し指，中指，薬指の3本の指で食物をすくって，親指の背で食物を指先の方向へ押し出して食べる様を，山口 (2001b: p. 65) は「指でスプーンをこさえる」と表現している．つまり手であれ食具であれ食物をすくって口に運ぶという機能を備えており，ある道具を用いるかどうかがある文化の優劣を評価する指標とはなり得ない．また手食文化では，当然ながら熱い食事は出されない（石毛，1982）．食具を用いないことが食物の温度に制約を与えているのである．

7 食器具・食物・身体

デザイン史の観点から柏木 (2011) は次の例を挙げている．食器を手で持たないヨーロッパではスープを食べる際スプーンのみを使用するので，食物はスプーンのボウル部に乗る大きさに調理されなければマナー違反で食べることができない．食器やカトラリーのデザインは食事や調理方法にまで影響し，「道具のデザインはまさに行為や生活を規定し，変化させる（柏木，2011: p. 174）」と主張している．

また当たり前のことと前置きしながらも，山口 (2001c) は食物と食器の関係をまとめている．パンやおにぎりなど塊となる食べ物の場合には食器は必要なく，お粥のように液体に近づくと椀やカップといった食器が必要となっていく．食物の物性と食器にも関連があるのだ．

木村 (1987) によれば食物摂取の入り口である口の形状は食物と対応しており，アリクイはアリを食べるのに都合良いくちばしと舌を持ち，キツツキは木の中

の虫を引っ張り出すのに都合良いキリ状のくちばしをしている．これを「摂食器官の特殊化」と呼ぶ．ヒトの場合は雑食性で口唇は可変的である．食器は原則的に口の形に合うように作られているが，ヒトの口は食器の形状によって口唇を変形させる自在性も備えている（山口，2001c）．成人の食事や手食の例なども合わせて考えると，食器具，食物，そして身体（食べる行為）は相互には分かち難い複雑な関係にあることが分かってくる．

8　道具の形状と食べやすさ

離乳初期の5ヶ月から中期の9ヶ月までの乳児を対象に，捕食しやすいスプーンのボウル部の形状を検討した研究がある（石田ほか，1998）．具体的にはボウル部の深さ（2 mm，4 mm，6 mm），幅（15 mm，20 mm，25 mm），ボウル部前半分（10 mm，15 mm，20 mm）の長さを段階的に変化させたスプーンで乳児に食物を与えた時の食物残存量を測定した．食べ残しが少なくこの時期の乳児に適しているボウル部の形状は，深さは浅い方がよく，幅は15 mm〜20 mmのものであった．ボウル部前半分の長さは捕食動作とは関連しなかった．我々の口は可変性を備えてはいるが，口の大きさや食物をすくい取る際の身体の動きに適した道具の形状があるようだ．自分の身体をまだ十分に制御できない乳児の場合は特に道具の形状が行為に大きな影響を与えるものと考えられる．

私たちの身近には使いやすさを追求したモノがある．疲れにくい筆記具，座りやすい椅子などどこかで見聞きしたことがあるだろう．では食器の場合はどうだろうか．ユニバーサルデザインの観点から高齢者や身体に障害がある人が片手でも食物をすくいやすいよう安定性が高められた食器や，柄の形状を変形できる食具などがある（山口，2001）．

食器は「食物を盛る道具」と定義されるが，先の成人食事の例でも示されていた通り実際に食物を食べる時に食器は主に食具を補助するように使われる．その使われ方は食事の進行具合で3つのフェーズに分けられた．食事の内容や個人差によりフェーズの数は異なると予想されるが，いずれにしても食べ始めから食べ終わりまで全く同じ動きが繰り返されることはないだろう．箸ですくう時によく使われる位置，食事の中盤に現れる［掻き集める］時に箸と接する部

分，食器の傾きの角度などは一度の食事の中でも変化する．筆記具は［書く］，椅子は［座る］道具としてある決まった動きが最適に行えるようデザインできるが，食器は多くの動きを組み合わせて用いられ，その組み合わせも1回の食事の中でさえ変化が見られた．つまり使いやすい食器のデザインを考える時には，食器使用に関わる多種の動きを考慮に入れることが必要だといえるのである．

また子どもの場合にはまだ食器具操作技能の習得途中であり，大人のように食事行為にある種の規則性が現れるには時間がかかるものと推測されるため，食器具のデザインは大人と子どもでは異なる観点を要するものと思われる．

9　道具とアフォーダンス

生態心理学者ジェームス・ギブソン（James Gibson）は次のようなアフォーダンス（affordance）という概念を提唱した．"The *affordance* of the environment are what it *offers* the animal, what it *provides* or *furnishes*, either for good or ill. (環境のアフォーダンスとは環境が動物に提供するもの，良いものであれ悪いものであれ環境が与えたり備えたりするものである）〔引用者訳〕" (Gibson, 1979/1985: p. 127)．例えば傾斜せず，凹凸がなく，十分な広がりがあり，堅さのある表面は四足動物や二足動物が歩いたり走ったりすることをアフォードする．道具については「細長い対象は，特にもしその一端が重くなっていて，他の端が握れるならば，打ったり，叩くことをアフォードする（こん棒）．硬くて鋭い刃をもつ握ることのできる対象は切ることやばらばらにすることをアフォードする（ナイフや手斧，肉切り包丁）．とがった対象は突き刺すことをアフォードする（やす，矢，きり，針など）」(Gibson, 1979/1985, 邦訳 p. 43) といわれている．

ギブソンはまた，環境と動物の関係について「それぞれの語は暗に一方の語を含んでいる．動物は自分を取り巻く環境なくしてとうてい存在し得ない．たとえそれほどはっきりはしていないにせよ，全く同様に，環境はそこに生活する動物（すくなくとも生活体）を包含している．」(Gibson, 1979/1985, 邦訳 p. 8) と主張している．本章で扱った話題も食器具や食物といった環境中の対象と，身体や行為すなわち動物とが関連し合い道具が用いられることを示していた．道具の問題はその周囲の対象（食物）やそれを使うヒトの行為を合わせて考慮する

必要があることをギブソンの言葉は表している．

　ギブソンのアイデアはやや難解ではあるがこのような対象のアフォーダンスは近年，ある対象に対する行為の観察によって研究され始めている（その最初の例として幼児の砂場遊びを［かき混ぜる］，［つきさす］といった行為で記述した細田 (1998) の研究がある）．上に紹介した男児と成人の食事の事例はそれぞれの食器のアフォーダンスの記述を試みた研究である．両者をアフォーダンスという用語で言い換えるなら，乳幼児期には多種のアフォーダンスが利用され，その中から決まったものに収斂していく過程が一種の発達と考えることができるだろう．食事の序盤，中盤，終盤で異なる操作が現れた成人の例からは，食物の変化により新たなアフォーダンスが利用されるという環境と動物のダイナミックな関係が窺えた．また成人の食事や道具の分類，そして各文化の食事様式の違いから，異なる対象の中に同じアフォーダンスを発見し利用するヒトの道具使用の巧みさが見られた．更に対象がアフォードすることはその対象と動物の間だけではなく，その周囲にある他の対象とも関連することが示されていた．

　道具の使いやすさについては，ある決まったアフォーダンスを利用する際に身体に適した道具のサイズや形状があった．しかし食器のように多種のアフォーダンスが利用される道具のデザインは今後取り組むべき課題であると思われる．それから同じ対象に対してでさえも子どもと大人が利用するアフォーダンスは異なっていた．このような差異に注目することは使いやすさだけでなく，製品の安全性の向上にも役立つだろう．

　私たちは日常的に料理に合わせて盛り付ける皿を選んだり，食器の種類を変えたりしている．食器具を購入する時にはどんな料理を盛り付けようか，手に馴染むか，食べやすいかあれこれ思いを巡らせるだろう．使い慣れた食器具では感じないが，外食の時に初めて使う道具に慣れずぎこちなく食事した経験がある人もいるだろう．あるいは使いにくさを感じつつもどうにかうまく食べ進めることもあるだろう．このように日々親しんでいる道具の問題に取り組む時には対象の範囲を少し広げ，その様子を改めてつぶさに観察してみることで新たな発見ができるものと考えている．

引用文献

青木洋子（2006）．食事場面における容器のアフォーダンスの記述　東京大学大学院教育学研究科修士論文．

青木洋子（2011）．食事における容器操作の縦断的研究——容器の発見と利用の過程　質的心理学研究，**10**, 25–45.

Connolly, K., & Dalgleish, M. (1989). The emergence of a tool-using skill in infancy. *Developmental Psychology*, **25**, 894–912.

Gibson, J. J. (1979). *The ecological approach to visual perception*. Boston, Houghton Mifflin.
（ギブソン，J. J., 古崎敬・古崎愛子・辻敬一郎・村瀬旻（訳）(1985). 生態学的視覚論　サイエンス社）

細田直哉（1998）．幼児の「遊び」の生成過程——エコロジカル・アプローチ　東京大学大学院教育学研究科修士論文．

石田瞭・倉本絵美・梶永弥千代・石川光・向井美惠（1998）．離乳初期・中期乳児の口唇機能に適したスプーンボール部形態の検討　小児保健研究，**57**, 829–834.

石毛直道（1982）．食事の文明論　中央公論社．

伊与田治子・足立己幸・高橋悦二郎（1996）．保育所給食の料理形態との関連からみた幼児における食具の持ち方および使い方の発達的変化　小児保健研究，**55**, 410–425.

柏木博（2011）．デザインの教科書　講談社．

河原紀子（2002）．子どもの道具使用の発達を支える大人の援助　中央大学教育学論集，**44**, 149–166.

木村修一（1987）．食行動パタンの形成　豊川裕之・石毛直道（編）食とからだ　ドメス出版　pp. 89–102.

巷野悟郎・向井美惠・今村榮一（監修）(2008)．心・栄養・食べ方を育む乳幼児の食行動と食支援　医歯薬出版株式会社．

宮本常一（1997）．食器　芳賀登・石川寛子（監修）日本の食文化9　台所・食器・食卓　雄山閣出版　pp. 99–108.

大岡貴史（2008）．幼児期の食べる機能・栄養と食支援　巷野悟郎・向井美惠・今村榮一（監修）心・栄養・食べ方を育む乳幼児の食行動と食支援　医歯薬出版株式会社　pp. 114–121.

佐原真（1997）．食器における共用器・銘々器・属人器　芳賀登・石川寛子（監修）日本の食文化9　台所・食器・食卓　雄山閣出版　pp. 160–161.

鈴木健太郎（2001）．行為の推移に存在する淀み　佐々木正人・三嶋博之（編）アフォーダンスと行為　金子書房　pp. 47–84.

山口昌伴（1999）．食器と食具——そのターミノロジー　味の素文化センター．

山口昌伴 (2001a). 食の道具たち① 食の科学, **276**, 50–57.
山口昌伴 (2001b). 食の道具たち② 食の科学, **277**, 62–70.
山口昌伴 (2001c). 食の道具たち③ 食の科学, **279**, 48–55.
山口智子 (2001). 食器のユニバーサルデザインに関する基礎的研究 東京家政学院大学紀要, **41**, 175–187.
山内昶 (2000). ものと人間の文化史96 食具 法政大学出版局.

コラム2　食の事故と安全

黒石純子・板子絵美

　2008年に起きた0歳から4歳の不慮の事故による死亡307件のうち，最も多い内容は窒息(146件)である．このうち「気道閉塞を生じた食べ物の誤嚥」は30件に及び，26件は0〜1歳に起きている(厚生労働省, 2009)．
　食べ物を喉に詰まらせたり気管に吸い込んだりして苦しんだ経験は，多くの方がお持ちだろう．大人の場合はよく噛んで食べ物が喉に詰まらないよう気をつけたり，咳により異物を力強く喀出したりすることができる．しかしまだ臼歯も生え揃わず，咀嚼や嚥下機能が未熟で，咳による喀出も弱い乳幼児は，食べ物を十分に噛んで小さくすることができず，大きいまま飲み込んで喉に詰まらせたり(咽頭異物・喉頭異物)，気管へ吸い込んだり(誤嚥)してしまう．
　乳幼児の口や喉，気管に安全な大きさを知り，咀嚼・嚥下能力を配慮した大きさや固さのものを与えてよく見守ることが何より大切である．しかしよく見ていても養育者の目の前で起こってしまうのが食べ物による窒息である．ひとつの例として，ベビー用おやつ(乾燥した菓子類)を取り上げてみたい．
　2007年から2008年にかけて，ベビー用おやつによる窒息事故が，全国消費生活センターへの相談で3件，東京消防庁管内の救急搬送事例で4件生じた．事故内容は，小さく切って与えていたところ喉に貼り付き呼吸ができなくなった(生後9ヶ月，ウエハース)，電車内で食べさせていたところ喉に詰まり苦しそうになった(生後8ヶ月，せんべい)などである(東京都商品等安全対策協議会, 2009)．
　これらの事故を受けて東京都が実施した調査によると，ベビー用おやつ(ソフトせんべい，ビスケット類，ボーロ，ウエハースの4種類)を与えたことがある養育者は95.4%，そのうち危害やヒヤリ・ハット経験をしている人は22.1%に及んだ(東京都商品等安全対策協議会, 2009)．
　ベビー用おやつは乳幼児の咀嚼・嚥下能力に合わせ，できるだけ口の中に留

まること，唾液とふれてすぐに溶けることなどが考慮され作られているが，事故が起こるのはなぜだろうか．

その与えられ方に，危険性がひそんでいる．

ベビー用おやつは手づかみ食べの時期に与えられることが多い．1歳の誕生日を迎える頃には手指もずいぶん器用になり，口と手の協調運動も発達し，食べ物を手づかみで食べられるようになる．しかし自分で食べ始めたばかりの乳幼児は，口に食べ物を詰めこみすぎたり，食べこぼしたりしながら，自分に適した一口量を覚えている最中である．かじった時のその一口の大きさが，ちょうど口や喉に詰まりやすい大きさになってしまったり，適切な一口量がわからずたくさん口にほおばり，口や喉に詰まらせてしまったりするのである．見守る養育者も，乳幼児の食べ方や1回に与える適量をよく知らない場合が多く，子どもがウッとなって初めて，窒息しそう！ 水がない！ と焦るのである．

さらにおやつは外出時に与えられることが多い．ベビーカーの中で食べたり，歩き回りながら食べたりすることも多く，食べながら他のことに気をとられたり転んだりしやすい．ヒトは驚くとハッと息を吸う．大人でも食べ物を気管に吸い込んだり，喉に詰まらせたりする可能性が高くなる．食べる時の姿勢は，行儀や躾の視点からだけでなく，安全に食べるという視点からも，非常に大切である．『授乳・離乳の支援ガイド 実践の手引き』（柳澤，2008）には，咀嚼機能の発達段階に合った姿勢が書かれている．例えば7，8ヶ月では「押しつぶしながら食べるために，あごや舌の力が必要になるので，一人で座れるようになったら，足底が床や椅子の補助板につく安定した姿勢をとる」(p.83)とある．おやつの場合は不適切な状況や姿勢で食べる機会が多くなってしまうのも，ヒヤリ・ハット経験が多い一因であろう．

ベビー用おやつを与える場合は，注意書きをよく読み，水分を用意し，乳幼児が上手に噛みくだき飲みこむまでしっかりと見守ってほしい．しかし今，乳幼児が「食べる」ことを学ぶ環境には，養育者にとっても新しい食材や加工食品や食具が多く存在し，十分に見守っているつもりでも，それだけでは事故は防ぎ切れない．乳幼児側の要因だけでなく，物や養育者を含む環境要因が重なることで事故は生じる．乳幼児の発達をよく知る者と，食品や食具の特徴をよく知る者と，最も身近で乳幼児を見守る養育者とで，それぞれ情報を発信し共

有し合いながら，子どもの食を見守り事故を防いでいかなくてはならない．

引用文献

厚生労働省 (2009)．平成 21 年度人口動態統計特殊報告　不慮の事故死亡統計．(下記 URL よりダウンロード可)

http://www.e-stat.go.jp/SG1/estat/GL08020103.do?_toGL08020103_&listID=000001067052

東京都商品等安全対策協議会 (2009)．「ベビー用のおやつ」の安全対策について．東京都生活文化スポーツ局消費生活部生活安全課．(下記 URL よりダウンロード可)

http://www.anzen.metro.tokyo.jp/tocho/kyougikai/8th/pdf/8th_houkokusho_all.pdf

柳澤正義 (監修) (2008)．授乳・離乳の支援ガイド 実践の手引き　母子保健事業団．

4章　自立摂食の発達と文化的環境

則松宏子

はじめに

　食は栄養摂取のみでなく，文化的営みの場でもある．しかし，どのような文化においても，乳幼児は，生後すぐは養育者によって授乳され，その後離乳食を食べさせてもらう状態から徐々に自分で食べる行動を獲得していく．このように乳児が受動的な摂食から自立摂食への道をたどることは通文化的であるといえよう．またその過程で，文化的食の様式や食の形態，行動の慣習などの獲得も行われる．しかし，文化はこのような食の内容だけでなく，乳幼児が自立獲得していくなかで大人が行うその環境設定や様々な調整行動，さらには食行動の発達に関する考え，概念にも大きく反映されるのである．本章では，乳幼児期におけるこの自立摂食の獲得過程を含めた食行動の発達と社会・文化的環境との関係について議論する．また，このような食事場面における行動に加え，乳幼児の食行動の発達に関する養育者たちの持つ概念についても比較文化的視点から述べる．

1　子どもの発達と文化の関係——発達のニッチ

　まず，食の発達に焦点を絞る前に，子どもの発達と文化的環境の関係について，その概念的な枠組みをここで一つ紹介しよう．
　子どもの発達と文化的環境との関係を概念化したものに，スーパーとハークネスの「発達のニッチ」がある (Super & Harkness, 1986; 2002)．彼らは，子どもをとりまく文化的環境要素を大きく3つに分類している．
　一つ目は，「子どもの物質的・社会的生活環境」で，これは具体的に子どもの

日常生活が物質的にあるいは社会的にどのように構成されるかを指し，養育における社会的環境としては，たとえば誰が子の世話にかかわるか，などが挙げられる．具体例としてスーパーとハークネスは，アフリカの赤ちゃんは，母親だけでなく多くのコミュニティーのメンバーによって養育され常に誰かが赤ちゃんの側にいるのに対し，アメリカでの子育ては主に親が行い，赤ちゃんは長時間自分のベッドや自分の部屋で養育者と離れて過ごすことなどをあげている．このような子どもの生活環境の違いから，結果として子どもの睡眠リズムも異なってくる．また，幼稚園や学校での教育もこの社会的環境を組織する要因の一例としてあげられている．これらの内容は文化によって大きく異なるからである．

　二つ目は，「文化的に規定された子どもの養育行動」である．その内容は，たとえば子どもを世話するにあたり，自然にコミュニティーの人々に共有され，皆が行っている行動である．たとえば，どのように赤ちゃんをお風呂にいれるか，どのように食べさせるか，などである．ここでは，養育行動を行っている人が意識的にそれを行っているかどうか，またその行動が理にかなっているかどうかについての意識は問題ではない．スーパーとハークネスは具体例として，赤ん坊の運搬の際に，アフリカでは布でくるむおんぶが広く使用されるのに対し，他の文化では，だっこやベビーカーといった異なる運搬方法が多用されることを挙げている．要するに，ある文化内で人々が特に意識せずに自然に行っている養育行動を指す．

　三つ目は，「子どもの世話をする人の心理」である．ここでは，養育に関わる人（大人だけではなく，年長の子どもなども含む）の「子ども，あるいは子育てに関する概念や信念」を指している．たとえば「赤ん坊を泣く度に抱っこすることは抱き癖がつくのでよくない」という信念を共有している文化もあれば，まったくその逆で，そのような場合「できるだけ抱いてあげることがよい」という信念を共有している文化もある．このような人々の子どもあるいは子育てについての考えや信念は，養育行動と深くかかわっているはずである．

　またスーパーとハークネスは，これらの3つの要素は互いに影響を及ぼしつつ子どもの発達のニッチを構成し，またそれはより広範囲の生態的特徴（たとえば気候）などとも相互に適応する関係にあるとしている．さらに生体と発達

のニッチは相互に適応する関係にあるとしている．つまり，生体は発達のニッチに適応し，発達のニッチもまた生体に適応するというダイナミックな関係である．

この発達のニッチという概念は，心理学的アプローチと人類学的アプローチを統合したもので，前者は個の能力に重点を置くのに対し，後者は習得における文化的特徴に重点をおいてきた．発達と文化的環境の関係を研究するにあたり，発達のニッチは今後も考慮されていく重要な枠組みであろう．

2　食行動の発達と社会・文化的環境

さて，食行動の発達には様々な側面があるが，社会・文化的経験との関連から，乳幼児の食物嗜好の発達と自立摂食の発達について以下いくつか研究を紹介しよう．

2-1　食の嗜好性の発達と社会・文化的経験

乳幼児は食べ方だけでなく，どのような食物を好んで食べ，どのようなものを拒むのか，食物嗜好の発達を研究したものがある．まず生後すぐから観察されている異なる味覚への反応であるが，甘味に対する肯定的反応と，逆に苦味や酸味に対する否定的反応（いずれも表情と心拍数から）が観察されている．これは，一般に腐敗物や消化に不適切な食物にしばしば苦味や酸味があることから，生物学的な反応ではないかと考えられている．しかしその後の文化的経験によって，ヒトはこれらの味覚や香辛料などを好むようになっていく．初回に拒絶していた食物をヒトが徐々に受け入れ，さらには嗜好するようになるのは，繰り返される経験と周囲の人々のその食品への反応などに大きく起因していると考えられる．

また，新生児であっても，異なる味，匂いへの反応には個人差があり，少なくともその一部は，胎児期に母親の食するものを通して経験した味覚によると考えられている．たとえばシャールらの実験によると (Schaal, Marlier, & Soussignan, 2000)，生まれる前10日間のあいだにアニス (Anis, 植物で飲料や料理に香辛料として広く使用される) を摂取した母親の赤ちゃんたちは，そうでない赤ちゃ

んたちに比較して，生後3時間後と4日後の両時点で，味・匂いの両テストでコントロール刺激よりも有意にアニスを好む反応をみせている．ここでも，胎児期・新生児期からの経験による味覚・嗅覚の学習が示唆され，生物学的基盤と経験との相互作用で味覚の嗜好が形成されていくことがわかる．そしてその後も長い年数をかけて，幼児期から青年期，さらには成人，老年期においても，食の嗜好は変化していく．このとき大きな個人差が生じるのは，やはり摂食時にともなう経験の影響が大きいと思われる．

またファロンら (Fallon, Rozin & Pliner, 1984) の研究では，食物イメージや食物拒絶，伝染性に対する敏感性に関する3歳の子どもから成人までの発達データが面接調査されている．コップに入った自分の好きな飲み物に偶然混入してしまったものを変化させ（木の葉，バッタ，化学物質の毒物，犬の糞など），その後それをスプーンで飲み物から取り出せば，あるいは飲み物を新たに注ぎなおしたり，コップを洗えば飲むかなど，5段階でその受容・嫌悪度を測定した．その結果，3-5歳群の幼児は，どの混入物もスプーンで取り出せば飲むという回答がほとんどで，6-7歳群では，一度捨てて飲み物を新たに注げば飲むという回答が増え，8-12歳群では，さらにコップを洗わないと飲まないという大人の回答に近づいてくる．また飲み物を拒否する理由としては，幼少期から「おいしくない」，「危ない」という理由が広く観察されたのに対し，それ以外の「食物の組み合わせの悪さ」や「連想」などによる拒否は，より年齢が上がるごとに獲得されるものであることがわかった．食物を選別する行動においても，社会・文化的経験の影響が大きく反映されることの証である．

さらに，バーチらの研究 (Birch, 1980; Birch, Zimmerman, & Hind, 1980) に見られるように，食事場面での社会的要因が幼児の食物嗜好に変化をもたらしうることを示した研究もある．バーチ (Birch, 1980) では，幼稚園児の野菜の好みについて，もともと対象児が嫌いだった野菜を周囲の友達が皆好きな状況を経験した後では，この野菜を自発的に選んで食べるようになることを示した．しかしこの効果には一定の繰り返し経験と時間がかかることも示されている．またバーチ・ジメルマン・ハインド (Birch et al., 1980) では，慣れ親しんだ身近な大人が幼児に食物を与えるときの，社会的・愛情的な文脈の影響を明らかにしている．同じ食べ物を身近な大人からもらうにしても，そのとき愛情的・社会的により

肯定的な表現を伴う場合，幼児はその食べ物を好むようになることを示した実験である．一連の研究は，同様の社会的刺激がなかった場合に比較して有意に子どもの嗜好を変化させたことを示してきた．ここでも，食行動における社会的環境の重要性が見出される．

このように，食行動や食物嗜好には，生物学的基盤とともに，社会文化的要因の影響も加わり，その相互作用によって形成されていくことがわかる．

2-2 乳幼児における自立摂食の発達と文化的環境

乳児は，生後養育者によって授乳され，その数ヶ月後に徐々に乳以外の食物を食するようになる．そして，離乳食を食べさせてもらう状態から，徐々に自分で食べる行動を獲得していく．自然な食事場面における行動観察からこのような発達過程を研究したものがいくつか見られる（外山・無藤, 1990; Negayama, 1993; 河原, 1999; 川田・塚田-城・川田, 2005など）．これらの研究では主に日本国内での行動発達データを扱っているので，本項ではこれらの日本の研究データも参照しながら，筆者がこれまで調査してきたフランスと日本のデータを比較的に見ることにより（Norimatsu, 1993; 1998），養育者の介入行動や食事場面の環境設定などにみる両国間の相違点と共通点を整理しつつ，文化と自立摂食行動の獲得との関係を検討する．

（1）日仏の乳幼児の自立摂食行動の発達

まず筆者による日本とフランスの公立保育園での調査結果（Norimatsu, 1993）を一部紹介しよう．東京都内とパリ市内における複数の公立保育園での12ヶ月児から30ヶ月児までの横断データによると，12-13ヶ月時点では，日本の子どもたちは食事時間の平均33%は自分で食べる（主に手で食べる）行動が見られたが，フランスでは，同年齢で3%であった．その後，18ヶ月時で日本は62%，フランスで52%，さらに24-30ヶ月では日仏とも約70%の時間は自立摂食を行っていた．したがって，18ヶ月以降は両国の結果に有意な差は見られないのに対し，12ヶ月では日本の子どもたちの方が自分で食べるという行動を多く見せていたことになる．またコップで自分で飲むという行動も同様の結果であった．この違いを理解するには，そのときの食事場面の環境設定や大人の行動も

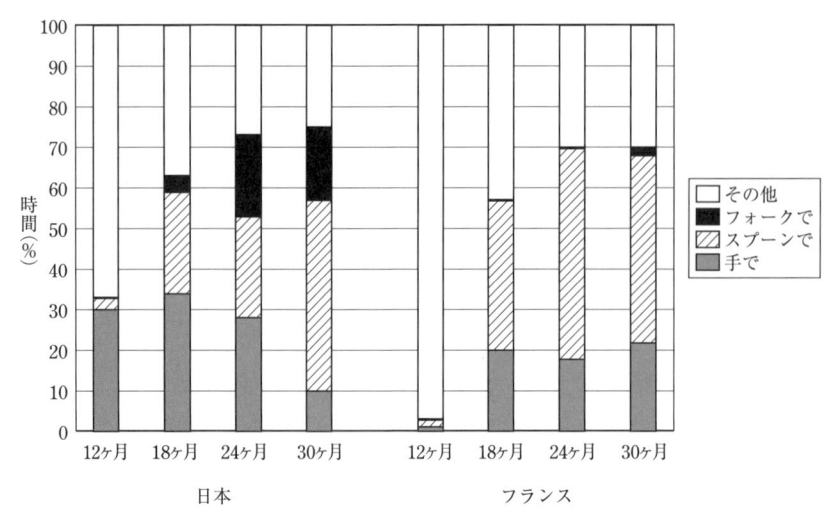

図1 日仏の公立保育園における幼児の自立摂食の割合（食事時間全体に対する割合）

見る必要がある．

(2) 日仏の食事場面における保育環境と大人の介入行動

保育園での保育状況は，各国の保育事情や国の規定にもよるので，以下簡単に紹介する．フランスでは厚生省の規定により，公立保育園では自立歩行前の乳児5名に対し保育士1名，自立歩行後の幼児（1歳すぎころから）8名に対し保育士1名（最低人員）とされている．実際に観察した保育園でも，0歳児クラスでは10名の乳児に2名の保育士，0–1歳児混合クラスでは，5名の歩行前の乳児と8名の歩行後の幼児（計13名）に2名の保育士がつく形が一般的であった．食事時間には，時に臨時の援助として2クラスに1名の大人が入ることがあるが，子どもの数に対する保育士の人数は，日本よりも少ないのが実情である．一方日本では児童福祉施設最低基準により，「保育士の数は乳児おおむね3人につき1人以上，満1歳以上3歳未満の幼児おおむね6人につき1人以上」となっており，筆者の観察した公立保育園でも0歳の乳児2–3名に保育士1名，1歳の幼児には4–6名に1名の保育士という形であった．

また食事時間の場の設定についてみると，18ヶ月以降は，幼児たちは4–6名

で一つのテーブルにつき，大人1名がそのテーブルの世話をするというスタイルは，日仏ともに共通していた．しかし0歳後半から1歳すぎまでの乳児の食事場面はかなり異なる方略がとられていた．日本では，0歳後半から1歳ころの離乳食を食べる乳児は，テーブルが前についた椅子に座り，保育士は自分の前に2-3名の乳児を相手に同時に食べさせる形が多く見られ，食事時間は約20-25分であった．一方フランスでは，1名の保育士が5名の乳児に食べさせるにもかかわらず，どの園でも必ず1対1の形で，ベビーラックに座った乳児1名に保育士が対面して食べさせ，その間他の乳児は待っている状況であった．それゆえ保育士は急いで一人一人の食事を終えようとするためか，乳児1人あたりの食事時間は7-10分程度と短く，口に食物が運びこまれるリズムもかなり早い場合が多かった．たとえ人手が足りなくても必ず1対1で対応するというところに，文化的な慣習が見て取れる．しかもこの1対1対応はフランスのどの保育園でも見られ，一方日本での複数の子を相手に食べさせる形は筆者が観察した日本の保育園すべてで見られた．

　さらに日本では，この時期(6-13ヶ月時)の乳児の食事場面で，ほとんどの場合乳児の前に小さなお皿を1枚おいて，そこに一口か二口分の少量の食べ物を提示し，乳児が自分で手にとってあるいはスプーンで食べてみることができるようにし，それと並行して大人が別のスプーンで食べさせるという形であった．一方フランスではこのようなやり方は一度も観察されておらず，食べさせる場合は大人が全面的に食べさせるというやり方であった．この日仏のそれぞれの方略は，筆者の日仏での家庭観察(Norimatsu, 1998)でも同様であった．このような行動パターンこそ，スーパーとハークネスのいう我々大人が無意識に行っている，しかしコミュニティーのメンバーに広く共有されている養育行動の一つであるといえるだろう．

　このような食事場面で，保育園での1-3歳児の食事場面において，大人のとる行動の分析結果を表1にまとめた．まず，食事時間全体における大人の介入時間をみると，上述のような食事場面の方略の違いもあり，12ヶ月時点では，フランスでの身体的介入時間は78%であるのに対し，日本では52%である．これは，日本では2名ほどの乳児を同時に世話しているため，食事時間全体における対象児が介入を受けている時間の平均が減少したためであろう．また視

表1 大人が食事時間中に行った行動結果 (%)

月齢／国	すぐ側にいる		視線		身体的介入		言語的介入	
	日	仏	日	仏	日	仏	日	仏
12ヶ月	92	90	77	77	52	78	40	29
18ヶ月	88	50	60	20	30	20	32	18
24ヶ月	62	33	30	18	13	5	23	20
30ヶ月	65	25	33	23	18	2	30	22

左から順に，対象児のすぐ側 (1m以内) にいる時間，視線が向けられた時間，身体的介入が見られた時間，言語的介入が見られた時間の食事全体の時間に対する割合を示す．

線については，12ヶ月では両国とも大人は77%程度の時間，子どもの方を見ている．ところが18ヶ月を過ぎるとフランスでは側にいる時間，身体的介入時間，視線が向けられる時間がともに激減するのに対し，日本では大人の身体的介入時間は減少するものの，側にいる時間も視線もゆるやかにしか減少しない．

この4つの行動変数の結果から，日本の大人は「幼児のすぐ側にいる時間」が18ヶ月以降フランスに比較してかなり長いこと，しかしだからといって，介入量はフランスよりも（若干多いが）かなり多いとはいえないことが見てとれる．フランスでは側にいるときには子どもを援助するが，援助が必要でなくなれば大人は離れる，という行動が見られたのに対し，日本では，援助が沢山必要な時期から，徐々に幼児が自立して必要な援助が減る時期に移っても，側にいて見ている時間はあまり減少しないという方略が見られた．このことから，同様の育児場面でも，大人の身体の使用の仕方あるいは距離のとり方は日仏で異なっているといえるようだ．そしてこのような行動方略の日仏の違いは，筆者が後に行った家庭での食事場面の母子の行動観察 (Norimatsu, 1998) でも確認され，さらに根ヶ山による食事場面の日英比較研究でも同様の違いが報告されている (Negayama, 2000)．家庭での観察では，対象児と母親という1対1の状況で行われたが，結果は保育園のそれとかなり共通していた．この点については，3節で他の研究結果を参照しながら議論する．

2–3　食事場面における乳幼児の受容・拒否行動

　さて，乳幼児に養育者である大人が食べさせている場面で両者のやりとりを観察すると，まだ発話できない乳幼児も，発声やジェスチャーを使って様々なメッセージを発していることがわかる．特に，食については，自分の口に与えられるものをとりあえずは食べてみて，その後食べ続けるか吐き出すかといった反応にわかれてくるが，次第に幼児は口にする前にいくつかの食物を拒否するようになる．しばしばこのような場面で，親の方はできるだけバランスの良い食事をとってもらいたいという願いから，子どもが拒否しても再度同じ食物を提示して食べさせようと苦心する．このようなやりとりの中で，徐々に乳幼児は，自分の欲するものや行為と，他者が自分に勧める食物や行為が一致しないという状況を頻繁に経験する．よって，このような受容・拒否の繰りかえしのようなやりとりが食事場面に多く見られる．この食事場面における乳幼児の受容・拒否という行動に焦点をあてた研究は，他にも Negayama (1993)，川田ら (2005) などがある．それぞれ子どもの自律性，自己主張の発達指標としてこの現象を扱っており，これらの行動結果には共通性がある．また，筆者の自立性の発達の日仏データでも (Norimatsu, 1998)，同様の行動が観察された．

　まず根ヶ山 (Negayama, 1993) の研究では，7組の母子の縦断観察から，乳児が授乳から徐々に離乳食を食べ始め，離乳していく段階を報告している．4–5ヶ月を過ぎると離乳食が始まり，はじめは母親がすべて食べさせる状態であるのに対し，9–10ヶ月頃から幼児自身も手を使って自分で食べる行動が徐々に増え，12–13ヶ月頃からは，スプーンなど道具を使用して食べる行動が増えはじめると報告されている．また同時に，母親が差し出す食物への受容と拒絶の割合を分析し，9–10ヶ月頃から拒絶行動が見られはじめ，15–16ヶ月頃をピークに約20％の拒絶が見られたとしている．幼児が自分で食物を口に運び自立的に食べるようになる時期に，同時に母親からの食物を拒否する行動が始まり，徐々に増えている点は興味深い．

　また川田ら (2005) の研究でも，自己主張性の発達を検討するため，8組の母子の食事場面を縦断的に5–15ヶ月まで観察している．まず，やはり生後10ヶ月頃から自分で食べる行動が増加すると報告されている．そして，母親から食べさせてもらう「受動的摂食」の拒否が9–11ヶ月頃に現れ増加すること，さら

に同時期に,子どもが母親に食べさせる「役割交替行動」も多くの子で出始めることは非常に興味深い.

筆者も日仏の 0–3 歳児の家庭での食事場面で,自立摂食の発達と,自己の発達の一指標として母親の介入行動への乳幼児の拒否行動を分析した (Norimatsu, 1998). 対象児は 6–7 ヶ月,12–13 ヶ月,24–25 ヶ月,36–37 ヶ月児で,両国とも各年齢群 6–10 名の子どもたちの横断的データである. その結果,上述の保育園でのデータとほぼ同様に,フランスでは 6–7 ヶ月児は食物に触れて自分で口に運ぶ機会がまだ与えられておらず,12–13 ヶ月時では,自立摂食が約 10% の頻度であった. 一方日本では,6–7 ヶ月から時に食物やスプーンに触れる機会が与えられ,わずかではあるが自立摂食が観察されている. 12–13 ヶ月では 1 回の食事における全摂食回数における平均 40% 以上を自立的に行っていた. この結果から,Negayama (1993),川田ら (2005) の結果と同様に,日本では 7–12 ヶ月の間に自立摂食の頻度が増加したと考えられる. この日仏の違いは 2–3 歳児ではなくなり,自立摂食の頻度は,2 歳児では両国とも 78%,3 歳児では日仏とも 8 割以上とほぼ同様の頻度の増加がみられた.

次に母親の介入行動に対する拒否行動についてみると,日仏ともに 6–7 ヶ月児では,1 回の食事中に平均 3 回程度のジェスチャーによる拒否行動が見られ,その後 1–2 歳代で拒否行動が増加し,3 歳では減少した. また 2–3 歳では,言語的拒否 (いや,だめ,しない,など) が両国とも平均 2–3 回見られた. 非言語的・言語的拒否を総合すると,1–2 歳の時期に拒否行動が増加したことになる. 大人の方略は様々な点で異なるのだが,子の拒否行動については両国で同様の傾向が見られたことは興味深い. つまり乳幼児の自立摂食の頻度と大人の介入方略については,日仏で 6–13 ヶ月時点に有意な違いが見られ,両者は対応関係にあると考えられるのに対し,受容・拒否行動については,どの年齢でも日仏間で違いがみられなかったということだ. このことは自立摂食の増加期と拒否行動の増加期は,筆者の日本のデータでは Negayama (1993) のデータと同様に同期しているが,フランスではそうではないことを示している. すなわち,自立摂食スキルの獲得と大人の介入に対する拒否行動との関係は文化によって異なりうるということになろう.

2 国間のデータを比較検討することにより,子どもの行動発達のどのような

変数が，大人のどのような介入方略と関連性が大きいのか明らかにできるだろう．大人の介入行動を拒否したり，相互交渉の行動調整を行いたいという幼児のコミュニケーション上の主体性や関係性の発達と，自立摂食や道具使用の習得のような操作的発達は別々の発達プロセスをたどりうるようだ．

3 食事場面における文化的環境要因

以上に見たような食事場面における自立摂食行動や受容・拒否行動の発達を検討すると，自然観察場面において文化的に設定されたいくつかの環境要因が重要な変数であると思われる．以下その中から身体接触・距離の調整と，物質的環境としての育児用品の使用について比較文化的研究の結果を参照しながら議論する．

3–1 身体接触・距離調整における文化差

乳幼児の発達環境として，生活空間や養育者・子ども間の距離調整は重要な要素である．また根ヶ山 (1997) の研究で述べられているように，この調整関係は乳幼児の年齢，特に運動発達とともに変化していくようだ．2節で見たように，食事場面でも大人の身体の使用の仕方や距離調整には，日本とフランスで違いが見られた．

日本とスコットランドの母子の距離調整を0–1歳児の家庭で比較検討した根ヶ山 (1997) の研究によると，両国とも母子は日中の大半の時間を離れて過ごす点では相違がなかった．しかし家の構造には文化差があり，スコットランドでの住居では部屋が閉じているのに対し，日本では襖や障子のような取り外しのできる戸が多く，これらは乳幼児のいる日本の家庭ではしばしば取り外され，別の部屋からも養育者が子どもを見やすい状況になっていた．根ヶ山は，母子の接触は日本ではより子ども主導で起こり，一方スコットランドでは母子接触は母の主導によることが多いとも報告している．

また家屋内の距離だけでなく，母子間の距離あるいは分離について見ると，スティーブンソン・バラットら (Stevenson Barratt, Negayama, & Minami, 1993) の日米比較や筆者の日仏比較調査 (Norimatsu, 1998) からも，日本の乳幼児は米国や

フランスの乳幼児に比較して，圧倒的に母親と過ごす時間が長く，母親以外の養育者にあずけられることが非常に少ない．また共寝行動（乳幼児が誰と一緒に夜寝るか）についても，コーディルとプラット（Caudill & Plath, 1966），ウォルフら（Wolf et al., 1996），あるいは筆者の調査（Norimatsu, 1998）からも，日本の乳幼児は米国やフランスに比較してかなり長期間（少なくとも平均6歳以上まで）養育者と一緒に寝ることがわかっている．一方米・仏では，乳児は平均生後0–3ヶ月の間に自室で1人で寝るようになる．このような養育者による子どもとの距離のとり方は，食事場面を含む様々な養育場面に育児方略として大きく影響することが考えられる．さらには，乳幼児の心理的・行動的自立性の発達にも大きく関わるであろう．

3–2 育児用品と環境設定

環境要素のもう一つは幼児用品である．多くの幼児用品は，各年齢の乳幼児の能力や行動特性に合わせて環境を改変した製品である．食事場面でも，われないプラスチック製の幼児用の食器やコップ，子ども用の椅子，幼児用のよだれかけなど様々である．このような幼児用品の利用の仕方も，文化により一様ではない．筆者の日仏比較でも，1991年の質問紙調査や家庭での行動観察調査（Norimatsu, 1998）から，いずれも日本の方がフランスより幼児用品の使用頻度が高く，その期間も長いことがわかっている．

実際家庭での行動観察では，フランスの乳幼児は離乳食を始めるとき，最初から大人の使用する陶器の食器とティースプーンで食べ始めている場合が多く，プラスチック製の幼児用品をほとんど使用しない家庭も少なくない．また哺乳瓶とコップの中間期に見られる，プラスチックのコップにストローと蓋のついたものは，日本の離乳食場面ではしばしば見られたが，フランスでは観察された30名以上の家庭で一度も見られなかった．

しかし例外として使用期間が逆にフランスで長いのが，哺乳瓶とおしゃぶりである．哺乳瓶で飲み物を飲むことは日本では1歳過ぎくらいからあまり見られなくなるが，フランスでは一般に4–6歳くらいまで使用が頻繁に観察される（フランスでは一般に，おしゃぶり，ぬいぐるみ，哺乳瓶などの移行対象は，乳幼児にとって非常に重要なものであると認識されており，これらのものが5–6

歳くらいまで使用されることに非常に寛容である．この背景には精神分析学的な論拠なども考えられるが，ここでは別の議論になるので省略する）．

社会・経済システム上さほど異ならない産業国間でも，このように母子間の距離調整や育児用品の使用に文化差がしばしば見られる．このような養育行動の違いは，養育者の持つ発達規範や信念と深くかかわっているであろう．以下それについて簡単にみよう．

4　養育者の持つ，子どもの自立性・摂食行動についての概念

筆者は，以上のような行動観察と同時に，養育者による子ども観や育児観，様々な育児方略についての考えを捉えるため，日仏の0–3歳児の母親への面接調査を行った (Norimatsu, 1998)．たとえば日本の幼児に比較してフランスでは6–13ヶ月児ではあまり自立摂食行動は見られず，乳児がスプーンや食物に手を伸ばしても触れさせず制御する行動が多く見られた．これについてフランスの母親たちは，「この時期はまだ無理だから自分が食べさせる」，「この月齢ではまだ，つかませると食物があちこちに飛び散り，毎回の食事ごとに大掃除するのは大変だから」と述べている．

一方日本では，6–13ヶ月では自立摂食が既に始まり，子どもがスプーンや食物に手を伸ばした場合，それをつかませつつ大人がその後の動きを誘導するという行動が多くみられた．また食物がこぼれることに関しては，テーブルの下に新聞紙やシートを敷いて防御する方略をとっていた．これに関して日本の母親たちは「子どものつかんでみたいという意欲をかってあげたい」，「この時期はこぼすことは当たり前だし仕方がない」ということであった．このように行動方略の違いは，日仏での子ども観，大人の役割観とも関連しているようである．

日本の母親の語りでは，子どもというのは本来純真無垢な存在であって，後の経験によっては悪にも染まりうる，という性善説的な子ども観が多い．またそこでの大人の役割は，本来子どもの持つ育つ力をあくまでも見守り援助するというものである．一方フランスでは，子どもは本来放っておくとどうなるかわからない，性悪説とまではいかないが良いことも悪いことも何でもする性質

があるので，大人の役割はそこに枠作りをして善の道へ導くよう線引きしてあげることだという．

このような子ども観と育児観は，食事場面で観察された両国の介入方略とよく対応している．フランスでは，大人が子どもの発達段階を見極め，まだ無理と判断する1歳前は幼児にあまり食物や食器に触れる機会を与えず，14–15ヶ月くらいになるとそろそろ自分でできると判断し，スプーンを渡して子どもが自分で食べるよう勧めるようになる．この変化期は大人の判断によるので，食事場面の環境もある日一転させ，幼児が次の段階へ進むことを支援するのである．よって，幼児の自立摂食のプロセスも短期間に急増する結果であった．

一方日本では，大人は子どもの発するサインにその都度注意をはらい，それにあわせて環境を改変し，大人の行動も子どもの行動に合わせるという方略である．したがって環境の変化と子どもの自立摂食のプロセスはともに徐々に変化していく．6ヶ月から18ヶ月までの発達プロセスを見ると，日本では早くから少しずつ自立摂食をはじめ，徐々にゆるやかなカーブを描いて増えているのに対し，フランスでは1歳を過ぎてからある時点で階段を上るように次のステップへと自立摂食の割合が急上昇するという発達プロセスが見られた．18ヶ月以降は同様のレベルへ到達するのであるが，文化によってそこへ至るまでの発達のプロセスは異なっていたし，それに並行して見られた大人の介入方略や環境設定もまた異なっていた．

日本の摂食行動の発達プロセスは，まさにヴィゴツキーの発達理論のZPD（zone of proximal development, 最近接発達領域）概念（Vygotsky, 1932）のように，子どもは既にできることと援助がないとまだできないことの間を行きつ戻りつ，少しずつ自立摂食を獲得していくというものであり，環境変化も徐々に自由行動範囲が広げられていくといえる（ヴァルシナーのZFM（zone of freedom of movement），ZPA（zone of promoted action）概念も参照（Valsiner, 1985; 1989））．対するフランスの摂食行動の発達プロセスおよび大人の概念は，ピアジェ的な発達段階説を思わせる（Piaget & Inhelder, 1966, 2004）．ある時期がくると子どもは次の段階へ進む準備ができ，それに合わせて大人は環境を変化させるというものである．この背景には成熟説的な発達観がある．また前段階から次の段階への移行は，ある時期に短期間に起こる．このように，大人の発達観は文化によっ

て異なりうること,またそれにより子どもに対する介入行動も意識的・無意識的に行っているかどうかは別として,異なる方略がとられ,子どもの発達も異なるプロセスをたどりうることを示している.

結語

　食という活動場面は,生理的なものから文化的なものまで非常に多様で複雑な要因が絡み合った状況である.そこには社会・文化的要素がことさら多く含まれ,文化と発達の関係を検討する絶好の場面でもある.このような環境要因と発達の関係を明らかにすることは一筋縄では行かないが,多くの研究が文化・社会的環境からいくつかの変数に焦点をあて,発達現象とともに検討してきたのである.この際に,ブロンフェンブルナー(Bronfenbrenner, 1979)が指摘するように,子どもの発達に影響を及ぼす環境システムには幾層もあり,乳幼児にごく近接している環境要因からより間接的なものまで複雑な環境網を織りなしていること,したがって焦点をあてた変数の結果のみでなく,発達を取り囲む重層的な環境システムの存在と,その影響を意識的に考慮することが必要であろう.

引用文献

Birch, L. L. (1980). Effects of peer models' food choices and eating behaviors on preschoolers' food préférences. *Child Development,* **51**, 489–496.

Birch, L. L., Zimmerman, S. I., & Hind, H. (1980). The influence of social-affective context on the formation of children's food preferences. *Child Development,* **51**, 856–861.

Bronfenbrenner, U. (1979). *The ecology of human development.* Cambridge, MA: Harvard University Press.

Caudill, W., & Plath, D. W. (1966). Who sleeps by whom? Parent-child involvement in urban Japanese families. *Psychiatry,* **29**, 344–366.

Fallon, A. E., Rozin, P., & Pliner, P. (1984). The child's conception of food: The development of food rejections with special reference to disgust and contamination sensitivity. *Child Development,* **55**, 566–575.

川田学・塚田-城みちる・川田暁子 (2005). 乳児期における自己主張性の発達と母親の対処行動の変容:食事場面における生後5ヶ月から15ヶ月までの縦断観察　発達心

理学研究, **16** 巻, 第 1 号, 46–58.

河原紀子 (1999). 一歳児の保育における食事指導——道具操作の発達との関連から　教育方法の探究, **12**, 19–38. 京都大学大学院教育学研究科　教育方法学講座.

根ヶ山光一 (1997). 親子関係と自立——日英比較を中心に　柏木恵子・北山忍・東洋 (編) 文化心理学——理論と実証　東京大学出版会　pp. 160–179.

Negayama, K. (1993) Weaning in Japan: a longitudinal study of mother and child behaviours during milk- and solid- feeding. *Early Development and Parenting,* **2**(1), 29–37.

Negayama, K. (2000) Feeding as a communication between mother and infant in Japan and Scotland. *Annual Report of Research and Clinical Center for Child Development,* **22**, 59–68.

Norimatsu, H. (1993). Development of child autonomy in eating and toilet training: one- to three-year-old Japanese and French children. *Early Development and Parenting,* **2**(1), 39–50.

Norimatsu, H. (1998). *Autonomie de l'enfant: conceptions maternelles et réalité: une comparaison franco-japonaise d'enfants de 6 à 37 mois.* Thèse de doctorat à l'Ecole des Hautes Etudes en Sciences Sociales, Paris.

Piaget, J., & Inhelder, B. (Eds.) (1966, 2004). *La psychologie de l'enfant.* Que sais-je? Paris: Press Universitaire de France (1ère édition, 1966). (Quadrige, PUF, 2004).

Schaal, B., Marlier, L., & Soussignan, R. (2000). Human foetuses learn odours from their pregnant mother's diet. *Chemical Senses,* **25**, 729–737.

Stevenson Barratt, M., Negayama, K., & Minami, T. (1993). The social environments of early infancy in Japan and the United States. *Early Development and Parenting,* **2**(1), 51–64.

Super, C. M., & Harkness, S. (1986). The developmental niche: A conceptualization at the interface of child and culture. *International Journal of Behavioral Development,* **9**, 545–569.

Super, C. M., & Harkness, S. (2002). Culture structures the environment for development. *Human Development,* **45**(4), 270–274.

外山紀子・無藤隆 (1990). 食事場面における幼児と母親の相互交渉　教育心理学研究, **38**, 394–404.

Valsiner, J. (1985). Parental organizations of children's cognitive development within home environment. *Psychologia,* **28**, 131–143.

Valsiner, J. (Ed.) (1989). *Child development in cultural context.* Toronto: Hogrefe and Huber Publishers.

Vygotsky, L. S. (Ed.) (1932). *Pensée et langage.* Traduit en français par Sève, F. (1997). Paris: La Dispute.

Wolf, A. W., Lozoff, B., Latz, S., & Paludetto, R. (1996). Parental theories in the management of young children's sleep in Japan, Italy, and the United States. In S. Harkness, & C. M. Super (Eds.). *Parents' cultural belief systems.* New York: The Guilford Press. pp. 364–384.

5章　食の理解の二面性

外山紀子

　動物は全て，生存のために食（栄養素の摂取）を必要とする．食や成長，病気，遺伝等，動植物の生物現象に関する素人の理解は素朴生物学と呼ばれている．本章では，素朴生物学研究を紹介しながら，食の理解の発達をみていきたい．

　認知発達心理学における近年の研究成果のひとつは，乳児が以前考えられていたよりずっと早くから，ずっと多くのことに気づいていることを明らかにした点にある．このことは生物現象の理解にもあてはまる．4〜5ヶ月児が動物と物理的事物の世界を区別し，それぞれの世界に固有の因果性を検知することはその一例である．1節では発達のごく初期から認められる原初的気づきについて述べる．子どもは生得的にもみえるこの認知的基盤を出発点として，生物との直接的な経験や，他者とのやりとり等を通した文化モデルの取り入れによって理解を洗練させていく．2節では生物の属性帰属を例として文化や経験の影響について述べ，3節では食べ物の汚染に関する理解（食べ物はどのような場合に"食べられない"ものになるか）に焦点を絞る．

1　認知的基盤

　ここ30年ほどの間，乳児（生まれてから1歳半あるいは2歳頃までの時期）の能力に関する検討が盛んである．その結果，以前はごく限られた能力しかもたないと考えられていた乳児が，私たちの想像以上に秩序だった認識世界を持っていることがわかってきた．この背景には乳児の能力を調べる研究法が確立されたことがある．2つの刺激を区別できるかどうかをみる視覚的選好法や馴化法，さらには事象関連電位の測定やニューロイメージングといった神経科学（脳

科学）の手法を用いることで，実験者の要望に応じて反応してもらうことのできない乳児の"頭の中"を知ることができるようになったのである．では，生物現象を理解する土台として，乳児はどのような認知的基盤をもっているだろうか．

1-1 事物と動物の区別

周囲にあるものが突然動いたとする．壁に掛けておいた帽子が床に落ちた．タンスの上で寝ていたネコが床に移動した．帽子もネコも落下運動をしたという点では同じだが，私たちは両者を異なる因果性で説明する．たとえば，前者については窓から風でも入ってきて落ちたのだろうと，後者については昼寝に飽きて遊ぼうとしているのだろうと考える．つまり，前者には事物世界の物理法則を，後者には意図や自己推進性（自ら動く）のような動物固有の因果性をあてはめるのである．

物理法則というと，高校物理で習った難しい公式を思い浮かべる人もいるかもしれない．しかしここでいう物理法則とは，事物は必ずある空間を占めること，しかし複数の空間を同時に占めることはないこと（"分身の術"は使えない），移動の際には連続的な軌跡を通ること（"ワープ"はしない）といったごく基本的なルールのことである．馴化法による検討では，これらのルールに関する気づきは4～5ヶ月児に既に認められている（概説がCohen & Cashon, 2006にある）．ただし異なる研究法（たとえば探索課題）で検討すると幼児でも誤反応が多いという報告もあり（Hood et al., 2003），乳児期の気づきがどのような質をもつ理解かについては議論が続いている．

1-2 自己推進性

ある空間を占め，分身の術が使えず，ワープもしないことは，動物にもあてはまる．しかし，動物は自分の力で動き始めることができる，すなわち自己推進性をもっている．

生後半年程度の乳児でも自己推進性の点で動物と事物を区別する．Spelkeら（Spelke et al., 1995）は，図1のような映像（馴化刺激）を乳児に提示した．ついたての左側から車輪のついた事物A（事物条件）／男性（人間条件）がついたての

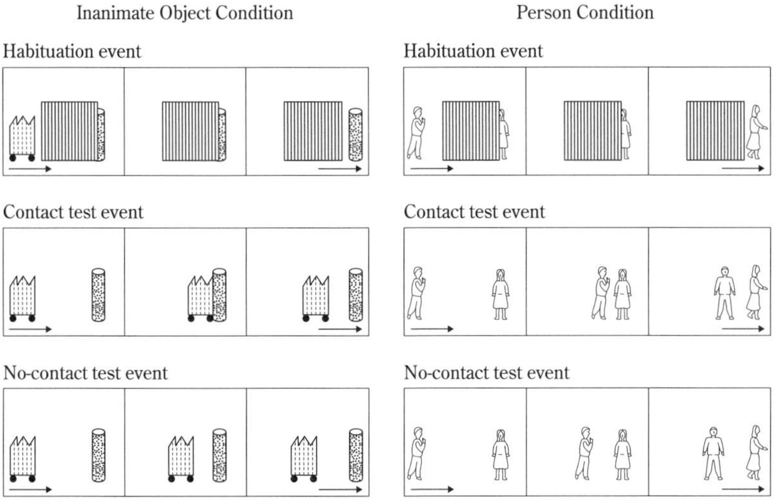

図1　Spelke ら（1995）で用いた刺激

向こう側に入っていき，右側から事物 B（事物条件）／女性（人間条件）が出ていくというものである．私たち大人もそうだが，乳児は繰り返し同じ映像を見せられるとだんだん飽きてくる（馴れてくる＝馴化）．そのため，その映像を見る時間（注視時間）は徐々に減っていく．実験では注視時間が減ったところで，次の映像（テスト刺激）を提示する．その映像には「接触版」と「非接触版」がある．前者では事物 A と B（事物条件），男性と女性（人間条件）が接触した後に事物 B または女性が右方向に移動する．後者では接触を経ずに事物 B または女性が右方向に移動する．人間は自己推進力をもつので，「接触版」も「非接触版」も不自然でないが，事物の「非接触版」はまずあり得ない出来事である．したがって，もし大人が事物条件の「非接触版」を見せられたなら驚くはずである．では，乳児はどうであったのか．7ヶ月児は事物の「非接触版」についてのみ，映像を長い時間見つめたのである（脱馴化）．注視時間の伸びは，乳児が期待に反する出来事を前にして驚いたことを示すと考えられている．つまり，7ヶ月児は大人同様，事物が接触もせずに動き始めるはずがないと考えているのである．

1–3　バイオロジカルモーション

　動き方のパターンもまた，動物と事物を分けるポイントのひとつである．私たちは他者の身体の動きからさまざまな情報を読み取っている．大人は身体の関節に装着した十数個の光点運動（バイオロジカルモーション）を見ただけで，動作主の性別や感情，何をしているかといった情報を読み取ることができる (Johansson, 1973)．ただし，光点が静止している映像についてはただのランダムな点としてしか知覚されない．このことから，バイオロジカルモーションの知覚には対象の動きが重要であることがわかる．

　バイオロジカルモーションは，どのような特徴をもつ動きだろうか．これについては，前項で述べた自己推進性の他に動きの軌跡がスムーズであること，接触せずとも他を動かすこと，相互作用パターンが随伴的であること，そして主体性（agency）をもつこと等があげられている (Rakison & Poulin-Dubois, 2001)．これらの特徴を備えた動きとそうでない動きを区別する能力は，発達のかなり初期からある．3ヶ月児は光点がランダムにあるいはまとまりなく動く運動よりも，バイオロジカルモーションを好み (Bertenthal et al., 1985)，生後4日の新生児でも両者に対して異なる反応をする (Méary et al., 2007)．

　動物と事物の区別は，生物現象の理解の出発点にあるだろう．この区別は生得的にもみえるほど早い時期から備わっている．生後半年程度の乳児が自分をとりまく世界のなかで動物の動きに特別な注意を向け，その動きのパターンを事物のそれと区別するのである．この認知的基盤があるとしても，そのうちある部分は各文化にふさわしいものへと調整されていく．そこで次に，文化と経験の影響を述べたいと思う．

2　文化と経験

　認知発達について包括的な理論を打ち立てたピアジェ（J. Piaget）は，幼児期の認知を「前操作段階」と呼んだ．ピアジェの「操作」とは論理的に正しい処理をさすので，「前操作」とは文字通り，論理的思考の前の時期，つまり非論理的で未熟な特徴を多く残す時期を意味する．ピアジェによれば，幼児期にはアニミズム，すなわち動物でないものに心があると考える未熟な傾向があるとい

う．たとえば，「月は私のことが好きだから，私を追いかけてくる」と本気で考えているというのだ．もしこれが本当だとすれば，生物現象に関する幼児の理解は，大人のそれと比べて相当な隔たりがあることになる．

2-1　人間中心の推論

アニミズムを新たな実験データに基づき再検討したケアリー (Carey, 1985) は，領域汎用性を唱えたピアジェとは異なり，領域知識の獲得とその構造化によって認知発達を説明した．しかし，生物現象に関する幼児の理解については同じ見方にたった．幼児は心理領域の因果性を援用して生物現象を理解している．動物と植物を統合した生物概念はなく，動物は生物学的存在というより行動する存在として概念化されている．生物現象に関する推論は動物の典型例である人間をベースとしているため，人間中心的な推論パターンがみられるというのである．

ケアリーはこれらのことを，帰納的投射課題により検討した．まず，人間・イヌ・ハチといったベース事例に新奇な属性（たとえば「ゴルジ体をもっている」）が備わっていると教示する．その上で，動物・植物・物理的事物等のターゲット事例にその属性があるかどうか聞くのである．大人の推論はカテゴリーや生物学知識に基づいており，そこにおいて人間とイヌは同じ動物カテゴリーに含まれている．そのため，人間をベースにしようとイヌをベースにしようと，属性の帰属パターンに大きな相違はない．ところが4歳児については，非対称性が認められる．人間をベースとする方がイヌをベースとするよりも多くの属性がターゲット事例に帰属されるのである．人間中心的なこの推論パターンは，幼児の生物学的推論が動物の典型例である人間を強力なベースとすることを示すものであり，思考の未熟さのあらわれとされた．

2-2　動物飼育経験

私たちにとって人間は最も馴染みのある動物であり，それについて多くのことを知っているのだから，人間に関する知識をもとに他の動物について推論するのは，むしろ能動的な認知活動の所産であると主張したのが稲垣加世子と波多野誼余夫である (Inagaki & Hatano, 2002 に研究成果がまとめられている)．稲垣と

波多野は多くの実験により幼児の生物学的推論が適切な制約のもとで行われていることを示したが，検討の一環として動物飼育経験の効果を取り上げている．

日本では多くの家庭や保育園・幼稚園で，金魚やカメ，ハムスターなどの動物を飼育している．動物を長期間にわたって，大人任せではなく自ら積極的に飼育する経験は人間中心的な推論を脱却させる働きをもっている．稲垣 (Inagaki, 1990) は，家庭で金魚を飼育している幼児とそうでない同年齢児を対象として，人間の動物属性 (たとえば，「ウンチをする」) を動物・植物・物理的事物に帰属させるかどうかみた．その結果，飼育経験のある子どもは，カメ・カエル・コイ・バッタなどの動物に対して多くの属性を帰属させた．さらに稲垣 (Inagaki, 2001) は，ハムスターあるいはイヌを飼育した経験のある5歳児と飼育経験のない同年齢児を対象として，新奇な属性を用いた帰納的投射課題を行った．その結果，飼育経験のある子どもは人間をベースとした場合だけでなく，飼育している動物 (ハムスターかイヌ) をベースとした場合にも，生物カテゴリーの成員性に基づく帰属を行うことが示された．つまり，人間中心の推論パターンは動物飼育経験のない子どもの特徴だったのである．

2-3 文化

人間をベースとする推論が幼児期の普遍的特徴ではなく，動植物との経験が少ないがゆえに用いられるものだとすれば，人間中心的な推論パターンは動植物とふれあう機会がほとんどない文化の特徴と考えられる．

ワックスマンとメディン (Waxman & Medin, 2007) は，大都市 (シカゴ) に住む4〜7歳児とアメリカの田舎 (ウィスコンシン州シャワノ) に住む同年齢児を対象として帰納的投射課題を行った．シャワノは農地が広がり湖や川が多くある地方で，狩りや釣りといった自然の中でのレジャー経験が豊富に用意されているという．ケアリー (Carey, 1985) の4歳児，稲垣 (Inagaki, 2001) の動物飼育経験のない5歳児に認められた人間中心の推論パターンは都会の4・5歳児の特徴で，他の子ども (田舎の4・5歳児，そして都会であろうと田舎であろうと6・7歳児) には認められなかった．これと同様の結果は，ワイオミング州で先住民族 (インディアン) として伝統的な生活を送っている子ども，田舎 (シャワノ) の子ども，都会 (ボストン) の子ども (6〜10歳児) を比較した研究 (Ross et al.,

2003)でも得られている．人間中心の推論パターンは，やはり都会の子どもの特徴だったのである．

　たとえ都会の子どもでも周囲の他者が動植物について豊富な知識を持っており，その知識を伝達される機会が多ければ，人間中心的な推論をするとは限らない．タルウォフスキ (Tarlowski, 2006) は，生活地域が都会か田舎か (ポーランドのワルシャワと，ビャウォヴィエジャ国立公園の近隣地域)，養育者が生物学のエキスパートか素人か (動物園で働いている・獣医・生物学の研究者・森林監督官などがエキスパート) という2つの次元で4歳児を分類し，子どもの生物学的理解を比較した．動物に関する語彙の豊富さ，知的成熟度のレベルにはグループ差がなかったものの，帰納的投射課題における人間中心の推論パターンは，先の研究同様，田舎よりも都会の子どもに顕著だった．その一方で，養育者が生物学のエキスパートである場合には素人の場合よりも，人間中心の推論パターンが認められにくかった．エキスパートの養育者はみな，子どもとの間で生物現象について話す機会を持っていると答えたことから，親から伝達された知識が子どもの理解を洗練させる働きをもつことがうかがえる．

　ここでは帰納的投射について経験や文化の影響を述べてきたが，経験や文化は，いちから理解を形づくるわけではない．1節で述べたように，生物学的思考の基盤には経験の影響をほとんど受けないで発現してくるようにみえる原初的気づきがあり，それが経験や文化によって方向を与えられ調整されていくのである．たとえば，生物カテゴリーの根本構造やそれによってガイドされる機能推論には，文化による大きな相違はない．太陽や人工物を生物とみなす傾向の高いマヤ族の子どもと現代アメリカの都市環境に住む子どもとの間には，ほとんど相違が認められていないのである (Medin & Atran, 2004)．

3　食べ物の汚染

　本章のタイトルは「食の理解」の二面性だが，ここまで食についてほとんど触れてこなかった．そこで次に，上記の議論を踏まえ「食べ物の汚染」の理解をみていきたい．

　食は人間の生存や成長に必要な生物学的活動である一方，テーブルマナーや

食文化にみられるように高度に洗練された文化的活動でもある．何を食べ物とするか，何が食べるにふさわしいかということ自体，生物学的問題であると同時に心理社会的問題でもある．では，子どもは生物学的観点からみた食べ物のふさわしさをいつ理解するようになるのだろうか．また，食べ物のふさわしさを判断する際，心理社会的要因を考慮するのだろうか．これらの問いに対する答えを手がかりとして，食の理解がいかにつくられていくかをみていこう．

3-1 生物学的汚染

病原菌やウィルス，毒といった汚染源と物理的に接触した食べ物は，生物学的にみて食べるにふさわしいとはいえない．たとえ汚染源と接触した知覚的痕跡が認められなくても，その食べ物は腹痛などの身体症状を引き起こす可能性がある．

ピアジェ以来，幼児期の思考は知覚依存性が高いと考えられてきた．汚染源が知覚的痕跡を残さず食べ物を汚染した場合，見た目には汚染されているかどうかわからない．そのため，幼児は汚染には気づかないとされてきたのである．1980年代に行われたロージン（P. Rozin）らによる研究では，次のような実験手続きでこの問題が検討された（Fallon et al., 1984; Rozin et al., 1985）．まず，実験者は子どもの見ている前で，ゴキブリをジュースの入っているコップに落とす．その後，ゴキブリをコップから取り出し，「このジュース，飲んでみる？」と聞く．ただし，このジュースは知覚的にはゴキブリが落ちる前と全く変わらない．この状況では，3〜6歳児の多くが「飲むよ」と答えることから，幼児には汚染の生物学的原則，すなわち汚染源と食べ物との物理的接触が汚染を引き起こすことに関する理解が欠如しているとされてきた．

幼児のこの反応は社会的プレッシャーによるものであり（断ったら実験者に失礼だ），理解のなさによるものではないと主張したのがシーガルである．シーガルとシェア（Siegal & Share, 1990）は，ジュースを飲むかどうか聞くのではなく，もし他児がこのジュースを飲んだら具合が悪くなると思うか評価を求めた．すると，3歳児の80%以上が「具合が悪くなる」と答えたのである．これと同様の手続きをとった場合，日本を含む工業社会の4〜6歳児だけでなく（Springer & Belk, 1994; Toyama, 1999），ウガンダのような伝統社会で衛生教育をうけた4歳児

にも (Gauvain & Beebe, 2011)，同様の理解が認められる．3歳頃までに子どもは汚染の生物学的原則を理解するようになる．そしてこれは，ある程度普遍的なものであるようだ．

ただし，汚染を引き起こす病原菌がどのような特徴を持つのか，さらに汚染された食べ物の摂取がなぜ身体症状を引き起こすのかについてまで十分に理解しているとはいえない (Solomon & Cassimatis, 1999)．たとえば，3～6歳児は汚染された食べ物の摂取と身体症状の発症との間に時間的ズレがあることに気づいていない (Kalish, 1996; Raman & Gelman, 2007)．とはいえ，大人ですらなぜ時間的ズレが生じるかを正しくは理解していないことから (稲垣, 2009)，詳細な理解がないことをもって，幼児に汚染の理解が欠如していると結論づけるのは適当でない．

3-2 汚染の心理社会的要因

何が食べ物としてふさわしいかという問題は，健康が脅かされるかどうかだけで決まるわけではない．たとえばヒンドゥー教徒が肉を食べないのは，身体構造が特殊で肉を消化できないからではないだろう．人類学分野では食物タブーに関してさまざまな説明が与えられてきた．たとえば，経済学のコスト分析を応用した説明 (Harris, 1998) や，『汚穢と禁忌』(*Purity and Danger*) (Douglas, 1969) に代表される文化象徴論による説明などがある．後者では，世界をカテゴリー化する際にどうしても出てきてしまう境界事例がタブーとして排除されるのだとしている．これらから示唆されることは，食べ物のふさわしさを合理的に説明することはできないということだ．食べ物の汚染に対する私たちの態度もまた，合理的とはいえない．

煮沸消毒した衛生的なハエタタキでスープをかき混ぜたなら，そのスープは物理的に汚染されたといえるだろうか．答えはノーだろう．ところが，大人の多くはそのスープを飲みたくないと答え，飲めば具合が悪くなるだろうと予測する (Rozin et al., 1985)．この反応は連想による汚染 (associational contamination) と呼ばれており，根底には危険なもの・嫌悪を生じさせるものへの忌避感情がある (Rozin, 1990)．1980年代には，連想による汚染は幼児には認められないと考えられてきた (Fallon et al., 1984; Rozin et al., 1985)．しかし，前述のように質問

手続きに変更を加えると，3・4歳児の約40％が大人と同じ反応を示す（Springer & Belk, 1994; Toyama, 1999）．3・4歳児は汚染の生物学的原則を理解している一方で，心理社会的要因も考慮するのである．

ここまでみてきたように，汚染に関する理解のこれまでの検討は，3・4歳以上の幼児を対象とすることが多い．一方，ピーナッツを詰まらせ呼吸困難になるとか，電池やタバコを飲み込み中毒になるといった誤飲事故は6ヶ月〜1歳半頃の子どもにもっとも多い（厚生労働省, 2007）．このことを踏まえると，食べ物のふさわしさに関する理解は2歳頃までは十分でない可能性もある．2歳というと離乳が完了し大人と同じ食べ物を自分で食べるようになる時期である．食べさせてもらうのではなく自ら主体的に食べる，しかも大人と同じものを食べるという社会的経験がきっかけとなって，子どもは食べ物に対する態度を身につけていくのかもしれない．そのため，2歳以前は食べ物としてふさわしくないものを誤飲する事故が多く，3歳を過ぎると生物学的原則のみならず心理社会的にみてふさわしくない食べ物を忌避する行動が明瞭になってくるのだろう．次に述べるように，汚染の理解については文化差が認められており，このことは，食べ物のふさわしさに関する理解が社会的経験のなかで形成されていくことを示唆している．

3-3 理解の文化差

「共感魔術」に基づく汚染は連想による汚染同様，食べ物のふさわしさに関する判断が汚染の生物学的原則にしたがわない例である．「共感魔術」とは人類学者フレイザーによるもので，互いに接触をもった人々あるいは事物は接触を通じて特性が感染し，その後もずっと影響を及ぼしあうという考え方である．これを食べ物に適用すると，汚染源とひとたび接触した食べ物は，その後何をしようと汚染源の影響から逃れられないことになる．ゴキブリと接触した水は，どんな浄化方法を使おうとゴキブリの特性を持ち続けるのである．嫌悪を生じさせる汚染源について大人がこのように考えることは，工業社会と伝統社会のどちらにも認められている（Rozin, 1990）．ただし，そこには文化差もある．

ヒンドゥー教では，他のカーストの者と一緒に食事をしない，下位カーストの者から食べ物をうけとらないといった厳格な戒律があり，これを破ることは

汚らわしいことだと考えられている．こうした文化に育つ子どもは，食べ物の汚染に対して，西欧文化に育つ子どもとは異なる感受性を持っている．シーガルらの研究 (Hejmadi et al., 2004) は，アメリカとインドのヒンドゥー教徒4歳と8歳を対象として，ゴキブリや髪の毛といった汚染源と物理的に接触したジュースを煮沸等で浄化させ，それを飲んでも大丈夫かどうか判断を求めた．その結果，4歳児より8歳児の方が，アメリカよりインドのヒンドゥー教徒の方が，浄化の効果を認めない傾向が高かった．共感魔術の考え方は年齢があがるほど強く，そしてアメリカよりもインドのヒンドゥー教徒において強かったのである．

3-4　汚染に関する大人の説明

ここまで，3・4歳児が汚染の生物学的原則を理解していること，大人ほどではないものの心理的要因に基づく判断もすること，そしてそこに文化差があることを述べてきた．では，これらの理解はどこに由来するのだろうか．生得的にもみえる認知的基盤はあるとしても，生物現象に関する知識の多くは子どもの内部からではなく外部からもたらされるのだから，そして汚染についてはその原因となる病原菌やウィルスを見ることができないのだから，子どもの理解を社会的文脈と共に検討することは，その発達を明らかにする上で重要な課題となろう．

これまで，生物現象に関する理解それ自体については多くの検討があるものの，大人がどのような情報を与えているかについては大きな関心が向けられてこなかった (Callanan, 2006; Gelman, 2009)．現在までの研究を踏まえると，大人の与える情報は系統だっておらず，教育的とは言い難いようだ (Callanan & Jipson, 2001; Gelman, 2009)．たとえば，生物学的本質主義（生物には目に見えない本質があり，この本質がある限りそのものの同一性が維持される，そして同じ種に属するものは本質を共有するという考え方）については，幼児がそれに沿った推論を行うことが知られているが，絵本場面における母子の会話を分析した研究からは，母親がこの考え方を明示的に教えるという結果は得られていない (Gelman, 2003)．

食べ物の汚染については，大人はどのような情報を与えているだろうか．幼児の食事場面では，食べ物がテーブルや衣服の上，床にこぼれることがしばし

ばである．汚染源との接触が食べ物を汚染するという生物学的原則にしたがえば，皿に落ちた場合よりもテーブルに落ちた場合，さらには床に落ちた場合の方が，汚染された可能性は高くなる．しかし，1～3歳児との食事場面において日本の母親は，食べ物がどこにこぼれようとそれを拾って自分で食べたり子どもに食べさせたりする (Toyama, 2000)．子どもが拾って食べようとすると，稀にではあるが禁止することもある．しかし，その際の説明は「汚いよ」の一言で終わることが多い．一方，保育園の食事場面では，保育士はどこにこぼれようと摂食を禁止するが，子どもがわざとこぼした場合には，いつもは「汚い」はずの食べ物を拾って食べさせることもある．このように，こぼれた食べ物に対する大人の説明そして態度は恣意的で曖昧，一貫しておらず，場当たり的である．それにもかかわらず，3歳児ですら生物学的汚染の可能性を食べ物がこぼれた場所に応じて正しく推論する (Toyama, 2000)．つまり，汚染の生物学的原則に関する幼児の理解は，大人が与える情報のレベルを超えているのである

とはいえ，食べ物の汚染に関して大人が与える情報は，食事場面の発話にとどまるわけではない．食べ物が汚染される危険性，手洗いの重要性，さらには衛生習慣一般について，日本の子どもは多くの情報にさらされている．抗菌グッズは至る所で売られているし，新型インフルエンザや食中毒の流行を受けて，今やアルコール消毒剤をおいている家庭も少なくない．保育園の食事場面でも，保育士は子どもがテーブルマナーを逸脱することは許容するとしても，衛生習慣を逸脱することは見逃さない．手洗いやうがい，着替えといった衛生習慣を子どもが守らない場合，それをするまで繰り返し子どもに働きかけるのである (Toyama, 2011)．その際，なぜそうする必要があるかについて詳しい説明はしないものの，衛生に対する断固とした態度は子どもの理解に寄与していると考えられる．

3-5　食の理解の二面性

人間のような雑食性動物は単食性（狭食性）動物とは異なり，さまざまな種類の食べ物を摂取できる．そのために環境への適応力はきわめて高いのだが，それが故のリスクも抱えている．食性が広いため誤って毒を摂取してしまう危険性を持つのである．新奇な食べ物を前にして「食べてみたい」という欲求と「命

を落とすかもしれない」という恐怖の板挟みになることを"雑食動物のジレンマ"というが，後者に対する防衛策として，雑食動物は一般的に新奇な食べ物に対して用心深い態度をとるという特性を備えている（新奇性恐怖）．

食べ物の汚染に関して，幼児期初期という比較的早い時期に生物学的原則に関する理解がつくられるのは，雑食動物としてのこの特性を反映しているのかもしれない．そもそも食は，個体の生存にとってのみならず種の保存にとっても必要不可欠なものだから，発達初期にある程度の理解が認められるのは当然のこととういえる．その一方で，世界のさまざまな食文化をみればわかるように，食は単なる生物学的営みにとどまらない．文化が違えば，何を食べるか，どのように調理するかのみならず，食べ物の分配や共食が社会の形成に果たす役割，そして食べ物の象徴性には大きな相違がある．食に関する理解は生物学的基盤に立ちながらも，文化によって異なる信念や価値規範との相互作用のなかでつくられていく．この二面性にこそ，食の理解を検討する面白さがある．

引用文献

Bertenthal, B. I., Proffitt, D. R., Spetner, N. B., & Thomas, M. A. (1985). The development of infant sensitivity to biomechanical motions. *Child Development*, **56**, 531–543.

Callanan, M. A. (2006). Cognitive development, culture, and conversation: Comments on Harris and Koenig's "Truth in testimony: How children learn about science". *Child Development*, **77**, 525–530.

Callanan, M. A., & Jipson, J. L. (2001). Explanatory conversations and young children's developing scientific literacy. In K. Crowley, & C. D. Schunn (Eds.), *Designing for science: Implications from everyday classroom, and professional setting*. Mahwah, NJ: Erlbaum. pp. 21–49.

Carey, S. (1985). *Conceptual change in childhood*. Cambridge, MA: MIT Press.

Cohen, L. B., & Cashon, C. H. (2006). Infant Cognition. In W. Damon, & R. M. Lerner (Series Eds.), & D. Kuhn, & R. S. Siegler (Vol. Eds.), *Handbook of child psychology: Vol. 2. Cognition, Perception, and Language* (6th ed.). New York: Wiley. pp. 214–251.

Douglas, M. (1969). *Purity and danger: An analysis of concepts of pollution and taboo*. Routledge & Kagan Paul.（塚本利明（訳）　汚穢と禁忌　思潮社）

Fallon, A. E., Rozin, P., & Pliner, P. (1984). The child's conception of food: The development of food rejections with special reference to disgust and contamination sensitivity. *Child Development*, **55**, 566–575.

Gauvain, M., & Beebe, H. (2011). Contamination sensitivity in rural sub-saharan Africa: Developmental, social, and cultural contributions. Paper presented in the Biennial Meeting of SRCD, Montreal.

Gelman, S. A. (2003). *The essential child: Origins of essentialism in everyday thought.* Oxford.

Gelman, S. A. (2009). Learning from others: Children's construction of concepts. *Annual Review of Psychology,* **60**, 115–140.

Harris, M. (1998). *Good to eat: Riddles of food and culture.* Illinois: Waveland Press.

Hejmadi, A., Rozin, P., & Siegal, M. (2004) Once in contact, always in contact: Contagious essence and conceptions of purification in American and Hindu Indian children. *Developmental Psychology*, **4**, 467–476.

Hood, B., Cole-Davies, V., & Dias, M. (2003). Looking and search measures of object knowledge in preschool children. *Developmental Psychology*, **39**, 61–70.

稲垣加世子 (2009). 日常場面における健康・病気に関する親の幼児への言葉かけ 日本心理学会第 73 回大会発表論文集, 1130.

Inagaki, K. (1990). The effects of raising animals on children's biological knowledge. *British Journal of Developmental Psychology*, **8**(2), 119–129.

Inagaki, K. (2001). *Effects of raising mammals on young children's biological inference.* Paper presented at the SRCD meeting, Minneapolis.

Inagaki, K., & Hatano, G. (2002). *Young children's naive thinking about the biological world.* New York: Psychology Press.

Johansson, G. (1973). Visual perception of biological motion and a model for its analysis. *Perception and Psychophysics*, **14**, 201–211.

Kalish, C. W. (1996). Preschoolers' understanding of germs as invisible mechanisms. *Cognitive Development*, **11**, 83–106.

厚生労働省 (2007). 平成 18 年度家庭用品等に係る健康被害病院モニター報告 厚生労働省.

Méary, D., Kitromilides, E., Mazens, K., Graff, C., & Gentaz, E. (2007). Four-day-old human neonates look longer at non-biological motions of a single point-of-light. *PLoS ONE*, **2**, e186.

Medin, D. L., & Atran, S. (2004). The native mind: Biological categorization and reasoning in development and across cultures. *Psychological Review*, **111**, 960–983.

Rakison, D. H., & Poulin-Dubois, D. (2001). The developmental origin of the animateinanimate distinction. *Psychological Bulletin*, **127**, 209–228.

Raman, L., & Gelman, S. A. (2007). Children's recognition of time in the causes and cures of physical and emotional reactions to illness and injuries. *British Journal of Psychology*, **98**, 389–410.

Ross, N., Medin, D., Coley, J. D., & Atran, S. (2003). Cultural and experiential differences in the development of folkbiological induction. *Cognitive Development*, **18**, 25–47.

Rozin, P. (1990). Development in the food domain. *Developmental Psychology*, **26**, 555–562.

Rozin, P., Fallon, A. E., & Augustoni-Ziskind, M. L. (1985). The child's conception of food: The development of contamination sensitivity to "disgusting" substances. *Developmental Psychology*, **21**, 1075–1079.

Siegal, M., & Share, D. L. (1990). Contamination sensitivity in young children. *Developmental Psychology*, **26**, 455–458.

Solomon, G. E. A., & Cassimatis, N. L. (1999). On facts and conceptual systems: Young children's integration of their understanding of germs and contagion. *Developmental Psychology*, **35**, 113–126.

Spelke, E. S., Phillips, A. T., & Woodward, A. L. (1995). Infants' knowledge of object motion and human action. In D. Sperber, D. Premack, & A. J. Premack (Eds.), *Causal cognition: A multidisciplinary debate*. Oxford: Clarendon Press. pp. 44–78.

Springer, K., & Belk, A. (1994). The role of physical contact and association in early contamination sensitivity. *Developmental Psychology*, **30**, 864–868.

Tarlowski, A. (2006). If it's an animal it has axons: Experience and culture in preschool children's reasoning about animates. *Cognitive Development*, **21**, 249–265.

Toyama, N. (1999). Developmental changes in the basis of associational contamination thinking. *Cognitive Development*, **14**, 343–361.

Toyama, N. (2000). Young children's awareness of socially mediated rejection of food: Why is food dropped at the table "dirty"? *Cognitive Development*, **15**, 523–541.

Toyama, N. (2011). *Awareness of contamination in Japanese children: Teacher explanations and sociocultural considerations*. Paper presented at the SRCD meeting, Montreal.

Waxman, S., & Medin, D. (2007). Experience and cultural models matter: Placing firm limits on childhood anthropocentrism. *Human Development*, **50**, 23–30.

II ・ 社会のなかの食

6章　妊娠中の食と子ども

榊原洋一

　本書の他の項目と，私が頂いた主題「妊娠と食」は，その視点に本質的な違いがある．子どもと食，あるいは食育といった場合，食物を食べる，あるいは食事を行う主体と私たちの関心の対象はともに子ども自身である．しかし本章のテーマである「妊娠と食」では，食する主体は「母親あるいは母親になる女性」であるにも関わらず，私たちの関心の対象は子ども（胎児も含む）なのである．妊娠という状態には，妊婦と胎児という2人の人間（あるいは人間の原基）が関与していることはいうまでもない．しかし当たり前ではあるが，胎児は「食べない」のである．そして子どもの食行動は，母親の食行動という規定因子による結果としてのみ関心の対象となる．もちろん，関心の主体を女性におけば，妊娠によって女性の食行動がどのような影響を受けるか（たとえば悪阻（つわり）の影響など）といった視点で語ることができるが，それは本書『子どもと食』の趣旨とはやや異なる．

　さらに本章の構成を複雑にしているのが，子どもあるいは胎児と母親あるいは母親になる女性との関係には，大きな時間差があることである．後に述べるように，胎児に影響を与える可能性のある母親あるいは母親になる女性の食行動は，妊娠開始時に始まるのではなく，妊娠より前から始まっているのである．

　本章では時間軸に沿って，妊娠前，妊娠中に分けて，母親の食行動と子ども（胎児も含めて）の関係について述べる．

1　妊娠前の女性の食と子ども

　妊娠前の女性の食は，その女性が妊娠し，出産する子どもに，そもそもどのような関係を持つのであろうか．たとえば，妊娠前の女性の食の内容や習慣は，

生まれてくる子どもの身体や知能に何らかの関係を持ちうるのであろうか．答えはイエスである．

　第一に，妊娠前の女性の食生活は，妊娠の成立に影響を与えていることが分かっている．痩せている女性（体脂肪率22％以下）では，排卵機能に障害が生じやすく，そのために妊娠が成立する可能性が低い．同時に，妊娠前の肥満も，排卵と受精の成立を阻害する因子であることも分かっている．人工授精の成功率を調べた調査では，肥満率（BMI）が30％以上では，妊娠成立の率が低くなることが明らかになっている．もっとも受精率が高いのは，BMIが20〜25％であるとされている．四肢に脂肪がつく末梢型の肥満ではなく，内臓脂肪が増えるタイプの肥満のほうが受精に悪影響を与えやすいとされる (Williamson, 2006)．

　受精率ないしは妊娠の確率ではなく，胎児の状態にも，妊娠前の母親の食が関係している．妊娠前の痩せは，低出生体重児を出産する確率が高く，また胎児死亡率も高い．逆に妊娠前に母親が肥満であると，子どもの糖尿病や奇形が多くなるとされている．懐妊時に肥満している母親から生まれた低出生体重児は，そうでない低出生体重児より死亡率が高いというデータもある (Williamson, 2006)．肥満や痩せは，本来は本人の問題だが，妊娠を控えている女性にとっては，本人のみならず（妊婦の肥満は，妊婦の糖尿病や，子癇などの重い合併症にかかりやすい）胎児にも影響を与える可能性がある．こうした事実をもって，妊娠を予定している女性に対して，その女性の食事について他人が干渉する権利はないが，情報は正しく伝える必要がある．また日本ではもともと欧米に比べて肥満そのものの頻度が低いが，たとえばイギリスでは妊娠の可能性の高い25〜34歳の44％が肥満であるという事実があり，妊娠の前と妊娠中の食育は喫緊の課題なのである．

　現代の若い女性の多くに痩身願望がみられることについては，これまで多数の研究が行われている．女子高校生（平均年齢16.7歳）を対象とした金本らの調査によれば，女子高校生が理想とする身長は実際の身長より2.5 cm高いにもかかわらず，理想とする体重は4.6 kg低いことが明らかになっている（金本ら，2005）．この結果から理想とするBMIを算出すると，61.6％の女子高校生がBMIでは痩せ形に分類される18.5未満を理想としていることが分かる．BMIで実際の体型を痩せ形，普通，肥満に分け，それぞれのグループに属する女子高校生

が自分の体型をどのように思っているか調べると，普通体型の女子高校生の30％以上が自分を肥満であると感じているだけでなく，実際には痩せ形であるにも関わらず自分を肥満だと感じている高校性が少数ではあるが存在することも明らかにしている．

　思春期前後の女性の痩身願望の背景には何があるのだろうか．一般的にはマスコミなどによる過度な痩身の理想化，美化が原因であると考えられているが，前川らによる研究では痩せ願望を説明する因子として明らかになったのは，「メディアの影響」「痩せに対する価値観」「友人の痩せ志向」である．体型不満に影響を与える因子としては，「痩せに対する価値観」や「体型に関する指摘」がもっとも大きく影響していることが明らかになっている．

　肥満と痩せ以外にも，受胎時の母親のさまざまな栄養状態が，胎児や生まれてくる子どもの発達に影響を与えることがわかっている．妊娠初期は，厳密には妊娠中ということになるが，身体の栄養状態は食事によって瞬時に切り替わるものではない．たとえば妊娠前に鉄欠乏性貧血があれば，妊娠を知って食事内容を変えても鉄欠乏状態は即座には改善されない．つまり，妊娠初期の女性の体内環境は，妊娠する前の体内環境をそのまま継続しているのである．前述の肥満や痩せが，受胎自体だけでなく胎児や出生後の発達に影響を及ぼすのもこうした理由による．

　妊娠前の体内の栄養状態の影響は，妊娠後に生じた体内の栄養状態の変化とは同等には論じられない特別な理由がある．それは，妊娠初期の胎芽（受胎後8週間の胎児を胎芽と呼んでいる）は，人間としての身体構造の基本が形成される細胞の分裂や分化が最も著しい時であり，母親の体内栄養環境（特に必要栄養物質の欠乏）に最も敏感なときに当たるという事実である．

　妊娠前の体内栄養環境において胎児の発達に影響を与える栄養素の中で，最もよく知られ研究されているのがビタミンの一種である葉酸である．人間の身体構造や臓器のうち，受胎後一番早く形成されるのが中枢神経系（脳，脊髄）である．脳や脊髄は，まだ平板状の形態をしている胎芽の背中側の皮膚が体軸にそって溝状に陥凹し，頭側から溝の両端が癒合して1本の管（神経管）を形成する．この神経管の壁の細胞が増殖分化して脳と脊髄になる．この神経管の形成

は受精後 4 週間という早期に起こる．受精後 4 週間ということは，生理が来ないために妊娠に気がつくころである．妊娠を知って，食習慣や喫煙，飲酒などの生活習慣を変更してもすでに脳などの原基はできあがっているということになる．

　神経管が完全に閉じずに脳や脊髄の一部が，体の外に露出した状態となる奇形は二分脊椎と髄膜瘤（ずいまくりゅう）とよばれるが，水頭症や歩行障害，四肢麻痺などの重篤な神経症状を呈する．原因は不明であったが，1970 年代になって，母親の体内の葉酸不足が二分脊椎や髄膜瘤の主要な原因であることが明らかになった (Kondo et al., 2009)．妊娠前の葉酸補給によって，二分脊椎や髄膜瘤の発生頻度が下がることも周知の事実となっている．

　最近奇形以外の障害が，受胎前の母親の栄養状態によって引き起こされることを示唆する論文が発表されている (Cheslack-Postava et al., 2011)．この研究はカリフォルニア州で行われた大規模な妊娠出産の経過に関するコホート研究の一部として行われたものだ．1992 年からの 10 年間に生まれた 2 人兄弟のペア 72 万 5987 組を 2 人とも自閉症でなかったグループ，2 人のうち 1 人が自閉症であったグループ，そして 2 人とも自閉症であったグループの 3 つに分類した結果，2 人とも自閉症であったのは 306 組，1 人だけ自閉症であったのが 5861 組あった．本研究の著者らは 2 人のうち 1 人が自閉症を発症した 5861 組に注目して，2 人の兄弟の出産間隔を調べたのである．すると第一子が自閉症であったペアでは，その平均（中央値）は 19.2 ヶ月と，2 人とも自閉症ではないペアの中央値（20.8 ヶ月）と差はなかったのに対し，第二子が自閉症であったペアでは出産間隔が 15.0 ヶ月と有意に短かったのである．さらに，第二子が自閉症であったペアをさらに出産間隔ごとに，12 ヶ月以下，12〜23 ヶ月，23〜35 ヶ月と分けて自閉症のオッズ比を調べる（自閉性のないペアを 1 とする）と，それぞれ 3.39，1.86，1.26 と出産間隔が短いほど，第二子が自閉症となる確率が有意に高くなることが明らかになったのである．この結果の解釈について著者らは前回の妊娠から次の受胎までの期間が短いと，妊娠出産によって消費された母体の栄養素が枯渇し，そのために胎児の脳発達が影響をうけ，自閉症が発症するのではないかと推測している．このように，まだ原因が究明できていない自閉症であるが，その発症に子宮内環境や母体の栄養などが関連していることが明ら

かになってきているのである．

2　妊娠中の女性の食と子ども

妊娠中の母親の食が，胎児（子ども）に大きな影響を与えることはよく知られている．妊娠前の女性の食が，受胎時の母体の栄養状態を決定し，それが受胎そのものと，受胎直後の胎児の発達に影響を与えることについては前節ですでに述べた．受胎に続く妊娠は約40週と長い期間であるだけでなく，胎児が胎盤を通じて母親と栄養環境をまさに一心同体となって共有する時期である．食を介して母親の体内に入る様々な栄養素や化学物質が胎児の身体の成長と発達に影響を与えている．

3　エネルギー摂取量と3大栄養素

妊娠中の母親は，妊娠前に比べてより多くのカロリー（エネルギー）を必要としている．母親の身体活動に必要なエネルギーに加えて，成長発達する胎児の組織や臓器形成，胎児とともに成長する子宮や胎盤形成，さらに妊娠を維持し，出産後の母乳分泌などに向けたエネルギーは余分に必要になるのである．妊娠の時期によって異なるが，妊娠中は平均して1日当たり200 kcal程度余分にカロリーを摂取する必要がある．日本人の食事摂取基準（2010年版）によれば，中程度の活動量の妊婦では，妊娠初期では1日当たり50 kcal，中期では250 kcal，末期では450 kcal余分のエネルギーが必要となる．若い女性の瘦身化は妊婦にも及んでおり，2005年には妊娠による体重増加は平均12 kgであったが，2010年には1 kg減少し11 kgとなっている．その結果は胎児の成長にもおよび，日本人の平均出生時体重は1980年の3.23 kgをピークに減少を続け，ここ数年では3.05 kgと約200 g減少している．妊娠中の体重増加を抑えて，小さめの子どもを産む，というと聞こえは良いが，その背景にある摂取カロリーの減少は，カロリーだけでなく必要な栄養素の摂取不足につながりやすいことを忘れてはならない．

　胎児や子宮，骨盤を形成するためには，エネルギーを増やすだけでは不十分

である．組織や臓器の骨格となるタンパク質も，妊娠前に比べて必要量が増す．増加したタンパク質需要を満たすために1日当たり平均6gのタンパク質を余分に摂取することが必要である．

　日本では妊娠中にタンパク質が不足するような事態はないが，妊婦に限らず国民に低栄養状態の人が多いパキスタンで行われた調査では，十分にタンパク質を摂取した妊婦では低出生体重児の出生率が減少したことが報告されている (Imdad & Bhutta, 2011)．

　タンパク質と違い，妊娠中には特段脂質(脂肪)を余分に取る必要はない．しかし脂質の一種である不飽和脂肪酸は，胎児の脳形成に重要な役割を果たしている．特にω3系統の不飽和脂肪酸であるドコサヘキサエン酸 (DHA) やエイコサペンタエン酸 (EPA) の摂取は重要である．DHAやEPAは胎児だけでなく，新生児の脳発達にも重要であり，妊娠出産後にこれらの不飽和脂肪酸を含む魚肉の摂取が推奨されているが，近年マグロなどの魚肉の水銀汚染が問題となり，栄養学的には推奨されるマグロなどの魚肉でも過量の摂取は控えるように勧告がだされている．妊娠中および授乳中の母親に，DHAやEPAを補充し，それが子どもの発達(身体，精神)に与える影響を調べた臨床研究はたくさんある．

　コーエンら (Cohen et al., 2011) は妊娠初期と中期の母親の食事内容から不飽和脂肪酸の消費量を計算し，それと胎児の体重との関連を検討し，消費量が多いと有意に胎児体重増加率がよいことを報告している．ノルウェーでは6万人以上の妊婦の魚肉消費量と n-3 (ω3と同意) 不飽和脂肪酸のサプリメント服用量と，生まれてきた子どもの出生時体重と頭囲との相関を調べている (Brantsaeter et al., 2012)．頭囲を計測したのは，不飽和脂肪酸は特に脳の発達に影響があると考えられていたからである．妊婦の魚肉の消費量と出生時体重および頭囲の間には正の相関が認められた．コーエンらの研究と同じ結果である．ところが，不飽和脂肪酸のサプリメント服用量と頭囲の間には理由は分からないが負の相関が認められたのである．なんでもサプリメントで補えば足りるほど人間の体の仕組みは単純ではないようだ．オーストラリアではDHAのサプリメントを妊婦が服用し，それが産後のうつと生まれた子どもの認知と言語機能の発達によい影響をあたえるかを2000人以上の母子で調べている (Makrides et al., 2010)．ここまでくるとDHA神話といってよいくらいの期待の高さだが，残念ながら

その両者に対して DHA の効果は見られなかったと報告されている．妊娠中だけでなく母乳栄養を介して子どもの認知や言語発達に DHA が良い影響を与えるのではないかと期待した研究もある．ファン・ホールら（Van Goor et al., 2011）はオランダで DHA だけでなく別系統の不飽和脂肪酸であるアラキドン酸までサプリメントに加え，妊娠中だけでなく授乳中も補充を続けて，18ヶ月時の子どもの発達への影響を見たが対照群と有意差は見られなかったとしている．

4　ビタミンと微量栄養素

さてすでに述べたように，妊娠中の瘦身化によって出生時体重の減少など懸念される現象が起こっているが，瘦身化の背景にある食の摂取量の減少は，ビタミンや微量元素の不足につながる．エネルギー必要量が妊娠中増加するように，多くのビタミンや微量元素も妊娠中にはその需要が増加する．ヘンダーソンら（Henderson et al., 2003）による研究では，妊娠中にその必要量が増加するビタミンやミネラルの種類と妊娠前と比較した増加量は表1のようになる．妊婦の年齢によっても異なるので，表1には25～34歳のデータを示す．表1に見られるように，特に必要量の増加率が高いものは，ビタミンA，リボフラビン（ビタミンB_2），鉄，マグネシウム，カリウム，カルシウム，ヨウ素である．

　ビタミン A は胎児の発達にとって必須であり，特に妊娠末期にその必要量が増加する．妊娠中はビタミン A の多い食品をとることが勧められるが，ビタミン A の一つであるレチノールには過量に摂取すると発がん性があることが知られているので，レチノールを多く含む肝臓や，サプリメントとしてレチノールをとることは控えるべきである．ベータカロテンの多い野菜や葉菜から摂取することが望ましい．

　妊娠前あるいは受胎時に十分な葉酸が必要であることはすでに述べた．受胎後の葉酸必要量の増加はわずかであるが，胎児の発達だけでなく母親の貧血を防止する意味でもバランスのとれた食事で必要量を補う必要がある．

　表1にはないが，現在大きな課題となっているのが，妊娠中のビタミン D 不足である．ビタミン D は胎児の骨の形成に必須のビタミンである．ビタミン D

表1 妊娠による微量栄養素の必要量の増加（25-34歳）(Hendersonl et al., 2003)

微量元素	必要量増加（%）
ビタミンA	10
リボフラビン（ビタミンB_2）	10
ビタミンB_6	1
葉酸	2
鉄	40
カルシウム	6
マグネシウム	20
カリウム	30
亜鉛	5
ヨウ素	5

は皮膚に太陽光線が当たると合成されるとともに，食品から摂取される．よほどの低栄養状態でない限り，ビタミンD不足はすでに過去のものとされていた．しかし近年妊娠中および授乳中の母親にビタミンD不足がかなり多くみられることが日本やアメリカから報告されている（Merewood et al., 2010）．

　新生児の頭蓋骨が薄く，側頭部などを指で押すとピンポン玉のようにへこむ状態を頭蓋癆（とうがいろう）と呼ぶが，春に出産した子どもでその頻度が高いという報告がある（Yorifuji et al., 2008）．冬は日照が弱く，皮膚でのビタミンD産生が減少する．妊娠によるビタミンD需要の増加に摂取と産生量が追い付いていない状態が存在することが背景にある．緯度が日本より高いボストンでも調査が行われた．母子から採血しビタミンD濃度を測定するとともに，母親の妊娠中のビタミンD摂取，衣服形態（皮膚の日照への暴露を知るため），牛乳摂取量，BMIとの関連を調べた．ビタミンD濃度が正常範囲以下であったのは，子ども（新生児）の58％，母親の35.8％という高率であったと報告されている．背景としてすでに述べた若い女性の痩身願望に加えて，肌を白く保ちたい（美白）という気持ちが関係している可能性がある．日焼けを忌避するために紫外線予防クリームが汎用されることも背景にある．今や日焼けは健康のシンボル

ではなく，白人では皮膚がんの危険因子であり，黄色人種である日本人にとっても皮膚のシミの原因となることが社会的に広く知られるようになったことは喜ばしいが，妊婦に限っては，冬季は日に当たることと妊娠中のビタミンD補充が推奨されるのである．

　表1の微量栄養素の中で最も高い妊娠中必要量増加を示しているのが鉄である．妊娠中には胎児の血液が新たに作られるだけでなく，母体の血液量も増加する．妊娠中の血液量の増加率は約40％といわれており，その成分である赤血球の増加だけでも，表1の多大な必要量の増加は理解できる．女性は月経による出血などにより，妊娠前から体内の鉄の貯蔵が少ない．体内の鉄は主に，組織中にあるフェリチンと赤血球中のヘモグロビンとして貯蔵されている．妊娠の末期になると母親の体内の鉄は胎児の体重の急激な増加にともなう造血によって胎児側に移動する．鉄欠乏性貧血状態の女性が妊娠すると，経口で十分な鉄の補充を行わないと，本人の貧血が持続するだけでなく，胎児も貧血になる可能性が高くなる．さらに最近体内の鉄は，神経細胞を含む様々な細胞が正常に機能するために重要な役割を持っていることが明らかになってきている (Brunette et al., 2010)．胎児ではないが，幼少時の鉄欠乏性貧血は，貧血がなおっても子どもの認知機能に悪影響を与えることを示す研究結果が複数報告されている．ロゾフら (Lozoff et al., 1991) はコスタリカで163人の鉄欠乏性貧血の5歳児を乳児期にも鉄欠乏性貧血があったグループとなかったグループに分け，知能検査を行ったところ，乳児期に鉄欠乏性貧血のあったグループのほうが知能スコアが有意に低いことを報告した．ヒトではなくラットでの実験では，妊娠中の鉄欠乏は，記憶にかかわる脳部位である海馬内の神経細胞の形態を変化させることなどが分かっているが，妊娠中の母親に鉄を補充することで，生まれてくる子どもの精神運動発達が促進されるかどうか検討した研究では，促進効果は認められなかった (Szajewska et al., 2010)．ほかの微量栄養素でも同じであるが，補充をしても胎児の発達を促進しないからといって，欠乏しても悪影響がないとはいえない．不飽和脂肪酸の補充によって生まれてきた子どもの認知や言語発達が促進されないからといって，不飽和脂肪酸が不足しても問題ないとは言い切れないのと同じである．

日本は飲み水中のヨウ素が多いのでその心配は不要だが，特に内陸国では飲み水中のヨウ素不足によって，大人や子どもが甲状腺機能低下症に罹患している．胎児期の甲状腺ホルモンは，胎児の脳発達に決定的な影響を与える．甲状腺機能低下症の女性が妊娠すると，生まれてきた子どもは重度の精神遅滞を呈するクレチン症となる．飲み水中のヨウ素が不足している国では，食塩にヨウ素を混ぜ（iodized）食事とともにヨウ素が十分に摂取できるようにしている．市販の食塩を使わず，岩塩などで味付けをすることによって，ヨウ素の補充が行なわれず甲状腺機能低下症が生じることも報告されている．

5　子どものアレルギーと妊婦の食

　今や子どもの病気の中で，風邪や下痢のような急性疾患を除くともっとも頻度の高いのはアレルギー性疾患である．あまたあるアレルギー性疾患の中で，子どもに良くみられるものはアトピー性皮膚炎，アレルギー性鼻炎，気管支喘息，食餌アレルギーの4つである．殊にアトピー性皮膚炎の罹患率は乳児の15〜30％と言われている．アレルギー性疾患の原因には遺伝性素因もかかわっているが，どのタイプのアレルギー性疾患においても共通するのがアレルゲンと呼ばれるアレルギー反応を惹起する物質の存在である．アレルゲンに対して，本来身体中に有害な異物（細菌，ウイルスなど）が侵入するのを防いでいる免疫系が一種の過剰反応を起こしているのがアレルギー性疾患である．そしてそのアレルゲンとして重要なのが，花粉や家のほこり（ハウスダスト）のような吸入性アレルゲンと，本項のテーマである食餌性アレルゲンである．

　アレルギー性鼻炎と気管支喘息は主に吸入性のアレルゲンによって引き起こされるが，食餌アレルギーとアトピー性皮膚炎は，食餌性アレルゲンが引き金となって発症することが多い．アレルゲンはさまざまなタンパク質であり，吸入性アレルゲンとしてはさまざまな花粉，ハウスダスト以外にも動物の毛やふけなどである．食餌アレルギーはほとんどすべての食品がアレルゲンとなりうる．

　アレルギー性疾患が起こるメカニズムに，感作がある．アレルゲンへの初回の接触（吸入，摂取，接触）によって，過剰な免疫反応が準備状態になり，2回

目以降の接触でアレルギー反応が起こるとされ，1回目の接触を「感作」と呼ぶのである．子宮内で胎児がアレルギー性疾患にかかることはないが，感作は子宮内でも起こる可能性がある．また母乳を介して感作が起こることも知られている．

　子宮内で胎児が感作されるメカニズムは，証明はされていないが次のように考えられている．すでに述べたように，アレルゲンはタンパク質である．母親が食べた食物中のタンパク質は，腸内でアミノ酸にまで分解されて腸壁から吸収され血液中にはいる．したがって食物中のタンパク質が血液中に入ることはないはずである．しかし実際にはアミノ酸にまで分解されていないペプチド（小さなタンパク質）が腸管から吸収されてしまうことが起こりうる．このペプチドが胎盤を通り抜けて胎児の血液中に入ることで感作が成立する．しかしこの考え方はまだ仮説であって証明されていないのである．新生児の臍帯血中の感作の主体であるリンパ球にまだ一度も接触のないはずのミルクによってすでに感作されている，というスツェパルシら（Szépfalsi et al., 1997）の研究は，胎児が母親の摂取した食品中のタンパク質によって感作される可能性を示している．しかし，大阪で行われたコホート研究では妊娠中の母親の食事のパターン（バランス型，西洋型，日本型）と喘息の前段階である子どもの喘鳴の発生率の間には関係は見られないことが報告されている（Miyake et al., 2011）．同様の調査はアメリカでも行われているが，やはり食事内容と子どもの喘鳴との間には相関は見られていない（Lange et al., 2010）．このように，胎児の母親の食事による感作は理論的には予想されているが，臨床的には確認されていない．しかし，社会的には妊娠中の食事による生まれてくる子どもの感作は既定の事実として語られることが多いようだ．アレルギーと食事の関係だけにとどまらず，妊娠中の食事や妊婦の生活にかかわる民間伝承が多数あるが，栄養や医療にかかわる専門家は，科学的な根拠を持たないものに対しては，正確なパブリックメッセージを出してゆく役割を持っているといえるだろう．

　母乳を介して，授乳中の母親が摂取した食物中のタンパク質に乳児が感作されることは，臨床的にも確認されている．母乳を中止することによって，アトピー性皮膚炎が軽快することがあることが知られている．

6 母親のカフェイン，アルコール摂取

　食事ではないが，母親のコーヒーやアルコールの摂取が胎児に及ぼす影響についてはよく知られている．カフェインやアルコールは低分子なので，胎盤を容易に通過して胎児の血流中に入る．食事ではないので本章では触れないが，喫煙によって胎児の体内に入るニコチンや一酸化炭素が胎児や出生後の子どもの健康に様々な障害を及ぼしていることは周知のことである．

　カフェインは妊娠中の女性が過量にとると，低出生体重児の出生率や死産が増えることが複数の研究によって明らかになっている．カフェインはコーヒーや緑茶だけでなく多数の食品に含まれているため，これ以上服用すると危険率が増すカットオフ値がわかっていない．イギリスでは一応1日300 mg以下の摂取量になるように勧告されている．普通のコーヒー1杯で約100 mgのカフェインが含まれているので，3杯までということになる．緑茶もカフェイン量はかなり多く煎茶には1杯30 mg含まれている．気をつけなくてはならないのが玉露で，1杯になんと180 mgもカフェインが含まれている．お茶好きの妊婦さんには玉露は我慢してもらうしかない．

　妊娠中のアルコール摂取が胎児に悪影響を与えることはすでに確立された事実となっている．有名なのは胎児アルコール症候群である．妊娠初期に1日80 g以上のアルコール（エタノール）を摂取すると，胎児アルコール症候群の発生率が有意に高くなる．胎児性アルコール症候群は，独特の顔つきや低体重，頭囲減少，知的障害，さまざまな先天性奇形などを特徴とする先天性疾患である．エタノール80 gとはビールでは1600 ml（おおよそ大瓶2本），ワインでは500 ml（3分の2本）以上の飲酒となる．アルコール濃度の高いウイスキーになると，200 ml（グラス2杯）くらいでこの危険域に達してしまう．どの程度までならアルコール摂取は安全なのかということについてのコンセンサスはないが，1週間に1〜2回，少量（ワインなら125 ml以下）なら胎児性アルコール症候群の出生の頻度は有意には増加しないとも言われている．しかし多くの国で妊娠中は基本的に禁酒を原則とする勧告がだされている．

　こうした勧告の背景には，たとえ胎児アルコール症候群にはならなくとも，

子どもの身体や精神発達に妊娠中のアルコール摂取が影響を与えることを示唆する研究があるからである．

妊娠中のアルコール摂取が身体発達に与える影響について調べたフロレス-フェルタら (Flores-Huerta et al., 1992) の研究によれば，1 週間に 1〜2 リットルの地酒（プルケ：アルコール濃度 4〜5%）を飲んでいた母親（32 人）から生まれた子どもは，飲まなかった母親（62 人）から生まれた子どもより 3 ヶ月時点で，身長・体重ともに有意に小さかったという．197 人の青年期以降の養子を調べたイェーツら (Yates et al., 1998) の研究では，妊娠中に飲酒をした母親の子どもは，飲酒しなかった母親の子どもに比べて，薬物乱用（ニコチンなど）の頻度が有意に高かったとしている．

ここまで述べてきた妊娠と食の関係について読むと，妊娠中の食事には細心の注意を払ってもまだ足らない，といった印象を持たれるかもしれない．しかし実際には極端に偏った食事をせず，「バランスの取れた」常識的な食事をしていれば，ほとんどの要件は満たされるということも事実である．

7　妊娠が母親の食事に与える影響

これまでは，母親の食事が胎児や生まれてくる子どもの成長や発達に与える影響について述べてきた．ここからは，今度は妊娠が母親の食事（内容，量，好み）に与える影響について述べる．

昔から，妊娠するとすっぱいものが食べたくなる，という民間伝承があるが，本当なのだろうか．食物の好みは医学的，生物学的な要因よりも，その人が生まれ育った地域や国の習慣などの文化的要因によって規定される．すっぱいものが食べたくなるというのは日本の妊婦さんにのみ見られる傾向なのだろうか．

ダフィーら (Duffy et al., 1998) は妊娠によって女性の味に対する好みと感受性の変化について調査している．46 人の妊婦と 41 人の妊娠していない女性に対して，甘味（砂糖），苦み（キニン），塩味（食塩），酸味（クエン酸）の様々な濃度を味わってもらい，好みの変化と味の濃さに対する感受性の変化を調べた．塩味と苦みに対する感受性は，非妊婦 → 妊娠初期 → 妊娠中期 → 妊娠後期の順

で低下した．苦みに対する感受性は，非妊婦→妊娠初期に上昇し，その後低下することが分かった．味に対する好みでは，酸味（クエン酸）への好みは，非妊婦→妊娠初期に低下するが，その後上昇することが分かった．苦み（キニン）への嫌悪感は，妊娠によって低下することも明らかになった．この研究結果の通りだとすると，すっぱいものを食べたくなるのは，妊娠初期ではなく中期ということになる．現在のように妊娠初期に妊娠の確定診断ができなかった昔は，初期から強いつわりがある妊婦を除いては，月経の遅れが最初の妊娠のサインであった可能性を考えると，すっぱいものが好きになるという民間伝承は正しいことになる．こうした味への好みや感受性の変化の正確なメカニズムはわからないが，前述のダフィーらは，妊娠後期に様々な味への感受性が低下し，好みの幅が広がることは，胎児の成長のために様々な栄養分が必要となる妊娠後期の栄養需要を満たすために合目的的であると述べている．

　ではこうした味に対する感受性や好みの変化によって，妊娠前と妊娠中では実際に個人の食事の内容には変化が生じるのであろうか．実際に妊娠によって生じた食事内容の変化を，20〜34歳の若い女性のコホートで調べた研究がイギリスで行われている（Crizier et al., 2009）．1万2572人の女性の食事のパターンを記録し，調査期間中に妊娠した女性について，妊娠初期（2270人）と妊娠後期（2649人）について，妊娠前と妊娠後の食事内容を比較検討した膨大な研究である．妊娠によって摂取量が増加したのは，食パン，セリアル，ケーキ，ビスケット，加工肉，果物，ジュース，ジャム類，ホットチョコレート，クリーム，ミルク，チーズ，サラダオイル，赤い肉などであった．逆に減少したのは，米，パスタ，レバー，野菜，ナッツ，紅茶，コーヒー，ゆでたジャガイモ，クラッカーであった．こうした変化はあったが，栄養素を分析すると，妊娠前と後ではほとんど差がないことが明らかになったのである．イギリスの研究なので食文化の違う日本で同様のことがいえるかどうかは分からないが，著者らは妊娠によって摂取する栄養素には大きな変化が起きないことを強調している．

　妊娠初期と中期で食事内容にどのような変化が生じるのか調べた研究もある．リファス-シマンら（Rifas-Shiman et al., 2006）は，妊娠初期の栄養摂取が胎児の臓器形成に大きくかかわり，後期の栄養が胎児の成長にかかわることから，妊娠のステージによって母親が摂取する栄養素に差があるのではないかという仮説

のもとに研究を行っている．1543人の母親から得られた妊娠初期と中期の食事記録を分析し以下のような結果が得られている．摂取カロリーは微増（2046→2137 kcal）であったが，低脂肪乳製品（22％），脂肪無調整乳製品（15％），加工（processed）食肉（11％），ビタミンD（7％）では妊娠前に比べて5％以上の摂取量の増加がみられた．逆に減少したものとしては，カフェイン含有食物（－30％），アルコール飲料（－88％）であった．妊娠中の食事に関する知識によって，女性が食事内容を調整していることが見て取れる．

8　妊婦の食事が子どもの食事の好みに与える影響

　子どもの食事の好みや食事パターンは，子どもの育つ環境によって形作られる．子どもの住んでいる国や地域，親の食事のパターンなどがそうした環境を形作る．しかしわずかではあるが，妊娠中の母親の食事内容が，子どもの味の好みに影響を与える可能性を示唆した研究がある．

　シャールら（Schaal et al., 2000）は新生児のアニス（香辛料）のにおいへの反応が，妊娠中の母親のアニスの摂取によって決定されることを示した研究結果を報告している．香辛料としてアニスを含む食物や飲み物を妊娠中に摂取した母親12名と，摂取していない12名から生まれた乳児に対して生後4日目にアニスの香りをかがせて，その反応を比較した．妊娠中にアニスを摂取した母親から生まれた乳児は，アニスの香りをかがせるとそちらに顔を向け，口で吸う動きをしたのに対し，妊娠中にアニスを摂取しなかった母親から生まれた乳児は，顔をそむけ，吸うような動きが少なかったのである．新生児期のアニスの香りに対する好みが長じてもそのまま持続するかどうかは分からないが，興味深い結果である．

引用文献

Brantsaeter, A. L. et al.（2012）. Maternal seafood consumption and infant birth weight, length and head circumference in the Norwegian Mother and Child Cohort Study. *Br J Nutr*, **107**, 436–444.

Brunette, K. E. et al.（2010）. Gestational and neonatal iron deficiency alters apical dendrite structure of CA1 pyramidal neurons in adult rat hippocampus. *Dev Neirolosci*, **32**, 238–248.

Cheslack-Postava, K. et al. (2011). Closely Spaced Pregnancies Are Associated With Increased Odds of Autism in California Sibling Births. *Pediatrics*, **127**, 246–253.

Cohen, J. F. et al. (2011). Maternal trans fatty acid intake and fetal growth. *Am J Clin Nutr*, **94**, 1241–1247.

Crizier, S. R. et al. (2009). Women's dietary patterns change little from before to during pregnancy. *J Nutr*, **139**, 1956–1963.

Duffy, V. B. et al. (1998). Taste changes across pregnancy. *Ann N Y Acad Sci*, **855**, 805–809.

Flores-Huerta, S. et al. (1992). Effects of ethanol consumption during preganancy and lactation on the outcome and postnatal growth of the offspring. *Ann Nutr Metab*, **36**, 121–128.

Henderson, L. et al. (2003). *The National Diet and Nutrition Survey: Adults Aged 19–64 years, Volume 3: Vitamin and mineral intake and urinary analytes*. London, HMSO.

Imdad, A., & Bhutta, Z. A. (2011). Effect of balanced protein energy supplementation during pregnancy on birth outcomes. *BMC Public Health*, Supple3, S17.

金本めぐみ，横沢民男，金本益男（2005）．思春期女性の身体意識と食行動に関する研究，上智大学体育 **38**, 1–9.

Kondo, A., Kamihira, O., Ozawa, H. (2009). Neural tube defects: prevalence, etiology and prevention. *Int J Urol*, **16**, 49–57.

Lange, N. E. et al. (2010). Maternal dietary pattern during pregnancy is not associated with recurrent wheeze in children. *J Allergy Clin Immunol*, **126**, 250–255.

Lozoff, B., Jimenez, E., & Wolfe, A. W. (1991). Long-term developmental outcome of infants with iron deficiency. *N Engl J Med*, **325**, 687–694.

Makrides, M. et al. (2010). Effect of DHA supplementation during pregnancy on maternal depression and neurodevelopment of young children: a randomized controlled trial. *JAMA*, **304**, 1675–1683.

Merewood, A. et al. (2010). Widespread Vitamine D deficiency in urban Massachusetts newborn and their mothers. *Pediatrics*, **125**, 640–647.

Miyake, Y. et al. (2011). Maternal dietary patterns during pregnancy and risk of wheeze and eczema in Japanese infants aged 16–24 months: the Osaka Maternal and Child Health Study. *Pediatr Allergy Immunol*, **22**, 734–741.

Rifas-Shiman, S. L. et al. (2006). Changes in dietary intake from the first to the second trimester of pregnancy. *Paediatr Perinat Epidemiol*, **20**, 35–42.

Schaal, B., Marlier, L., & Soussignan, R. (2000). Human fetuses learn odours from their pregnant mother's diet. *Chem Senses*, **25**, 729–737.

Szajewska, H., Ruszczynski, M., & Chimielewska, A. (2010). Effects of iron supplementation in nonanemic pregnant women, infants and young children on the mental performance and psychomotor development of children: as systematic review of randomized controlled trials. *Am J Clin Nutr*, **91**, 1684–1690.

Szépfalusi, Z. et al. (1997). Prenatal allergen contact with milk proteins. *Clin Exp Allergy*, **27**, 28–35.

Van Goor, S. A. et al. (2011). "The influence of supplemental docosahexaenoic and archidonic acids during pregnancy and lactation on neurodevelopment at eighteen months", *Prostaglandins Leukot Essent Fatty Acods.*, **84**, 139–146.

Williamson, C. S. (2006). Nutrition in pregnancy. *Nutrition Bulletin*, **31**, 28–59.

Yates, W. R. et al. (1998). Effect of fetal alcohol exposure on adult symptoms of nicotine, alcohol, and drug dependence. *Alcohol Clin Exp Res*, **22**, 914–920.

Yorifuji, J. et al. (2008). Craniotabes in normal newborns: the earliest sign of subclinical vitamin D deficiency. *J Clin Endocrinol Metab*, **93**, 1784–1988.

7章　食としての母乳・人工乳と離乳

根ヶ山光一

1　母子の橋渡しとしての母乳

　食とは環境にある栄養資源の身体化である．あらゆる生物が生ある限りそれを行い，死を迎えることによってそれが停止したあと，身体化していた資源は環境に還る．哺乳類の幼い個体の場合，環境資源の身体化を母親による食とそれに続く身体過程が代行する．それが妊娠でありまた哺乳であって，離乳とはその代行を徐々に切り上げていく過程である（根ヶ山, 1996)．

　母乳哺育は食の原点であり，それを考察することは子どもの食の理解にとって重要である．母親が自分の身体資源を母乳に変換してそれを子どもが摂取する，そこに母子相互の主体性の出会いがあるからだ．「授乳」とは母親の主体性のみが前面に出た言葉にすぎず，子どもの選択や摂取における能動的役割を強調する場合，私はこれを「摂乳」と呼んでいる．授乳と摂乳とが合わさって「哺乳」となる．

1–1　母子間で受け渡されるもの

　母乳は母体が産生し，それを母親と乳児の身体が「授乳」「摂乳」によって直接に受け渡す．そのことを通じて，母子間で以下のようなさまざまなものが伝わる．

(1)　栄養

　栄養摂取は食の基本的役割である．乳児にとって母乳は単一の完全食品であり，この摂取の成否は生死に直結する．ただし，適量を適時に摂るのでなけれ

ばならず，それを適切に行うためには養育者が子どもの能動的要求を正確に受け止める必要がある．

母乳の組成には動物種によっていわば濃い薄いの違いがあって，それは母子関係が分離的であるか接触的であるかの違いと対応している．濃い乳を分泌する種の母親は長時間子どものそばを離れるのだ (Lawrence, 1980)．母子分離中に子どもが単独でうろうろ徘徊すると捕食獣の恰好の餌食となるし，またそうでなくても母子再会が困難となるため，子どもはじっとして母親の帰りを待つことが多い．一方，薄い乳の場合は頻繁に飲まなければならず，母親とともに移動して接触的もしくは近接的な母子関係を維持することが理にかなっている．霊長類は薄い母乳を分泌する動物の典型であり，接触の重要性を明らかにしたハーロウ (Harlow, 1958) のアカゲザル幼体による有名な代理母実験も，そういう身体関係の特性が背景にある．

長時間離れる母子の場合，摂乳再開のタイミングは，子どもがいくらひもじくても母親の帰還を待ってからとなる．その点で子どもの主導性の割合は低い．一方，接触的母子の場合は摂乳の開始終了のタイミングが子どもによって決められやすいことになり，相対的に子どもの主導性が大きくなる．

またローレンス (Lawrence, 2008) は母乳に関する諸研究をレビューし，母乳が脳の発達にとって重要なコレステロールやタンパク質などの栄養源を人工乳よりも含んでおり，母乳哺育が視聴覚を含めさまざまな能力の発達に正の効果をもつと指摘している．

(2) 免疫

身体とは環境から集めた資源のあるまとまりであり，それは他の生物から見れば「餌」・「肥料」，つまり摂取の対象となる資源である．つまりは食うか食われるかだ．私たちが日々行っている食も，自分の身体を維持するために他の身体を摂取していることに他ならない．

ウイルスや細菌なども我々を攻撃してくるが，生体には防御機構があって，病原体の攻撃に対抗している．乳児の身体は，外界からの攻撃に対して母親の身体が持つ免疫機能によって守られている．それを媒介するのが母乳であり，母乳哺育児はそれによって感染を免れている (Lawrence, 2008)．特に生まれた直

後に分泌される初乳には，豊富な免疫成分が含まれている．

(3) 味・におい

　母乳や乳房の匂いは，新生児にとって強い誘因性を持っていて，彼らが乳首に自力で吸い付くことを助けている (Porter, 2004)．たとえばヴァレンディら (Varendi et al., 1994) は，出産直後の産婦の左右乳房の匂いを片方だけ無臭性の石けんで洗い落とし，新生児がどちらを自発的にくわえて吸いだすか調べたところ，30例中22例が洗わずにおいた側の乳房を選んだという．

　人工乳哺育を受けている2週齢の女児が，授乳期の見知らぬ女性の腋の下のにおいや非授乳期の女性の乳房の匂いよりも授乳期の見知らぬ女性の乳房の匂いを選好する (Makin & Porter, 1989) という事実は，新生児にとって母乳が生得的な選好の対象であることを示唆している．

　母乳しか摂っていない新生児の眼前で羊水と母乳を一対提示して選好性を比較してみると，誕生直後には差がないが，母乳への志向性が徐々に増して生後4日目以降には有意に好まれた (Marlier et al., 1997)．これは単に母乳の選好性が学習されることを示すのではなく，生まれた時点で羊水への選好性が備わっていることも同時に示唆している．時間を経るにつれて羊水への好みは減衰し，母乳への好みは増大するものと考えられる (Porter & Winberg, 1999)．

　母乳哺育・人工乳哺育の別にかかわらず，生後4日の新生児は今まで経験していない他人の母乳と他の銘柄の人工乳を一対で眼前に提示されたときに，いずれも母乳の方を好んでそちらの方に顔を向けたり口や舌を動かしたりする (Marlier & Schaal, 2005)．誕生前に胎内で羊水の匂いを通して母乳への選好性を学習したか，もしくは母乳に何らかの誘引物質が含まれることによるのではないかとそこでは考察されている．そういった選好が排他的に自分の母親の母乳へと収束するのは，生後2～6週間の間である (Russell, 1976)．

　母親の摂取したニンニクの匂い・味が母乳の風味に反映され，その味を乳児は学習し，後の摂乳行動がそれによって影響されることも知られている (Mennella & Beauchamp, 1993)．また母親がバニラ香料を摂取してから哺乳した場合はそうでない場合よりも，乳児が自発的に母乳を飲む量も時間も多かったし，またバニラで味付けされた人工乳も摂乳の積極性を高めた (Mennella & Beauchamp, 1996)．

このような一連の知見からメネラらは，摂取食物の匂い・味が母乳に反映され，それを通じて学習が成立すると指摘している．このことは後述の通り，離乳時の固形食物摂取との関係で重要な意味を持つ．

（4） 行動

以上は「乳汁」に関係した問題であるが，それ以外にも，母乳哺育によって母親から子どもに伝わるものとして「行動」がある．母乳を飲ませるときに，子は抱かれ，身体接触が与えられる．それは母子間の濃密な交流の場面である．哺乳は身体接触という重要かつ独自なコミュニケーションを媒介するとともに，母子の見つめ合い，声のかけ合い，体臭の嗅ぎとり合いも実現している．その意味では，味覚を含めて全感覚を総動員するマルチモーダルなやり取りの機会となっている．

いつどのように乳を与え始めるか・止めるかも重要な意味を持つ．要求授乳（子どもが欲しいときに授乳する）と時間決め授乳（親が時間を決めて授乳する）の区別が親子の主導性と関連することは前述の通りだが，さらにそれは生活リズムの組み立てにも繋がる．食は睡眠とともに基本的生活習慣の根幹であり，その初発が哺乳によって担われているのだ．

育児は母親の生活リズムのなかで行われる．つまり母親の生活リズムによって哺乳のリズムのある部分が影響され枠づけられうる．あるいは，母親の生活リズムと子どもの生活リズムのせめぎ合いも生じうる．そこでどうそのズレを調整するかには，母子関係の重要な側面が反映される．

2 人工乳

人工乳の発明は母親以外でも哺乳が可能になるという意味で，哺乳類の子育てにおける画期的な出来事であった．人工乳が母乳とどう違うのかは，長年にわたって人々の関心を引きつけてきた問題である．

2-1 母乳と人工乳の比較

低出生体重児は，脳や身体の発達途上で生まれることや挿管下で栄養の管理

が可能なことなどから，初期における母乳哺育の発達上の効果を測る際の特別な対象となり得る．母乳を与えられた低出生体重児と与えられなかった低出生体重児が，18ヶ月時点での精神発達について親への質問紙とともにベイリー発達検査で (Morley et al., 1988)，また7歳半〜8歳時点でのIQについてWISC-Rで (Lucas, Morley et al., 1992)，それぞれ調べられた．

　結果は，初期の母乳栄養が知能の発達に促進的効果を持つということを示していた．また母乳を与えるかどうかを生後72時間以内に決めながら実際にはそうすることに失敗した母親の子どものIQは，最初から母乳を与えないことを選択した母親の子どものIQと類似していた．この事実は，母乳の効果が母親の心理行動というよりも乳汁それ自体の影響下にあり，その成分が神経発達を促進する効果を持つのではないかということを示している．もちろん乳汁以外の効果が完全に否定されているわけではなく，今後さらに検討されるべき問題であろう．なお，ジョンソンら (Johnson et al., 1996) は3歳時点ですでに母乳哺育児の知能の高さが見られることを示した．

　ディピエトロら (DiPietro et al., 1987) は，生後3日以内の新生児を対象にして，生理指標やNBAS (新生児行動評価尺度) から母乳哺育と人工乳哺育の比較を行い，母乳哺育の新生児がよりむずかってなだまりにくい，という結果を得た．ラヴェリとポリ (Lavelli & Poli, 1998) も，生後3日から3ヶ月までにわたって母乳哺育または人工乳哺育中の母子行動を観察し，やはり母乳哺乳中の子どもにぐずったり泣いたりが多いことを，哺乳時間が長く身体接触や見つめ合いが多いことなど，さまざまな違いとともに見いだした．また母乳哺育児と人工乳哺育児の泣き・ぐずりの日誌記録から，1日を通した泣きぐずりは2週では差がなく6週で母乳哺育児の方に多発するようになることが明らかにされている (Lucas & St James-Roberts, 1998)．

　ディピエトロら (DiPietro et al., 1987) は母乳哺育児のむずかりの理由として，より空腹を生じる，母乳哺育において母親の責任が大きく母子相互作用の内容が異なる，初乳に子どもの活動性を上げるような特別な成分が含まれる，母親がとりこむ薬品が混ざる，といった可能性を提示しているが，差は後に発現してくるというルーカスらの結果をふまえると学習性のものと考える方が妥当かもしれず，その場合には子主導性の大きさという要因も忘れてはならないであ

ろう.

　母乳哺育を行う母親の乳輪には皮脂腺があり，それが匂い物質を分泌して乳児の摂乳を活性化させているらしい (Schaal et al., 2006)．このような性質は人工乳には備わっておらず，免疫とともに母乳哺育の長所といえよう．差は乳汁だけの問題ではないのである．

　一方，哺乳スタイルは母親の特性と相関するという報告もある．4〜6ヶ月児をもつ母乳哺育者と人工乳哺育者について「母親の心理的健康状態（人生への満足感，幸福感，肯定感，不安，うつ傾向）とアタッチメントスタイルなど」を質問紙によって比較したところ，両者には類似点も多かったが，アタッチメントスタイルには安定愛着型が母乳哺育者に多いという差が見られた (Wilkinson & Scherl, 2006)．

　さらに母親の左側・右側抱き傾向と母乳・人工乳哺育との関係をドノットら (Donnot et al., 2008) が調べてみると，人工乳哺育の母親に左側抱きを好む者の割合が高かった．これは単純に，主たる利き手である右手で哺乳瓶などを持つ性向と関係するのかもしれないが，他方母親のうつ傾向と哺乳との関係について検討してみると，人工乳の方がうつ傾向が高く右側抱きを好む場合は特に人工乳哺育者の高いうつ傾向が認められたという．人工乳哺育が母親の育児の不安定性と結びつきやすいのかもしれないが，抱き位置との関係は脳のラテラリティや利き手などとの関連も想定され，今後のさらなる検討が求められる．

　母乳哺育・人工乳哺育は，母親の就労状況や子どもの数，意識・信念はもちろんのこと，母親と子どものさまざまな身体状態，泌乳のトラブルの有無，家計や家族の考え方など，実にさまざまな要因の折り重なりによって左右される．生物学的に規定されていると同時に多様な社会文化的要因にも規定される複雑な養育行動なのである．

2-2　親と子の主導性

　哺乳中の母親にとって，母乳が足りているかどうかは大きな関心事である．出産直後においてもそうだが，特に離乳期には不足の声がよく聞かれる．人工乳はそこに大きく関与する．

　ライトらは生後2ヶ月まで (Wright et al., 1980) および6ヶ月まで (Crow et al.,

1980) の母乳哺育と人工乳哺育場面での母子の行動を観察し，母乳哺育における親のコントロールが人工乳に比べ小さいことを明らかにした．それはダンとリチャーズ (Dunn & Richards, 1977) による観察と同様の結論である．

　ラヴェリとポリ (Lavelli & Poli, 1998) によると，母乳哺育は人工乳哺育に比べ母子の身体接触や語りかけが多く，哺乳の終了に子どもの関与も大きかった．人工乳哺乳時における接触の少なさは母親の手がふさがっているということと関係するのだろうとし，母乳哺育の子主導性の大きさが考察されている．

　またフィッシャーら (Fisher et al., 2000) は「子どもは常に出された食事を平らげるべきだ」「子どもが食べ物で遊んだり食べものを弄んだりするときにはきつく叱るべきだ」「一般的に，決められた食事時間以外にはものを食べるべきではない」など食事における親のコントロール傾向を質問紙で訊き，1年間母乳を与えた母親はもっと早く母乳を切り上げた親に比べて，その傾向の弱いことを示した．またフィッシャーらは，そのようなコントロールの小さいことが子どもの18ヶ月時における栄養摂取量の大きさと対応していたという．

　それらの研究はおそらく，母乳哺育においては子どもの行動が親の判断の大きな手がかりになるということと関係しているであろう．母乳は，飲んだ量が母親にとって不明であるから，体重計を用いるのでなければ，満足かまだ欲しそうか乳児の行動でその過不足を推測するしかない．子どもの行動が手がかりであるということは，子どもに主導性があるということである．

　かたや人工乳には，主導性が子よりも親の側に傾くという特徴が指摘できる．なにしろ透明な容器に目盛りがついていて，飲んだ量が一目瞭然である．親は自ずと量の過不足が気になるであろう．それは，もう停止すべしとかまだ飲むべしといった親の思いをもたらす．それこそが親の主導性のもとに他ならない．

　それが客観的事実かどうかにかかわりなく，母乳が不足していると思えば母親は補助栄養を導入しようとする．自分の母乳のかわりに誰か他人の母乳を飲ませるということもまったくないわけではないが，普通そういう状況では人工乳が導入される．我々は日本・フランス・米国の3ヶ国で，離乳について質問紙を使って比較調査したことがある (Negayama et al., 2012)．3ヶ国共通に母乳の不足が母乳停止の大きな理由であることが明らかになったが，なかでも日本はその割合が高かった．

日本はまた，母乳への指向性が強いにもかかわらず自身の行った哺乳への満足度が低く，一種のジレンマ状態にあることも特徴であった．さまざまな母乳停止の理由のなかでも母乳の出の悪さを筆頭に挙げた母親とそれ以外の母親とに2群化し比較してみたところ，他の2ヶ国に比べて日本により強く，母乳不足を理由とした母親における哺乳への不全感および人工乳への肯定感が見いだされた．

　このことについて，人工乳をより肯定的に評価する母親は，母乳が足らないと思われるときに比較的抵抗なく人工乳を導入し，そのことが赤ん坊の母乳志向を弱め，吸わなくなることで母乳の分泌が低下したのではないか，と我々は考えた．母親は母乳への高い評価と自身の哺乳への不満との葛藤の合理化として，「あげたいけれども出ない」という形で認知的不協和を解消していた可能性がある．この点においてもう一つ日本の母親に特徴的なこととして，他の2ヶ国では人工乳は母乳が終わると同時に導入されるいわば代用品として用いられることが多かったのに対し，日本では母乳と並行して与えられるサプリメントであったことが指摘できる．もちろん逆に，本当に出が悪くて人工乳の助けによって窮地を救われたことで，人工乳への評価が高まったという可能性も否定できないが．

　就寝時に子どもと同じ寝具をシェアすることは，夜間の母乳哺育の頻度と正の相関を示す (Pollard et al., 1999)．子どもが傍らにいれば親は当然子どもの泣きやその前兆をいち早く察知できるであろうし，またそれに対するリアクションも容易であろう．人工乳の場合であれば寝床から起き出してオッパイ作りから始めなければならないが，母乳の場合は抱き寄せて乳首を含ませさえすればよい．また子どもも母親に対して視聴覚だけでなく嗅覚的にも反応するため，より要求的になるということもあるであろう．それらはすべて母乳哺育が成立しやすい条件といえるし，また子主導性を増進する要素と考えられる．

　このように母乳にはいろいろな効用があるが，しかし逆に，母乳に望ましい効果のあることが母乳への賞賛となり，それがさらに圧力となると，母親にとってはストレスとなる場合もあろう．それは二次的に「哺乳の弊害」ともなりかねない．一方，人工乳には母親の身体的制約の解消という機能を認めることができるが，安易に頼ると母乳分泌機能の低下という結果を招いてしまいかねな

い.

3　離乳

　人工乳は，お湯を注ぐだけで即座に摂取できる栄養源という意味では，乳児用のインスタント食品のようなものである．それは哺乳瓶・ゴム乳首という工業製品とセットになって，授乳という行為を母親の身体から遊離させた．そしてそのことが，母親を哺乳という身体的制約から解放した．何しろ人工乳は男性でも哺乳可能である．

　工業製品であるから，母乳のように母親の食べたものが乳の味や匂いに反映されるという個別性はない．言い換えれば「お袋の味」ではない．インスタント食品ならばまだ調理の段階で手を加えて個別性を付与することもできるが，人工乳にはそういう自由度もない．日本中，いや世界中の赤ん坊が朝から晩まで一斉に（ほぼ）同じような味の乳を飲んでいる．

　母乳で育つ4〜6ヶ月児は人工乳のみで育つ乳児と比べて，新奇な豆野菜を材料とする食物を受け入れる傾向に最初は差がないものの，それを10日間反復して摂取することで摂取量が有意に大きく増加することが知られており，母乳を通じた多様な味・匂いの体験が受容を促進しているのだろうと考察されている（Sullivan & Birch, 1994）．

　生後2ヶ月間，母親がニンジンを食べてから母乳哺育された乳児は，離乳期（平均5.7ヶ月）にニンジン味の食べ物を食べたときはニンジン味のしない場合よりも嫌がる表情が少なかったのに対し，対照群は有意ではないものの逆の傾向があった（Mennella et al., 2001）．これらの知見は，子どもは発達初期に母乳を通じて親の食嗜好を学習している可能性を強く示唆している．

　7歳時点の女児における既知の食物のうち特定のものしか食べようとしない偏食傾向は，幼い時に母乳哺育を生後半年未満しか経験していない群に有意に高い（Galloway et al., 2003）．その理由として彼らは，母乳が子どもに多様な味の経験を与える，もしくは哺乳の長さや量に対する母親のコントロールの低さに関係し，それの期間の短さが後の偏食を生んだのではないかと考察している．乳児期に飲んだ母乳の効果が7歳の偏食傾向にまで及ぶとすれば，これは由々

しいことではなかろうか.

　母乳による味の橋渡し以外に，初めて口にするものを臆せず取り込む能動性も，離乳の進行にとって必須である．その能動性も，子主導性の反映という可能性があるとすると，母乳哺育によって育まれやすい性質とも考えられる．しかしその能動性は誤飲という事故もその副産物としてもたらすため，その意味では両価的である．

4　結語

　これまで，母乳哺育と離乳を巡って，橋渡しとしての役割や主導性の所在など，いくつかの重要なポイントを指摘してきた．それがなぜ重要かといえば，母乳哺育が母子間の間身体性の問題そのものであり，離乳が両者の「身別れ」であるためだ．いいかえると母乳，裏を返せば離乳とそれに続く固形食物摂取が，関係の骨格を説明するということになる．本章ではそういう点に光を当て，食のプロトタイプとして哺乳がいかに重要な意味を持つかを論じた．そこで明らかにされたことをひと言で表現すれば，それは母乳哺育がまさに親子の間の生命と生活の受け渡しの根幹的事象であるという事実であった．

　ここでは母乳との対比で，人工乳というものを改めて見つめ直してみた．人工乳は便利な育児グッズではあるが，母乳の持つ上記のような機能や意味を欠いたものである．本郷 (1999) はそれを「薬のようなもの」と表現している．ただこの「薬」は，それだけでも命を維持できる「代替食品」でもありうる．母親の中には乳房や乳首の形態ゆえに母乳哺育に困難のある者や遺伝的問題を持つ者も存在する (Lawrence, 2008)．母乳のみを神格化して人工乳の存在を全否定するのではなく，その功と罪をしっかりとわきまえ，アロマザリング（母親以外のものが育児を行うこと）の貴重な道具としてうまく使っていくことが必要だろう．それが「モノ・ヒト・シクミ」システムによって「離れつつ保護する」という育児をする人間の知恵といえる (根ヶ山, 2012)．

　哺乳は母体が環境から取り込んだ栄養資源を子どもの身体に持続的に渡す母子身体間の出来事であり，幼体の保護という方向を突きつめた進化の産物として，他の哺乳類と共有するヒトの特性である．しかしヒトの場合それは同時に，

夫・祖父母や近隣・同僚のサポート，搾乳器や哺乳瓶・人工乳といった育児の道具・補助によってバックアップされている．またそれを，保健センターにおける定期健診や両親学級での哺乳・離乳指導，育児用品店における商品の販売，職場環境の整備などが下支えしている．そしてさらにそれらの下部構造として，行政サービスを展開する母子保健の組織ネットワーク，それを製造販売する生産・流通のネットワークなどがある．そういう重層性のなかで行われているのが人間の哺乳・離乳なのである．望ましい母乳哺育が全うされるような，またそれが叶わぬ場合でもそこから発生する不利益が最小化されるようなシステムを，社会の中に構築していかなければならない．

引用文献

Crow, R. A., Fawcett, J. N., & Wright, P. (1980). Maternal behavior during breast- and bottle-feeding. *Journal of Behavioral Medicine*, **3**, 259–277.

DiPietro, J. A., Larson, S. K., & Porges, S. W. (1987). Behavioral and heart rate pattern differences between breast-fed and bottle-fed neonates. *Developmental Psychology*, **23**, 467–474.

Donnot, J., Vauclair, J., & Bréjard, V. (2008). Newborn right-holding is related to depressive symptoms in bottle-feeding mothers but not in breastfeeding mothers. *Infant Behavior & Development*, **31**, 352–360.

Dunn, J. D., & Richards, M. P. M. (1977). Observation on the developing relationship between mother and baby in the neonatal period. In H. R. Schaffer (Ed.), *Studies in mother-infant interaction*. New York: Academic Press, pp. 427–455.

Fisher, J. O., Birch, L. L., Smiciklas-Wright, H., & Picciano, M. F. (2000). Breast-feeding through the first year predicts maternal control in feeding and subsequent toddler energy intake. *Journal of the American Dietetic Association*, **100**, 641–646.

Galloway, A. T., Lee, Y., & Birch, L. L. (2003). Predictors and consequences of food neophobia and pickiness in young girls. *Journal of the American Dietetic Association*, **103**, 692–698.

Harlow, H. F. (1958). The nature of love. *American Psychologist*, **13**, 673–685.

本郷寛子 (1999)．母乳とダイオキシン　岩波書店．

Johnson, V. M., Swank, P. R., Howie, V. M., Baldwin, C. D., & Owen, M. (1996). Breast feeding and children's intelligence. *Psychological Reports*, **79**, 1179–1185.

Lavelli, M., & Poli, M. (1998). Early mother-infant interaction during breast- and bottle-feeding. *Infant Behavior & Development*, **21**, 667–684.

Lawrence, R. A. (1980). *Breast-feeding: A guide for the medical profession.* St. Louis: C. V. Mosby. (ローレンス, R. A., 竹内徹・横尾京子 (訳) (1983). 母乳哺育ガイドブック ——その理論から指導のしかたまで 医学書院)

Lawrence, R. A. (2008). Breastfeeding. In M. M. Haith & J. B. Bebson (Eds.), *Encyclopedia of Infant and Early Childhood Development.* New York: Academc Press, pp. 236–247.

Lucas, A., Morley, R., Cole, T. J., Lister, G., & Leeson-Payne, C. (1992). Breast milk and subsequent intelligence quotient in children born preterm. *Lancet*, **339**, 261–264.

Lucas, A., & St James-Roberts, I. (1998). Crying, fussing and colic behavior in breast- and bottle-fed infants. *Early Human Development*, **53**, 9–18.

Makin, J. W., & Porter, R. H. (1989). Attractiveness of lactating females' breast odors to neonates. *Child Development*, **60**, 803–810.

Marlier, L., Schaal, B., & Soussignan, R. (1997). Orientation responses to biological odours in the human newborn: Initial pattern and postnatal plasticity. *Comptes Rendus de l'Académie des Sciences*, **320**, 999–1005.

Marlier, L., & Schaal, B. (2005). Human newborns prefer human milk: Conspecific milk odor is attractive without postnatal exposure. *Child Development*, **76**, 155–168.

Mennella, J. A., & Beauchamp, G. K. (1993). The effects of repeated exposure to garlic-flavored milk on the nursling's behavior. *Pediatric Research*, **34**, 805–808.

Mennella, J. A. & Beauchamp, G. K. (1996). The human infants' response to vanilla flavors in mother's milk and formula. *Infant Behavior and Development*, **19**, 13–19.

Mennella, J. A., Jagnow, C. P., & Beauchamp, G. K. (2001). Prenatal and postnatal flavor learning by human infants. *Pediatrics*, **107**, pp. e 88.

Morley, R., Cole, T. J., Powell, R., & Lucas, A. (1988). Mother's choice to provide breast milk and developmental outcome. *Archives of Disease in Childhood*, **63**, 1382–1385.

根ヶ山光一 (1996). 離乳期までの食行動 中島義明・今田純雄 (編) 食行動の心理学 朝倉書店 pp. 66–78.

根ヶ山光一 (2012). アロマザリングの島の子どもたち 新曜社.

Negayama, K., Norimatsu, H., Barratt, M., & Bouville, J.-F. (2012). Japan-France-US comparison of infant weaning from mother's viewpoint. *Journal of Reproductive & Infant Psychology*, **30**, 77–91.

Pollard, K., Fleming, P., Young, J., Swaczenko, A., & Blair, P. (1999). Night-time non-nutritive sucking in infants aged 1 to 5 months: relationship with infant state, breastfeeding, and bed-sharing versus room-sharing. *Early Human Development,* 6, 185–204.

Porter, R. H. (2004). The biological significance of skin-to-skin contact and maternal odours. *Acta Pediatrica,* **93**, 1560–1562.

Porter, R. H., & Winberg, J. (1999). Unique salience of maternal breast odors for newborn infants. *Neuroscience and Biobehavioral Reviews,* **23**, 439–449.

Russell, M. J. (1976). Human olfactory communication. *Nature,* **260**, 520–522.

Schaal, B., Doucet, S., Sagot, P., Hertling, E., & Soussignan, R. (2006). Human breast areolae as scent organs: Morphological data an possible involvement in maternal-neonatal coadaptation. *Developmental Psychobiology,* **48**, 100–110.

Sullivan, S. A., & Birch, L. L. (1994). Infant dietary experience and acceptance of solid foods. *Pediatrics,* **93**, 271–277.

Varendi, H., Porter, R. H., & Winberg, J. (1994). Does the newborn baby find the nipple by smell? *Lancet,* **344**, 989–990.

Wilkinson, R. B., & Scherl, F. B. (2006). Psychological health, maternal attachment and attachment style in breast- and formula-feeding mothers: a preliminary study. *Journal of Reproductive and Infant Psychology,* **24**, 5–19.

Wright, P., Fawcett, J., & Crow, R. (1980). The development of differences in the feeding behavior of bottle and breast fed human infants from birth to two months. *Behavioural Processes,* **5**, 1–20.

コラム3　排泄からみた食

村上八千世

「身体性」の否定

　食とは単に食べ物を口に入れることではない．食べたものを口の中で嚙み砕き，胃で消化し，栄養分を腸で吸収し，それが血となり肉となり，吸収されなかったものが排泄物となって体外に排出されるまでのことをいうのではないだろうか．「食」と「排泄」は一体であり，「排泄」が伴わない「食」などありえないのである．

　にもかかわらず食と排泄の捉えられ方には雲泥の差があるように思う．食べることも排泄することも，生きるためには不可欠なことであり，極めて動物的な行為だといえる．だが食は調理方法，食具，食事マナーなど人間特有の文化的で高度な発展を遂げてきた．一方排泄はというと，便器やトイレ空間のデザインや機能は発展してきたものの，出るものは依然同じであり他の動物たちとなんら変わりはない．排泄は人間の動物的部分を象徴しているかのようである．食が人間的な営みとして肯定的に捉えられてきたのに対し，排泄は自らの動物性（＝野蛮性）を打ち消そうとするかのように行為そのものを隠したり，においを消したりと否定的に捉えられてきたといえる．しかし排泄を「無かったこと」のように扱う考えは，「食べれば排泄する」という「身体性」を否定することにつながるのではないだろうか．

小学生は学校で排便を我慢する

　小学生が学校で排便を我慢するという問題がある．我慢の原因はトイレ環境の汚さや，他者からのからかいなどが原因としてあげられている（村上・根ヶ山，2004）．特に男子は個室に入ることで排便していることが明らかになるためにからかい・ひやかしを恐れて我慢するケースが目立つ．「うんこマン」「おま

え，うんこしただろ！」「くせぇ〜，近よるな」と学校で排便するものは容赦なく攻撃される．まるでからかう側は排便をしないかのようである．

子どもたちの大便に対するイメージは「汚くて，臭くて，迷惑なもの」などマイナスなものである．「出てこなければよいのに」とさえ考える子どももいるほどだ．

大便のマイナスイメージは偏見を生みやすく，からかい・ひやかしに結びつきやすくなっていると考えられないだろうか．しかし前述のように大便をすることは生きるためには不可欠であるし，大便をよく見ることで健康状態を把握することもできるが，大便のプラスイメージは意外と語られることは少ない．

からかい・ひやかしは男子によくみられる攻撃行動の一つであるが，深刻ないじめにまで発展するかどうかは当事者の社会的スキルによるところがある（大渕，2002）．大便に対する理解はこの社会的スキルを向上させるために貢献するのではないだろうか．子どもたちが大便のプラスイメージをもっと理解することができれば，大便に対する価値観も変わり，学校での排便に対する態度も変化するかもしれない．

大便を見れば食が変わる

子どもたちに大便の意味や大切さを伝えるために，出前講座を行っている．その中で大便の色や形，ニオイが食生活によって大きく変化することを説明することにしている．「うんぴ」「うんにょ」「うんち」「うんご」と大便の状態を4つに分類してそれぞれを定義してみた（村上，2000）．「うんぴ」は下痢便で冷たいものを食べすぎた時などに出る．ドロドロで黄色っぽくてくさい．「うんにょ」は軟便でよく噛まずに食べた時などに出る．うんぴ程ではないが軟らかく，ちょっとくさい．「うんち」は健康便で野菜をしっかり食べて規則正しい生活を送っているときなどに出る．バナナのような形をしており，きれいな茶色で，においはあまりない．「うんご」は硬便で野菜不足の時や我慢したときなどに出る．形はカチカチやポロポロで色は黒っぽくて，においも強い．この定義を使って子どもたちに授業を行っているが，ある小学生の感想に「ポロポロの『うんご』が出たので，野菜を食べないといけないと思った．だから夕食でたくさん食べたら，次の日バナナ型の『うんち』になった．すごいと思った」とい

うのがあった．大便という「結果」を見て，食事を見直して，またその結果を確認するということを実践している例である．

このように食べることと排泄することはつながっているということをもっと子どもたちが理解できるようにすることが必要だと思う．

排泄も食もコミュニケーションの一部

乳幼児期の子どもにとって排泄はまた特別な意味がある．トイレットトレーニングを終えようとする時期，子どもはオムツ交換やパンツの着替えを介助しようとする親にさまざまな方法で抵抗しようとすることがある（村上・根ヶ山，2007）．さっさと交換してしまいたい親を引き留めるかのように駄々をこねてやり取りを長引かせるのである．汚れたままでは放っておけないという親の気持ちを逆手にとって，より親の関心を引き付けようとする．親はあの手この手を使って，なんとか子どものオムツやパンツを装着しようと，褒めたり，怒ったり，時には身体をくすぐったりと，結局は子どもの思惑通りに動かされる．これは食事場面で思うように食べさせたい親と，なかなか食べてくれない子どものやり取りにも共通している．食事も排泄の世話も子どもの生命や健康にかかわる大切なことだからこそ成立するかけひきなのである．子どもは食事や排泄の世話をしてもらいながら，養育者とのコミュニケーションを楽しんでいると考えられる．

子どもが親からコミュニケーションを引き出すための戦略として，排泄や食事場面を利用することがあると考えるならば，手の焼ける子どもの世話もまたちがった視点で捉えることができるのではないだろうか．

大人は子どもが成長するに伴い，排泄のことは「人前で口にしてはいけないこと」「恥ずかしいこと」「汚いこと」として子どもに説明する傾向があるが，排泄のマイナス面だけを強調することが子どもに排泄に対するタブー感を抱かせているのかもしれない．

引用文献
村上八千世（2000）．うんこのえほん　うんぴ・うんにょ・うんち・うんご　ほるぷ出版．

村上八千世・根ヶ山光一（2004）．なぜ小学生は学校のトイレで排便できないのか？　学校保健研究，**46**, 303-310.

村上八千世・根ヶ山光一（2007）．乳幼児のオムツ交換場面における子どもと保育者の対立と調整──家庭と保育所比較　保育学研究，**45**, 19-26.

大渕憲一（2002）．人間関係と攻撃性　島井哲志・山崎勝之（編）　攻撃性の行動科学──健康編　ナカニシヤ出版　pp. 17-34.

8章　自他関係の発達と離乳食

　　　川田　学

はじめに：乳児の発達に離乳食が問いかけるもの

　食が人類の社会性の本質と深くかかわっていることについては，これまでも繰り返し指摘されてきた．民族学者の石毛 (2005) によれば，人類学的にみたときの人間の食の特徴は，「料理」と「共食」である．料理された食物を日常的に囲む集団，つまり共食集団こそが家族の実質的単位であるともいわれる (中根, 1970)．生業形態によって差はあれ，日，週，季節，年単位という階層的な時間的周期性をもって反復される共食の場は，子どもが食技術や食文化はもちろん，より抽象的なレベルの社会規範や自己と他者の関係性などを学ぶ土壌として機能してきた可能性がある．

　本章では，共食の最初期形態としての離乳食に焦点を当てる．離乳食は，まさに「料理」と「共食」の交差点に現れた人類固有の食形態である．他の霊長類に比べて，ヒトの離乳期は特別に早いことが知られ (Dettwyler, 1995)，早い離乳を促す離乳食の発明が，授乳期間の短縮に伴って出産間隔を狭め，その結果人口の爆発的増加に寄与したとの指摘もある (Kennedy, 2005)．

　一方，離乳食が人類の精神発達に与えた影響についてはこれまであまり指摘されてこなかった．哺乳類たる人類にとって，乳児の生命保持と発達を支える最初の食形態は乳である．母乳授乳は母親との直接的な身体接触を経由して行われるが，離乳食は食具や食物を媒介するコミュニケーションによって成立する点に特徴がある．現代社会では哺乳瓶を介した人工乳の利用も進んでおり，形式的には乳児期初期から媒介的な授乳が行われている．しかし，媒介的なコミュニケーションそのものが，乳児の精神発達に具体的な影響を与えるようになるのは生後半年以降のことだと推測される．その発達期に，まさに離乳食が

導入されるのである．本章では，これを偶然ではなく人類の精神発達上の本質的な契機として捉えていく．

1　離乳食における相補的関係

1-1　食にみる乳児の受動性

子どもの食の自立（自律）には，大きく分けて2つの側面がある．1つは，食具操作やマナー習得を含む食にまつわる技術的側面であり，いま1つは受動的摂食から自食へという関係的側面である（河原, 2009）．この両側面は相互に関わり合いながら進行する．技術的側面は，霊長類など一部の哺乳類にも部分的に共有されるプロセスであり，また関係的側面も，広義には哺乳類ないし霊長類に共通するプロセスといえるだろう．ウマのような離巣性動物の子どもも，はじめは母親から母乳を供給されることによって生存する．しかし，それは受動的に与えられるというよりも，むしろ4本足で立って自ら乳首に吸い付くという能動的摂食の面が強い．多くの哺乳類における食の未熟さは，母乳以外の食物を咀嚼・消化・吸収できないことによる栄養面での全面的依存を背景としている．

これに対し，ヒトや大型類人猿の乳児は，他の哺乳類と比べて相対的に長期にわたり移動運動能力が未熟であり，生後数ヶ月は母親に抱かれて摂乳するため，コミュニケーションという側面では圧倒的に受動的な地位に置かれている．一般に，主体の受動性は発達にとってネガティブな印象を与えるかもしれない．しかし，発達初期における受動性こそが，ヒトの精神発達の鍵を握っているのではないかと筆者は考えている．以下，離乳食をめぐる養育者と乳児のやりとりの中に，そのヒントを探っていこう．

1-2　「食べさせる」こと，「食べさせてもらう」こと

離乳食の誕生は，養育者―乳児間の特徴的なコミュニケーションを定常化させた．すなわち，〈食べさせる―食べさせてもらう〉という相補的関係による摂食である．

進化的に最も近縁とされるチンパンジー（*Pan troglodytes*）も，親から子ども

への食物分配 (food transfer) をしばしば行う（西田・保坂, 2001）．更に，ドゥ・ヴァール (de Waal, 1996/1998) の観察によれば，チンパンジーも他者に直接「食べさせる」行動を行う．ただし，チンパンジーにおける親から子への食物分配は，鳥類のように生存に関わる給餌 (feeding) としての性質は弱く，多様な食物バリエーションの学習機会として機能しているとの指摘もある（西田・保坂, 2001）．

Ueno & Matsuzawa (2004) による実験からは，チンパンジーの母親が子どもに「食べさせる」ことはまれであり，母親は子どもにねだられたとしても分配することは少なく，仮に母親から子どもに食物が与えられたとしても，それはすでに母親が十分に中身を食べてしまった「しがみカス」である場合が多いことが示された．養育対象への食物分配が少ないことについては，チンパンジーでは一般にヒトより離乳期間が長いため，母親自身が十分に栄養を取る必要があるという生物学的な理由が想像できる．

これに対し，ヒト養育者の「食べさせる」行動は，離乳食実践そのものにとって本質的な要件であり，養育者の「食べさせる」行動を成功させるためには，それに呼応する乳児側の「食べさせてもらう」行動が必要である．上野 (2007) によれば，「動かずその場でただ口をあけて，食べ物が口に運ばれてくるのを待つ」(p. 111) というヒト乳児の行動は，チンパンジーにもほぼ見られないものであるという．

離乳食実践の中で起こる自他関係性の発達で問うべきは，ヒトに特徴的な〈食べさせる—食べさせてもらう〉コミュニケーションの中から，乳児がどのようにして「自分で食べる」主体となるのか，更には役割を反転させて他者に「食べさせる」主体となっていくのかという問題である．

2　食体験への協同参加

2-1　受動性から生まれる能動性

離乳食は養育者と乳児の協同的な営みである．これを成功させるために，養育者と乳児は相互に調整し合っている．離乳食初期の生後5, 6ヶ月頃であれば，乳児は未だ自立した姿勢保持すら困難である．養育者が差し出す食物に自

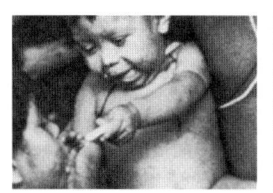

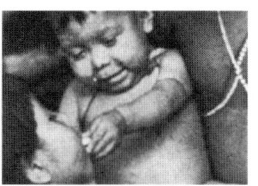

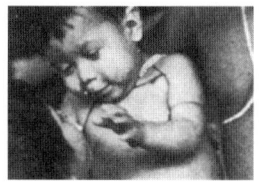

図1 ヤノマミ族乳児の「食べさせる」行動（Eibl-Eibesfeldt, 1984/2001）

ら接近できる範囲は，口元での数センチにすぎないだろう．しかしながら，この食における一見したところの受動性の中にこそ，能動性のある特殊な存在様式を発達させる契機が内在していると考えられる．その能動性とは，他者の（受動的）体験を自らも擬似的に体験しながら遂行されるものである．図1の3連続写真を見てほしい．

　ヤノマミ族は南米奥アマゾンに暮らす先住民族であり，1万年ほどもその基本的な生活様式を変えていないと言われている（国分, 2010）．比較行動学者のアイブル゠アイベスフェルト（Eibl-Eibesfeldt, 1984/2001）は，人類に共通してみられる行動として上の写真を取り上げている．一連の写真は，乳児が大人に食物を食べさせるシーンを写している．被養育個体が成体に食べさせるという行動自体が，他の動物ではまれなものだと考えられ，ヒトでこれが常態化している点が興味深い．しかし，写真はもうひとつの重要な側面を捉えている．それは，乳児が相手の開口・閉口に対して，自らの口を開け，閉じるという同調性を示していることである．乳児は，他者の動きを自分自身に置き換えながら，他者に働きかけているように見える．なぜ，こうした自他の二重化が起こるのだろうか．

　Bråten (2007b) によれば，乳児は「食べさせてもらう」という事態を，すでに相手との"共著者的な"（co-author）ものとして体験しているという．Bråten は，乳児の他者理解の発達が，ピアジェ（Piaget）が述べたような自己中心性（egocentrism）から始まるのではなく，他者中心的な知覚（altercentric perception）を契機としているとする．すなわち，子どもは自己中心的に物事を認識する段階から，徐々に脱中心化（decentering）して他者理解を深めるのではなく，子どもはまず非意識的に他者の立場に擬似的に参加（virtual participation）することによって直観的な他者理解を生みだし，そこから徐々により分化した他者理

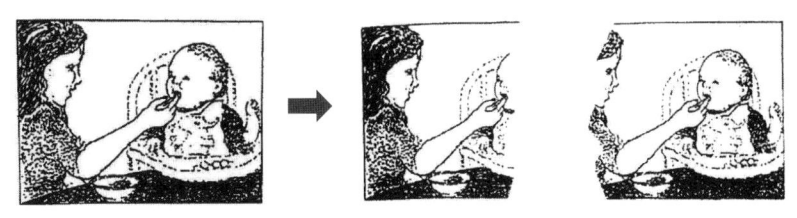

図2　養育者が乳児に食べさせる場面（Bråten, 2007a, b より筆者が作成）

解と自己意識を発達させると主張するのである．

　いま少し，実際のやりとり場面で考えてみよう．図2の左側は，養育者（姉）が11ヶ月の乳児（弟）に食べさせている場面である（Bråten, 2007a）．このコミュニケーションを，便宜的に食べさせている側（養育者）と食べさせてもらっている側（乳児）に分解したのが図2の右側である（Bråten, 2007b）．図2の右側において，養育者は乳児に食べさせながら，自らも口を開けている．これは乳児の食行為への擬似的参加であり，根ヶ山（2002）が養育者から子どもへの共感反応の一種と位置づけるものである．乳児は食べさせてもらうという意味では受動的摂食であるが，相手の動きに対して幾分かの能動的調整を行っているだろう．こうした相互調整的な摂食の成立は，我々が人形に何かを食べさせようとするのとは根本的に異なるものである．

　Bråten（2007b）は，乳児が食べさせてもらうことと重ね合わせるように，相手が自分に食べさせている動き（腕・手だけでなく，開口も含め）をも1つのパッケージとして記憶するのではないかと主張し，これを"e-motional memory"と呼んでいる．e-motional は，emotion（情動）と結びつけた造語で，自分の動きを越えて他者の動きにも参加し（接頭辞 e- は"外側へ"の意），自他の二重の動き（motion）として記憶することを意味する．このような自他二重の食体験の記憶は，乳児の他者に食べさせる行動の発生にとって重要な資源だと考えられる．

　図1で見たような乳児の食べさせる行動は，日本の家庭でも保育場面でもしばしば観察されるありふれた光景である．他の多くの行動と同様に，食べさせる行動も模倣（延滞模倣）の一種として成立していると考えられるが，向かい合った2者がバイバイをし合うような鏡像的・同型的模倣とは異なり，食べさせる行動は受動的に体験したものを能動に転換することによって成り立つ模倣

8章　自他関係の発達と離乳食　・　137

である．Tomasello (1999/2006) は，このような模倣の特殊形式を役割交替模倣 (role-reversal imitation) と呼んでいる．役割交替模倣は，食べさせる行動を想像すれば分かるように，働きかける相手の心理や行動の状態を把握しながら行う必要がある．つまり，相手への配慮 (concern) を含んでいなければうまくコミュニケーションをとることができない．乳児たちがこのように一見複雑な行動を難なくこなしているのは，自らの食べさせてもらうという体験の内部に，すでに他者の能動性への擬似的参加が存在することによるのではないか．

2-2　他者の食行為への擬似的参加

食べさせる行動は，乳児における自他関係性のあり様とその発達について重要な問いを投げかけている．乳児にとって，他者は自己から切り離された存在ではなく，心理的・身体的に不可分の結びつきをもって存在しているのかもしれない．そこで，次に乳児が他者の食行為をどのように体験しているのかを検討してみよう．

離乳食からは少し離れるが，Repacholi & Gopnik (1997) は次のような興味深い実験を報告している．彼らは，14ヶ月児と18ヶ月児を対象に，大人の実験者が子どもの目の前でブロッコリーをおいしそうに食べるシーン，また，クラッカーをまずそうに食べるシーンを見せた．この時，一般に子どもがクラッカーを好むという点が重要である．その後，ブロッコリーとクラッカーが置いてある状況で，子どもに向かってどちらとは言わずに「もっとちょうだい」と言葉をかけた．果たして，14ヶ月児は実験者にクラッカーを，18ヶ月児はブロッコリーを渡す割合が高かったのである．このことは18ヶ月児が他者の好みを自分の好みとは切り離して理解し，適切に応対できることを示唆している．

こうした能力は，いわゆる他者視点取得 (perspective-taking) を基盤とした比較的高度なものであるが，それよりはるかに早い時期に乳児は他者に食べさせる行動を始めている．筆者らの研究からは，縦断的に観察した8組の母子のうち，すべての乳児において生後9〜11ヶ月の間に食べさせる行動が初発した（川田ら, 2005). 他者の食に対する一定の感受性がない限り，食べさせる行動が困難であることを考えると，18ヶ月以前のより原初的な他者理解の形式を探る必要があるだろう．Repacholiらの実験で言えば，いま我々が知りたいのは，「もっ

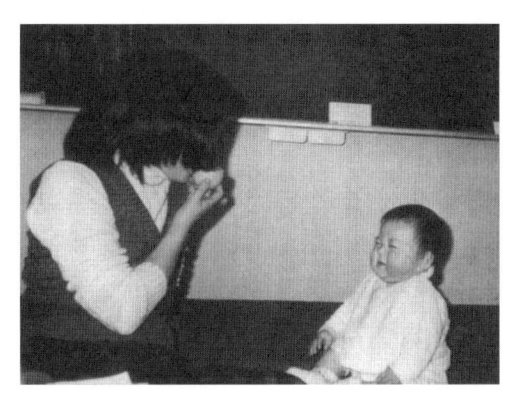

図3 他者が真顔でレモンを食す場面を見て顔をしかめる乳児（久保田, 1993）

とちょうだい」に対する慣習的応対が可能かどうかではなく，（自分が好きではない）ブロッコリーを食べようとする相手を目の前にして，むしろ14ヶ月児の身体がどのように反応したかの方である．もし，何らかのネガティブな反応が起こったのであれば（更に言えば，それが単にブロッコリーのみが呈示されたときとは異なる反応であるなら），14ヶ月児は他者の食行為を観察することによって，擬似的にブロッコリーの食体験をしていたといえないだろうか．

ここで，久保田（1993）が報告した生後6ヶ月児のエピソードと写真（図3）を紹介しよう．

「この子は大人がさし出した半割りのレモンに口をつけて大変すっぱそうな顔をした．その後5分くらいして大人がたわむれにレモンを，おいし いよと普通の顔で口にしてみせたとき，この子はまるで自分がまたそのレモンを食べたかのようにたまらなくすっぱそうにしたのである．」(p. 48, 傍点―筆者)

筆者は，このような現象を擬似酸味反応（virtual acid response）と呼び，より系統的な実験によって検証を試みた（川田, 2011a）．生後5ヶ月から14ヶ月までの乳児43名を対象に，レモン摂食経験の有無によって他者が真顔でレモンを食す場面を呈示した際の反応が異なるかどうかを分析した．その結果，レモン摂食経験のある乳児の方が，経験のない乳児に比べて，顔をしかめるなど酸味に伴う表情反応を統計的に有意に多く示した．こうした傾向は月齢によっても違

いがあり，顔をしかめる反応はより幼い乳児に多く認められた．

このように，乳児にとっての離乳食場面は，自己と他者の心理的・身体的な不可分性を体験し，食を通して自己を知り，他者を知る重要な発達的土壌となっている．これまでは，食をめぐる乳児と養育者との協同的な側面に焦点を当ててきたが，次節では食物や食具を媒介したコミュニケーションがもたらすもう一方の側面，すなわち自他の葛藤の問題を取り上げる．

3　離乳食場面にみる三項関係の発達

3-1　意図のカケヒキ場面としての離乳食

離乳食を開始してから数ヶ月も経つと，乳児は自ら食物や食具に働きかけるようになる．最初は養育者の差し出す食物や食具が目の前に来ると，それに手を添え，両者で持ったまま乳児が摂食するようなかたちだろう．生後7ヶ月前後にしばしば見られたこれを筆者は「協食」と呼んだ（川田，2011b）．その後，生後10ヶ月以降になると乳児の能動性は顕著になり，平均的にみて生後13ヶ月には，養育者に食べさせてもらうよりも自分で食べる割合の方が高くなった．もちろん，その過程は乳児の孤独な努力に依存しているわけではなく，養育者の援助や促しなどの調整的な介入が不可欠であると考えられる．一方で，生後10ヶ月頃になると，養育者にも乳児にも予測できないかたちで，葛藤的な場面が現れることがある．たとえば，次のような事例がある．

事例1　A児（男，10ヶ月）

Aはこのところ母親の持つスプーンによく手が出るようになった．その日もやはり，彼は執拗なまでに母親のスプーンに手を伸ばしていた．母親が渡さないと，Aが度々不満を示して食事にならないので，ついに母親はスプーンを渡した．Aは得意気にそれを振り，上機嫌になる．しかし，一向に食べる気配がないため，母親は「こうやるんだよ」とAの手を取ってすくい方を教えようとした．するとAは激しく怒り出し，泣き声をあげた．その後，食事終了時になって，何が気に食わないのか再びAは泣き出した．母親はやはりスプーンが欲しかったのかと，「スプーンがいいの？」と渡そうとした．しかし，Aは気に

入っていたはずのスプーンをテーブルに叩きつけ，それから放り投げて，天を仰いで泣き出した．

事例1では，スプーンを渡さなければA児が怒るために食事が滞り，かといってスプーンを渡せば遊びになってしまうという典型的なジレンマがある．しかし，発達的にみれば，A児が母親の介入に対して不満を表出するようになっている点が注目される．筆者のデータでは，乳児による母親の援助・制限的介入に対する不満表出は，生後5ヶ月から7ヶ月ではほぼ認められず，8ヶ月で平均10%程度，9ヶ月以降は平均20%から40%の割合で生起することが示された(川田ほか，2005)．なお，A児の母親はこの時期以降，離乳食の際はスプーンを2本用意することにし，A児に1本持たせたまま，別のスプーンで食事を与えるという方略に切り替えた．

更に，次の事例2では，乳児と母親との意図のカケヒキとも言える心理戦を見て取ることができる．

事例2　B児（女，10ヶ月）

Bは比較的早くから能動的，積極的な行動が見られた子どもである．この日，母子の食事は50分にも届こうかというほどの長丁場になった．その原因のひとつは，Bが食事に集中しないながらも，食べないわけではないというのらりくらりとした状況の中で，母親が食事終了のタイミングをつかめなくなってしまったことにある．Bは窓外の景色が見たいのか，度々ベビーラックの上に立ち上がり，背もたれに手をかけて母親に背を向けた格好になった．母親は「こっち向いて」と，その度に姿勢を戻した．また，Bが食卓のものに手を伸ばすと，それを阻止するということが続いた．Bは少々不満気な表情を見せながらも，母親を挑発しているかのようであり，母子の間にはある種の心理的な攻防があるように見えた．その後，この心理戦は急展開した．同じようにBが母に背を向けて立ち上がろうとし，母親はそれを阻止してもとに戻そうとした．その時，Bは明らかに不満そうな表情をし，母親を睨みすえ，そして母親の腕をつねったのである．これに対し，母親はひるむことなく睨み返し，「つねったらだめ！」と叱った．両者は数秒間睨み合ったが，思いもよらぬ母親の反撃にさすがのB

も負けたのか,ニッと笑って,「ア〜ア〜」というような拍子の抜けた声を出した.すると,母親はそれにつられるように同様の声を出し,母親がスプーンにのせた食物を差し出すとBは抵抗なくそれを受け入れ,その後はスムーズな食事へと展開していった.

　行動観察から個人や集団の心理状態を推察することは容易ではない.しかし,A児にせよB児にせよ,母親の介入行為に時間的に連鎖して不満を表明している.そこには,乳児と母親との間で互いの意図を探り合うコミュニケーションがあるように見える.少なくとも,乳児に直接関わる母親の態度は,生後1年目後半に質的な変化を示す.筆者が食事の終了時における母親による乳児への意思確認発話を分析したところ,生後8ヶ月以降になって,母親は「まだ食べるの?」など明確な意思確認発話を乳児に向けて発する割合を増加させた.それと反比例して,「もうおなかいっぱいね」のような乳児の意図や状態を言語化するような,ある種の代弁的発話の割合は減少していった(川田ほか, 2005).ここから,乳児を意図的行為主体 (intentional agent) とみなすことを助けるような乳児の振る舞いが,母親には認知されるようになっていることが推測される.

3-2　シンボル化される食物
　離乳食の後期から完了期は,食材や栄養的な面から幼児食や一般食への移行を含んでいるだけでなく,人類の精神発達上も重要な転換期である.それは,三項関係 (triad relationship) の形成に関わっている.三項関係とは,互いに相手の注意をモニターしながら同一の対象およびシンボル体 (言語等) への意識を共有しているコミュニケーション構造をいう.共同注意 (joint attention) とほぼ同義で使われるが,三項関係は共同注意という心理学的プロセスを含んだコミュニケーションの構造特性全体を含む上位概念として位置づけておく.三項関係以前は,乳児は〈自己―他者〉と〈自己―対象〉との2つの二項関係を経験しているとされる (やまだ, 1987).

　通常,三項関係の形成は,指さし (pointing),受け渡し (giving),提示 (showing) といった基本的ジェスチャーの発生によって測られるが,離乳食場面はこれらのジェスチャーを誘発するコミュニケーションに満ちている.人類におけ

る離乳食の出現は，個体発生において，明瞭に構造化された媒介的コミュニケーションの周期的反復をもたらしたのである．これは，精神発達における離乳食の寄与として無視できない側面である．

　離乳食場面と三項関係との関係を考える上で，次のエピソードには注目すべき内容が凝縮されている．

事例3　C児（男児，13ヶ月）

　Cはソファーに座り，母親はプレートにのったスパゲッティと温野菜を持ってきた．母親はCに対し，「これは？」とトマトを差し出すがCは顔をしかめてのけぞる．「じゃ，これは？」と母親は青菜を差し出してみるが，Cは思いきり顔をしかめてみせ，不快そうに手を振って「あ〜」と非難の声を上げてソッポを向く．母親は「どうしたのー？」とやや非難めいた言い方で，再度「赤いのは？」とトマトを差し出した．Cはまたもや顔をしかめ手で顔を隠してみせた．母親が開き直ったように「じゃ，自分で食べる？」とプレートを差し出すと，Cの表情は一変し，トマトに手を出し始める．スパゲッティを食べる段になり，Cがうまくすくえないのを見かねた母親が，箸でつまんでCの口元にもっていくと，Cは首を振って拒否する．その後，母親の差し出しを受け容れたかに見えた時でも，これ見よがしに吐き出し，今度は自分で食べて見せる．母親はあきれた顔で「なんでー，おんなじのよー」と言う．しかし，Cは繰り返し母親の差し出しを拒否した上で，今度は自分の方から母親に差し出して食べさせる．

　事例3で興味深いのは，C児が必ずしも「食物そのもの」を拒否しているわけではない事実である．彼は自分でならトマトもスパゲッティも食べるのである．反対に，母親が差し出した場合は拒絶する．C児が反応しているのは，食物という物理的対象ではなく，食べさせようとする母親の意図や，母親の意図が反映された食べ方の手続きに対してである．つまり，食物を媒介したコミュニケーションの文脈が，食物がどのような意図の下で扱われるかというシンボリックな作用によって影響を受けているのである．離乳食完了期のC児が出会っているのは，もはや物質としての食物ではなく，物質が心理的現実をまとっ

8章　自他関係の発達と離乳食・143

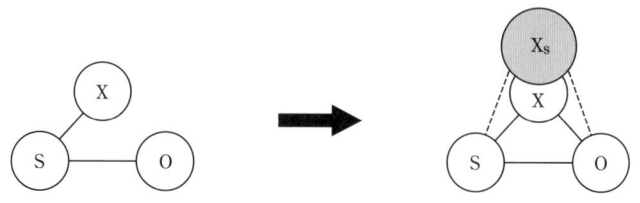

図4 二項関係（左図）と三項関係（右図）
sは乳児，oは他者，xは対象を指す．右図におけるx_sは，xのシンボル体を意味する．

た記号的媒介物としての食物（食具）である．

　図4に二項関係から三項関係への展開を模式的に示した．二項関係は概ね生後2ヶ月目から成立してくる．離乳食がはじまる生後半年頃には，乳児は単純な二項関係を脱して萌芽的な三項関係の段階に入っていくと考えられるが（川田，2011b; 大藪，2008），C児が示したような明確な三項関係的振る舞いが現れるのは12ヶ月前後からであろう．

おわりに

　食育という概念が広く普及していく中で，栄養や規範的側面のみならず，食の中のコミュニケーションを重視しようという立場もある．人類における食が共同の営みであることの意味を考えれば，そのコミュニケーション機能に注目するのは至極当然ともいえる．しかし，乳児にとっての離乳食が，後年のコミュニケーションを支える栄養豊かな社会的土壌となっていることについては，これまであまり正面から指摘されてこなかった．本章が離乳食に対する新鮮な見方をひとつでも提供できたなら幸いである．

引用文献

Bråten, S. (2007a). Introduction. In S. Bråten (Ed.), *On being moved: from mirror neurons to empathy*. Amsterdam: John Benjamins Publishing Company. pp. 1–17.

Bråten, S. (2007b). Altercentric infants and adults: on the origins and manifestations of participant perception of others' acts and utterances. In S. Bråten (Ed.), *On being moved: from mirror neurons to empathy*. Amsterdam: John Benjamins Publishing Company. pp.

111–135.

Dettwyler, K. A. (1995). A time to wean: The hominid blueprint for the natural age of weaning in modern human populations. In P. Stuart-Macadam, & K. A. Dettwyler (Eds.), *Breastfeeding: Biocultural Perspectives.* New York: Aldine de Gruyter. pp. 39–73.

Eibl-Eibesfeldt, I. (1984). *Die Biologie des Menschlichen Verhaltens: Grundriß der Humanethologie.* Piper Verlag. (アイブル=アイベスフェルト, I. 日高敏隆(監修)・桃木暁子ほか(訳)(2001). ヒューマン・エソロジー――人間行動の生物学　ミネルヴァ書房)

石毛直道 (2005). 食卓文明論　中央公論社.

河原紀子 (2009). 保育園における乳幼児の食行動の発達と自律　乳幼児医学・心理学研究, **18**, 117–127.

川田学 (2011a). 他者の食べるレモンはいかにして酸っぱいか？――乳児期における擬似酸味反応の発達的検討　発達心理学研究, **22**, 157–167.

川田学 (2011b). 乳児期における自己発達の原基的機制――客体的自己の起源と三項関係の蝶番効果　博士学位論文(首都大学東京).

川田学・塚田-城みちる・川田暁子 (2005). 乳児期における自己主張性の発達と母親の対処行動の変容――食事場面における生後5か月から15か月までの縦断研究　発達心理学研究, **16**, 46–58.

Kennedy, G. E. (2005). From the ape's dilemma to the weanling's dilemma: early weaning and its evolutionary context. *Journal of Human Evolution*, **48**, 123–145.

国分拓 (2010). ヤノマミ　NHK出版.

久保田正人 (1993). 二歳半という年齢　新曜社.

中根千枝 (1970). 家族の構造――社会人類学的分析　東京大学出版会.

根ヶ山光一 (2002). 発達行動学の視座――〈個〉の自立発達の人間科学的探求　金子書房.

西田利貞・保坂和彦 (2001). 霊長類における食物分配　西田利貞(編)　ホミニゼーション　京都大学学術出版会　pp. 255–304.

大藪泰 (2008). 発生期の共同注意と自己感・他者感　乳幼児医学・心理学研究, **17**, 1–11.

Repacholi, B. M., & Gopnik, A. (1997). Early reasoning about desires: evidence from 14- and 18-month olds. *Developmental Psychology*, **33**, 12–21.

Tomasello, M. (1999). *The cultural origins of human cognition.* Cambridge: Harvard University Press. (トマセロ, M. 大堀壽夫・中澤恒子・西村義樹・本多啓(訳)(2006). 心とことばの起源を探る　勁草書房)

上野有理 (2007). チンパンジー親子にみる「食育」　発達, **110**, 104–112.

Ueno, A., & Matsuzawa, T. (2004). Food transfer between chimpanzee mothers and their infants. *Primates*, **45**, 231–239.

de Waal, F. B. M. (1996). *Good Natured*. Cambridge, MA: Harvard University Press.（ドゥ・ヴァール，F. B. M.　西田利貞・藤井留美（訳）(1998)．利己的なサル，他人を思いやるサル　草思社）

やまだようこ (1987)．ことばの前のことば――ことばの生まれるすじみち1　新曜社．

9章　仲間・友だちと食

長谷川智子

　子どもの頃の仲間・友だちとの間での食べ物にまつわる想い出にはどのようなものがあるだろうか．小学生の頃，仲間と一緒に駄菓子屋さんであめを買って店先で食べた．スナック菓子についているカードを集め仲間と交換した．スイミングのバスで顔見知りの子と何となく目が合って持っていたおやつをあげて友だちになった．友だちの家に遊びに行って一緒におやつを食べた．中学，高校に入学したての頃，一緒にお弁当を食べてくれる仲間がいるか不安だった．部活動の後に毎日アイスを食べながら仲間と他愛のない話をしてから帰るのが日課だった．試験の前になるとファストフード店でハンバーガーをほおばりながら友だちと一緒に勉強をした……このようなエピソードのうちの2,3は誰もが子ども時代に経験していることではないだろうか．そしてこのようなエピソードは今も昔もかわらずにみられるものであろう．

　日常生活において子どもが仲間・友だちと一緒に食べるものは，駄菓子やスナック菓子，コンビニエンスストアで買うおにぎりやパン，ファストフード店のハンバーガーなど手軽な食べ物である．その手軽な食べ物は栄養摂取のために必要であるというわけでなく，どちらかといえば親から食べるなといわれるような食べ物であることの方が多い．また子どもにとっては，これらの食べ物そのものに大きな意味があるというよりは，その食べ物を介して友だち同士がリラックスして，おしゃべりをするというような，食べ物が人間関係の潤滑油の役割を果たしている．このように考えると，仲間・友だちと一緒に食べるということには，栄養摂取という意味での食ではなく，人間ならではの社会文化的な食という意味合いが大きい．

　一方，仲間・友だちに関する食の研究のほとんどは，子どもが「健康的に食べる」ためには仲間・友だちがどのような影響を与えるのかというものである．

なぜ先行研究は，われわれの日常感覚で素朴にとらえられる仲間・友だちに関する社会文化的な食の側面と離れたところでおこなわれているのだろうか．その理由として，筆者は次の2つがあるものと考えている．1つめは，食研究全体の方向性のありようである．国内外を問わず，食研究は栄養のバランスよく健康的に食べることがあたかももっとも重要な目標であり，その目標を達成するためにおこなわれているといっても過言ではない．健康的に食べることの重要性は，研究者のみならず，メディアから多くの情報を受けている一般の人にも浸透しており，先進国全般における大きな関心事である．2つめは，子どもの健康に関する問題が大きい欧米の現状である．仲間・友だちと食に関する研究の多くは欧米の中でもアメリカにおけるものである．アメリカ，イギリスなどでの子どもの食に関わる主な問題は，脂肪摂取過多と野菜や果物の摂取不足，その結果としての肥満，女子における過度なダイエットである．それらの問題を解決するために，友だち関係が親密化してくる児童期・思春期において，有効な健康教育プログラムの開発の一助として，子どもが健康的に食べることへの友だちによる影響を検討する必要があるということである．

　筆者は，「健康的に食べる」ということは，人間の食行動のうちの1つの軸にしか過ぎず，仲間・友だちに関する食研究では，「仲間・友だちと一緒に食べる」ことから生じるおいしさ，楽しみや喜びときには葛藤，または仲間・友だちとの関係性そのものの変化など，社会文化的側面に注目して研究をしていく必要があると考えている．では具体的にはどのような研究の方向性が考えられるだろうか．本章では，この点を考えていくために，はじめに各発達段階における仲間・友だち関係の特徴について概観する．次に，幼児期から思春期までの仲間・友だちに関する研究のうち，主に社会文化的な関心に基づいた食研究をとりあげる．最後に，今後の研究の方向性について模索する．

1　仲間関係と友だち関係

　仲間関係とは，年齢がほぼ同じ相手との関係のことであり，個人的にはさほど親密ではない関係とされる．日本語での「仲間」には個人的にはさほど親密ではなくとも何らかの興味・関心をともにする者を指すことが多い一方で，英

語の「peer」はその場ではじめて顔を合わせた同年代の子どもたちも含むこともあり，日本語の仲間よりも幅広い概念であるともいえる．一方，友だち関係とは，仲間関係のうち互いに好意をもった親密な関係のことをいい，仲間関係の一部と考えられる．本章では，はじめて顔を合わせた同年代の子ども同士を意味するときは「peer」とし，それ以外では「仲間」とする．

本節では，発達段階ごとに仲間関係・友だち関係の特徴についてルービン (Rubin et al., 2006) のレビューを中心にみてみよう．

1–1 乳児期から幼児期

乳児期の赤ちゃんはおもに主たる養育者との関係性を中心として人間関係を形成していくが，生後1年間に遊び相手の子どもに対して，微笑したり，眉をひそめたりなど意図的に表情を変えたり，相手のようすを観察するようになる．

1歳から2歳になるまでの間に子どもの語彙数は急速に増え，コミュニケーションができるようになる．また，仲間を観察してから自分が反応し，さらにまた仲間を観察してから反応するというかけあいのような相互作用ができるようになる．仲間とのかかわりはポジティブな相互作用だけでなく，「もの」を中心として仲間と争ったり，葛藤を示したりもする．

2歳から5歳では，年齢や性，行動などが類似した仲間を「友だち」とするようになる．幼児は一度友だち関係を形成すると，その友だちとの間の関係は独占的になる．友だちとの関係では，子どもは協調的でポジティブな行動を示す一方，互いの意見の違いを中心としてけんかをしたり葛藤を生じたりもする．

1–2 児童期

児童期の子どもは，幼児期までと比較して遊び相手が同年齢，同性の子どもであることが増えたり，仲間集団の規模が大きくなったりする．この他に，大人の仲間関係への介入の減少，地域における仲間との行動範囲の広がり，さまざまな社会的活動の参加により個人が属する仲間集団の多様化がみられる．友だち関係についても，幼児期では「今，ここで」の関係性に固定されていたが，児童期に入ると時間を超えた関係性を保つようになる．

児童期の仲間関係のもっとも大きな特徴は，仲間が同性のみによって集団化

することである．児童期の後半では集団のみに通用するルールに基づいて行動するギャング・グループが形成されるといわれている．また高学年から中学生の間では共通の興味関心に基づいて集まるチャム・グループが形成される．このような集団では，集団のなかで類似性を保つために，「同じ」ようにふるまうような圧力がかかる．これをピア・プレッシャーという．

　友だち関係についても児童期の間でも大きく変化する．7, 8歳の子どもの友だち関係の概念は，友だちとは一緒にいて報酬となる人，近所に住んでいる人，おもしろいおもちゃやものをもっている人，遊びについての期待が共有できる人である．一方，10, 11歳になると友だちとは価値や社会的理解を共有するようになり，11～13歳頃で友だちは類似した関心を共有し合い，相手に対して忠誠心をもち，自己開示をするようになり，友だちのなかでも特に親友ができるようになる．一般に女子の方が男子よりも関係性が親密になり，個人的な情報交換や自己開示が多い．これが原因となって，女子は男子と比べて親友との間に一度コンフリクトが生じると関係性の維持が難しくなるといわれている．

1–3　思春期

　思春期では，児童期よりも仲間・友だちと一緒に過ごす時間がさらに長くなるとともに，仲間・友だちからの影響も大きくなる．中学生の頃は児童期の後半から続いている仲間集団がみられ，自分が属する仲間集団によりいっそう同調し，排他的になる．一方，この時期の子どもは親や教師などの大人の態度や行動に批判的になり大人から分離・自立していこうとするが，本来の意味での自立にむかう前に，ピア・プレッシャーの影響を受けて本意ではない行動をしたりするというような，仲間に依存をする側面もみえる．

　高校生になると，それまでにみられた仲間集団での同質性による結びつきではなく，互いの個性，異質性を認め合うような関係性が形成される．これをピア・グループという．ピア・グループでは，ピア・プレッシャーや集団の凝集性が低くなる．また，集団の人数も少なくなるとともに，子どもたちは脱集団化していく．このようなプロセスを経て真の意味で親から自立し，仲間・友だちとの関係においても自律的な関係性を営んでいくことができるようになる．

2 先行研究による仲間・友だちと一緒に食べることの社会・文化的側面の検討

2-1 社会的促進

日常生活においてひとりで食べるよりも他の誰かと一緒に食べるときのほうがたくさん食べていることに気づいた経験はないだろうか．他者が見ていたり，一緒に行動したりすると，おこなっている行動が促進されることを社会的促進という．人間の成人や動物の食行動の研究では，他者と一緒に食べるときの方がひとりで食べるときよりも摂取量が多いことが明らかになっており，このことは社会的促進の効果であるといえる (概説として外山 (2008a))．

このように食行動において社会的促進が生じるメカニズムとして2つの仮説がある．1つめは覚醒仮説であり，より大きな集団では活動性あるいは覚醒レベルがより高まり，その結果として食べる速さが速くなり，よりたくさん食べるというものである．2つめは時間拡張仮説であり，食べ物の前にいる時間が長くなることによって摂取量が増えるというものである．これまでの研究では，覚醒仮説は主に動物において援用され，時間拡張仮説は成人において援用される．

では，子どもの食事場面では社会的促進は生じるのであろうか，生じるとしたらどのようなメカニズムで生じるのだろうか．子どもの食事場面での社会的促進を検討したものとして，幼児を対象としたルーメンとヒルマン (Lumeng & Hillman, 2007) があげられる．2.5～6.5歳の幼児を対象として，おやつとしてだされたクラッカーを3名または9名の子どもで食べた場合において食行動に違いがあるか検討した．その結果，単純に9名集団と3名集団のクラッカーの摂取量を比較すると差はみられなかった．そこで，おやつの時間を短時間 (11.4分未満) と長時間 (11.4分以上) の2群に分類して，集団の人数の違いによる摂食量の差異を検討したところ長時間群においてのみ9名の集団の方が3名の集団より摂食量が30％多いこと，長時間群ではおやつの時間の長さと摂食量の多さには関連がないことが明らかとなった．ルーメンとヒルマンは，おやつの時間が長い群において人数の多い方に摂取量が多かったが，おやつの時間と摂食量に関連がなかったことから，時間拡張仮説は援用できないとし，人数が多い

方が早く食べ始め，社会的な相互作用が少ないことなどから，これらの現象には覚醒仮説によるメカニズムがあるのではないかと推測している．

2-2　食べ物の分かち合い

人間は食べ物を分かち合って食べる唯一の動物であるといえる．サルやニワトリなどでも，他の個体と同じ場所で食べるが，それはただ単にその場に一緒にいるのみで，食べ物を分かち合うということはない．分かち合い行動は，自分がもっているものを他者の利得のために犠牲にするということを意味する．子どもはどのような相手に対して食べ物の分かち合いをおこなうのであろうか．

バーチとビルマン（Birch & Billman, 1986）は，分かち合い行動を他者の利益を共有することによる物質的な所有の犠牲をもとめる向社会的行動ととらえ，3～5歳児の幼児を対象として，自分の好きなおやつと好きでないおやつを同性の仲間に対して分かち合いをするかどうか検討した．仲間については，一緒に遊びたい友だちと，一緒に遊びたいというわけではないが嫌いでもない知り合いの2種類とした．対象児の好きなおやつと好きではないおやつは紙皿の上にそれぞれ10個，仲間も対象児と同じおやつがそれぞれ1個与えられており，対象児がどのように振る舞うかが観察された．分かち合い行動は次の3つに分類された．1つめは自発的な分かち合いであり，対象児が仲間からの言語的身体的はたらきかけなしに主体的に分かち合う行動である．2つめは誘発された分かち合いであり，仲間から「君は僕よりたくさんもってるよね」，「僕にいくつかくれないと友だちにならないよ」などとおやつを要求され，分かち合う行動である．3つめは受動的な分かち合いであり，仲間が対象児のおやつをとることに無抵抗であることである．関係性（友だち・顔見知り）と性（男児・女児）により相手に分けたおやつの個数について分散分析をおこなったところ，女児は友だちの方に顔見知りより多くのおやつを分けたのに対して，男児は関係性の違いによる差はみられなかった．また，分かち合い行動のほとんどは誘発された分かち合いであり，友だちによる誘発が多かった．一方，おやつに対する好みの違いについては，当初好きなおやつより嫌いなおやつにおいて分かち合いが生じると仮定されていたがそのような結果は得られなかった．女児が友だちに対して食べ物を頻繁に分かち合うのは，幼児期の女児は男児に比べて友だち

の集団の人数が小さく排他的であることが原因と考えられる．従って，少なくとも本研究では男女とも友だちに対する方が顔見知りに対するよりも食べ物をほしいと頼むことができることから，誘発されて食べ物を分かち合うことは友だちの証であるということは可能である．しかしながら，この実験では子どもが対象児から食べ物を分けてほしいときに「もし食べ物をくれたら友だちになるよ！」と言ったりすることから，分かち合いが友情の発展に寄与する可能性はあるが，実験計画上この点について検討することはできなかった．

2-3 親と一緒に食べることと仲間・友だちと一緒に食べることの違い

　子どもが親と一緒に食べることと仲間・友だちと一緒に食べることではどのような違いがあるのだろうか．外山は食の社会的側面に注目し，幼児を対象として食事場面における母子の相互作用 (外山, 2008b)，仲間の相互作用 (外山, 2000) を検討している．このように子どもの食事について相互作用そのものを検討したものは極めて少ない．以下にそれらの詳細をみてみよう．

　外山 (2008b) は，1, 2, 3 歳児とその母親の家庭での食事場面の観察に基づき母子相互作用を検討している．外山は食事場面における摂食を生物学的側面，マナーを守ることとおしゃべりをすることを社会的側面とし，これら2つの側面の両立を文化的活動としての食事とみなした．食事場面におけるエピソードを① 摂食に関するやりとり，② マナーに関するやりとり，③ 一般的な話題によるおしゃべりの3つとし，それらのエピソードの導入者が母親である場合と子どもである場合の導入率を算出した．母親の導入率は摂食，マナーで高く（78〜100%），おしゃべりでは低く（10〜33%），これらの結果は子どもが咀嚼しているかどうかや年齢に関係なく一貫して示された．すなわち，子どもは咀嚼の有無にかかわらず食事場面におしゃべりを持ち込むが，母親は子どもの摂取状況をみながら，咀嚼しているときには子どもが持ち込むおしゃべりを排除しないことによっておしゃべりが入り込むことを許容し，咀嚼していないときは食事にふさわしくないものとみなして，子どもが咀嚼しているときにだけ応答することによって調整していく．このことから外山は生物学的側面と社会的側面をあわせもつ食事は，母親と子どものそれぞれが独自の役割をもち補完的な形でやりとりを展開するなかで作られるととらえている．一方，仲間における食

事場面でのやりとりについては，弁当持参の4～5歳児の幼稚園児を対象とした観察によるものである（外山, 2000）．食事場面における仲間のやりとりには，①おかずや食べ方などの食に関連したやりとり，②家族や経験などの一般的な内容のやりとり，③しりとりのような遊びまで多様な内容のやりとりがみられた．さらに，やりとりの内容を定型的なやりとりを含むもの（ルーティン），含まないもの（非ルーティン），その他（ひそひそ話）に分類した．ルーティンについては，食べ物に関するもの（例：「ミートボールあるひと，てーあげてー」），一般，遊びに分類した．その結果，4歳児クラス秋には食べることに直接関連した内容のやりとりが多く，ルーティンも頻繁に出現し，そのような場合やりとりの参加者が多く，やりとりが持続的であった．5歳児クラス春から秋になると，ルーティンも食べることに直接関連したやりとりが少なくなり一般的なやりとりが増え，ルーティンを使わない方が参加者数が多く持続的なやりとりがみられるようになり，このことは一般的な内容のやりとりにおいて顕著になった．話題の定型性については4歳児クラス秋ではルーティンが多く非ルーティンが少ないが，5歳児クラス春・秋ではルーティンが少なく，非ルーティンが多かった．これらのことから5歳児クラス秋になるとルーティンに頼らずやりとりを維持できるようになり，少人数で長いやりとりが維持できるようになることから，ルーティンはある特定の時期におけるやりとりへの参加とその維持を助ける役割を有すると推測されている．

　これまでみてきたように外山（2000; 2008b）から，子どもが親と一緒に食べることと仲間・友だちと一緒に食べることの本質的な違いが示唆されている．すなわち，親は子どもと対等ではなく基本的には子どもがスムーズに食べるという生物学的な側面をコントロールし，食べることが順調に進行するときのみにおいて子どものおしゃべりに応じている．一方仲間と食べることはお互いが対等であり，主に社会的側面が強調されることになる．

　親と食べることと仲間・友だちと食べることの違いは「健康的に食べること」への親と友だちの影響について検討した研究からも示唆が得られる．例えば，ミケーラとコンテント（Michela & Contento, 1986）では，5～11歳の子どもを対象として食物選択への認知的影響について検討している（研究の詳細は長谷川（2005））．食物選択に認知が関係していると考えられる7歳以上の子どもの食物

選択の理由を分類したところ主に3つとなった．第1群は，子どもは健康的な食品を選択し，食べると太るものを避けようとし，親も健康的な食物を提供することにより子どもの食物選択をサポートしている群（健康・親群），第2群は食物選択においてもっとも重要なのはおいしさであり，自分の食物選択には友だちが食べているということが影響している群（味覚・友だち群），第3群は食物選択には複数の動機があるが，どれも明確ではなく，唯一その食べ物を入手しやすいということが重要な群（複数動機・環境群）であった．これら3群の子どもたちが実際に何を食べているか24時間思い出し法によって測定したところ，栄養の質がもっともよかった群から順に複数動機・環境群，健康・親群であり，もっとも栄養の質が貧弱であったのは味覚・友だち群であった．ミケーラとコンテント（Michela & Contento, 1986）の研究から，児童期の親は健康的な食を提供する存在であり，友だちは栄養バランスの観点からは質の悪い「おいしい」ものを教えてくれる存在であることがわかり，仲間・友だちとの関係性において食を介して大人とは違う世界観，価値観を共有していることが示唆される．また，思春期における「健康的な食」に関する研究では，食物摂取に影響を与える要因として親と仲間の影響の両方が測定されることがほとんどである．フォーネケラ（Feunekes et al., 1998）ではオランダの15歳の子どもを対象とした食物選択と脂肪の摂取に関する親や友人などによる影響を検討した．朝食・昼食・夕食・おやつにおける母親・父親・友だちとの共食頻度をみたところ，母親・父親とは夕食での共食が多い一方で，昼食では少ないこと，友だちとは昼食とおやつを時々一緒に食べるが，朝食や夕食ではめったに共食しないことが示された．また，食べ物についての話題も家庭における方が友だちとの間よりも頻度が高かった．調査対象となった食べ物の摂取頻度について，子どもと母は87％の食べ物，子どもと父親は76％の食べ物で有意な関連がみられたのに対して，子どもと友だちとの間では19％の食べ物において関連性が有意であった．摂取頻度の相関が高かった食べ物は，子どもと父親・母親は主にベーコンやピザ，ミンチ肉などの主食，主菜となる食べ物が多かったのに対して，子どもと友だちはパンやアルコール，コーヒーに入れるミルクやスナックフードなどであった．また脂肪の摂取についても子どもと父親・母親との間では有意な関連性がみられたが，子どもと友だちとの間では関連がなかった．これらのこ

とから食物摂取の類似性は親子の間でみられるのに対して，友だちとの間の関連性は総じて低いことが示された．

その他の研究においても食物摂取への仲間の影響が大きいとする研究はあまりみられない．その理由についてストーリーら（Story et al., 2002）は，青年は個性化，自立性，独立を求め，自分の行動が他者から影響を受けていると信じたくないので，彼らに社会的な影響を評価させることは困難であると指摘している．さらに思春期の若者は，成人のように食行動における社会的影響を意識していないかもしれず，食行動における仲間からの影響は直接的であるよりむしろ間接的であろうとしている．

2-4 体型

欧米や日本では，特に思春期の子どもや成人において痩身願望が強く，自らの体型を過度に意識する人が多いことは一般的に知られている．このような意識は，思春期においてはじめて生じるのではなく，アメリカでは5歳の女児がすでにダイエットがどのようなものであるか意識しているという報告もある（Abramovitz & Birch, 2000）．児童期には特に太っていることに対して仲間や家族からからかいを受ける機会も増え，自分の体型への関心も強くなる．

サルヴィら（Salvy et al., 2007）は，思春期前にあたる8～12歳の女子を対象にクッキーの摂取において自分の体型及びpeerの体型の影響がみられるかどうか検討した．実験参加者を体重によって過体重，普通体重に分類し，2人とも過体重，2人とも普通体重，普通体重と過体重のペアを作った．実験参加者は，課題をおこなっている間クッキーを好きなだけ食べてよいと教示された．摂取したクッキーのエネルギー量を比較したところ，過体重の女子は，相手が普通体重であるときよりも過体重である方がより多く食べ，普通体重の女子は相手の体型に関係なく同じ量を摂取することが示された．このことは，成人の過体重者の研究と一致した．このように過体重の女子が相手の体型によって摂食量を変える原因として，サルヴィらは，過体重の女子は共食者が過体重であるともっとも安らぎが得られ，このリラックス効果によって抑制が解かれ，摂食量が増加するという可能性，過体重の女子は，相手が普通体重であると摂取量を抑え，相手が同じ体型の時は普段と同じ量を食べるという可能性を指摘している．さ

まざまな研究によれば，過体重の若者は自身の体重を非難されていることを意識しており，過体重者は他者の前では自身の食物摂取を抑制することによって，過体重であるがゆえに非難されることを防ぎ，そうすることによって社会的承認が得られると信じている．おそらく，過体重の女子は普通体重の女子の行動を食べることにおける適切さのガイドとして用いており，普通体重の参加者の行動が過体重の女子のスナック菓子の摂取量のブレーキであり限界のセットとして操作しているものと考えられる．

3　仲間・友だちと食に関する今後の研究の方向性

仲間・友だちと食に関する研究において栄養的な側面をとらえた研究と社会文化的側面をとらえた研究では何が違うのだろうか．研究計画という観点から両者の違いを検討する．栄養的な側面からの研究では，独立変数として仲間の食事場面の行動，健康的な食への意識があり，従属変数として個人の健康的な食の程度ということとなる．子どもの食の研究でもっとも盛んなのは，他者の行動を観察して学習するモデリングに関する研究であり，peer の食行動のモデリングが子どもの食行動に影響を与えるかどうかに関連する研究は数多い（古典的な研究としては，Duncker, 1938; Birch, 1980; 近年では Greenhalgh et al., 2009）．一方，社会文化的側面からの研究は，独立変数として食べ物，食事場面，従属変数として仲間・友だち関係，個人の感情，食のあり方などが考えられる．しかしながら，社会文化的側面からの先行研究では従属変数として摂取量などの極めてシンプルな食の変数であることが少なくない．この理由としては，これまでの研究における社会文化的側面の研究は，個々の研究における興味関心が独立していて，社会文化的側面から食発達をとらえるという意識が個々の研究を超えた次元において系統として共有されてこなかったことが指摘できるだろう．

では，社会文化的な側面から仲間・友だちに関する食発達の研究として，実際にどのような研究をする必要があるのだろうか．以下に4つの視点から提案したい．

第1は，仲間・友だちとの共食に関する基礎的な研究である．従来の研究では，共食相手との関係性の違いにより「摂取量」がどのように違うか検討され

ているものがほとんどである．しかしながら，人と一緒に食べる，特に仲間・友だちという気心の知れた相手と食べるということは，食事が楽しくなり，味覚という水準を超えた「おいしさ」が高まるということは容易に予測されるが，そのような食発達の研究はほとんどみられない．仲間・友だちとの共食の個人の「おいしさ」への影響に関する研究が必要であろう．

　第2は，仲間・友だちとの親密性，あるいは仲間関係の築き方が食のありかたにどのように影響するか検討することである．近年，日本の大学生や社会人において，知り合いがいる大学内や会社内においてひとりで昼食をとることをためらい，そのような状況になるときには食事をとらずに，こっそりお菓子をつまんで空腹をしのいだり，極端な場合にはトイレでパンやおにぎりを食べたりするという現象があることが指摘されている．これまでにこのような実態をとらえるためにいくつかの質問紙調査による研究がおこなわれているが，対象者自身の状況の回答の信頼性などをはじめとして，一定の見解が得られる段階には至っていない．極端な例ではあるが，摂食障害が自分の生命をかけての自己表現の1つととらえることができるように，食行動は生命維持の根底にある一方で，食行動のありかたは自己のありかたの現れとしてとらえることができる．現代社会において特に思春期以降の仲間・友だちとの関係は，インターネット上のヴァーチャルな人間関係が複雑化する一方で，対面による関係性が表面的になり，希薄化しているといわれており，お互いの違いを認め，他の人には言えないことも腹を割って語り合うというような旧来の友だち関係から大きく変貌しているようである．個人としての自尊心を保ちながら人前においてひとりで食べるということにはどんな要因が関与するのか，友だち関係のありかたから検討することは意義のあることであろう．

　第3は，仲間・友だち関係を媒介する食べ物の意味に関する検討である．チャップマンとマックリーン（Chapman & Maclean, 1993）は11〜18歳のカナダの女子を対象にジャンクフード（高エネルギーであるがビタミンや繊維，ミネラルなどの栄養素が低く健康によくない食べ物のこと）と健康的な食べ物との意味の違いについてインタビューをおこなった（詳細は長谷川（2005））．その結果，ジャンクフードは家族から離れ，仲間・友だちを象徴するものである一方，スリムになりたいがゆえに摂取に対する葛藤を抱かせる両価的な食べ物であり，

健康的な食べ物は家族との食事,親と一緒にいること,家にいることを意味していた.ジャンクフードに対する思春期女子のこのようなとらえ方は,大人に対する抵抗をもちながらも痩身は切実な願いであるというまさに思春期の子どものこころを象徴している.仲間・友だちを媒介する食べ物に意味合いが生じるのはいつ頃か,発達に伴う食べ物の意味の変化についても考える必要があるだろう.

第4は,仲間・友だちとの共食やそのときにやりとりされる食べ物のどのような側面が,仲間・友だち関係の深化につながるのか検討することであり,大きく2つの視点が考えられる.1つめは,成人が仲間と集うときには,食べ物がコミュニケーションの潤滑油として機能しているが,そのように食べ物がコミュニケーションの潤滑油として機能するようになるのは,発達的にいつ頃からなのかということである.仲間・友だち関係は児童期以降親密になるが,フォーネケら(Feunekes et al., 1998)やストーリーら(Story et al., 2002)からはそのような結びつきの強さは,食以外のところに現れるということが示唆されたが本当にそうだろうか? 食との結びつきを単に共食の機会の少なさや食べ物にまつわる会話の少なさを根拠にしてもよいのだろうか? 2つめは,食べ物の分かち合い行動の仲間関係の深化への影響である.この因果関係についてはバーチとビルマン(Birch & Billman, 1986)では検討できなかったものである.すなわち,「おやつをかえっこすることにより仲良くなれる」のかどうかである.日常生活においては,このような経験は誰もがしているように思われるが,研究としては存在しない.

以上,仲間・友だちと食に関する新たな方向性の提案は,日常生活において我々が営んでいる素朴な食生活のなかでみられる疑問そのものである.仲間・友だちと食に関する研究はこれから発展していく分野であり,宝の山が埋まっているといっても過言ではないだろう.

引用文献

Abramovitz, B. A., & Birch, L. L. (2000). Five-year-old girls' ideas about dieting are predicted by their mothers' dieting. *Journal of American Dietetic Association*, **100**, 1157–1163.

Birch, L. L. (1980). Effects of peer model's food choices and eating behaviors on preschoolers' food preferences. *Child Development*, **51**, 489–496.

Birch, L. L., & Billman, J. (1986). Preschool children's food sharing with friends and acquaintances. *Child Development*, **57**, 387–395.

Chapman, G. C., & Maclean, H. (1993). "Junk food" and "healthy food": Meanings of food in adolescent women's culture. *Journal of Nutrition Education*, **25**, 108–113.

Duncker, K. (1938). Experimental modification of children's food preferences through social suggestion. *Journal of Abnormal and Social Psychology*, **33**, 489–507.

Feunekes, G. I. J., de Graaf, C., Meyboom, S., & van Staveren, W. A. (1998). Food choice and fat intake of adolescents and adults: Associations of intakes within social networks. *Preventive Medicine*, **27**, 645–656.

Greenhalgh, J., Dowey, A. J., Horne, P. J., Lowe, C. F., Griffiths, J. H., & Whitaker, C. J. (2009). Positive- and negative peer modeling effects on young children's consumption of novel blue foods. *Appetite*, **52**, 646–653.

長谷川智子 (2005). 成長とともに変わる食――食べることの発達　今田純雄 (編)　食べることの心理学――食べる・食べない・好き・嫌い　有斐閣　pp. 111-128.

Lumeng, J. C., & Hillman, K. H. (2007). Eating in larger groups increases food consumption. *Archives of Diseases in Children*, **92**, 384–387.

Michela, J. L., & Contento, I. R. (1986). Cognitive, motivational, social, and environmental influences on children's food choices. *Health Psychology*, **5**, 209–230.

Rubin, K. H., Bukowski, W. M., & Parker, J. G. (2006). Peer interactions, relationships, and groups. In W. Damon, & R. M. Lerner (Eds.), *Handbook of child psychology 6th Ed. Vol. 3 Social, emotional, and personality development*. New Jersey: John Wiley & Sons. pp. 571–645.

Salvy, S. -J., Romero, N., Paluch, R., & Epstein, L. H. (2007). Peer influence on pre-adolescent girl's snack intake: Effects of weight status. *Appetite*, **49**, 177–182.

Story, M., Neumark-Sztainer, D., & French, S. (2002). Individual and environmental influences on adolescent eating behaviors. *Journal of American Dietetic Association*, **102**, S40–S51.

外山紀子 (2000). 幼稚園の食事場面における子どもたちのやりとり――社会的意味の検討　教育心理学研究, **48**, 192-202.

外山紀子 (2008a). 発達としての共食――社会的な食のはじまり　新曜社.

外山紀子 (2008b). 食事場面における1～3歳児と母親の相互交渉――文化的な活動としての食事の成立　発達心理学研究, **19**, 232-242.

10章　食べ物の分かち合いと
　　　　社会の成り立ち

大村敬一

はじめに

　「このイネッグロアック湖で私が自分のヤス（魚獲り用の槍）で生まれて初めて魚を獲ったとき，その魚を取り上げられ，私は大泣きした．私が魚を氷穴から取り出すとすぐに，そばで魚を獲っていた叔父がやって来て，その魚を私から取り上げて捌き，キャンプにいた人びとですっかり食べてしまった．私は子どもだったから，その魚を配らずに自分のものにしておきたかった．だから大泣きしたんだ．当時はいつもこうだった．祖先たちはそうした．同じ年の春にも叔父は同じことをした．タヘルグロアック湖で私が大きなマスを獲ると即座に，彼は駆けつけてその魚を捌き，キャンプにいた人たちですっかり食べ尽くしてしまった．彼らは食べ始めると，一緒に食べろと私に言ったが，私はただ泣くだけだった．その魚を配らずにとっておきたかったからだ．この魚のことはまだよく憶えている．生まれて初めて獲った動物をすぐに人びとと分け合って食べてしまえば，その人は猟で幸運に恵まれ，優れたハンターになると信じられている．だから，私が獲った魚はいつもすぐに食べ尽くされてしまったのだ．アザラシであろうとカリブーだろうと魚だろうと，初獲物を獲ってすぐに食べ尽くしてしまえば，その人は後々優れたハンターになる．私が優れたハンターになるように祖父は願っていたから，皆は私の初獲物をすぐに食べてしまったのだ．」（2003年8月8日にイヌイトの古老が語った物語の部分）

　こうした回想は，カナダ極北圏の先住民，イヌイトの間では珍しいものではない．
　つい今年のはじめ，ハンターにして言語学者の自宅に居候しながら辞書作成

のためにいろいろ教えてもらっていたときも，1日の仕事が終わったブリザードの夜，コーヒーを楽しみながら，よく似た話で盛り上がった．イヌイトのハンターであれば，誰しも同じような思いをして泣いた覚えがあるという．初めての獲物がとても嬉しくてとっておきたかったのに，すぐに取り上げられて全部食べられてしまった．そのあまりに非道い仕打ちに泣いてしまったけれども，今から考えれば，あれはすべて自分のためのことだった．多くのハンターたちはそう語って笑う．

しかし，よくよく考えると，この話は奇妙な話である．「生まれて初めて獲った動物をすぐに人びとと分け合って食べてしまえば，その人は猟で幸運に恵まれ，優れたハンターになる」と言われても，なかなかにわかには納得できるものではない．食べ物の分かち合いが優れたハンターになることに何故つながるのか，その理由がよくわからないからである．むしろ，このような話は不合理な迷信ではないのか．食べ物の分かち合いという社会関係にかかわる問題は，優れたハンターとして獲物を確実に確保するという技術的な問題とは別のことであるはずだ．そう考える人も多いことだろう．

この章では，この疑問，すなわち，食べ物の分かち合いが優れたハンターになることに何故つながるのか，その理由を解き明かしながら，食べ物の分かち合いが人類の社会の生成にあたって果たす役割について考えてみたい．

1　カナダ・イヌイトの生業：日常世界を生成する社交の装置

まず，今日のカナダ・イヌイトの生業について理解することからはじめよう．食べ物の分かち合いも，優れたハンターとして獲物を確実に確保することも，狩猟・漁労・罠猟・採集からなる生業のなかに位置づけてはじめて理解することができるからである．

イヌイトは，1950年代から1960年代にかけて，カナダ連邦政府の国民化政策のもと，季節周期的な移動生活から定住生活に移行させられて以来，社会・文化の全般にわたって急激な変化の波に洗われてきた．毛皮や彫刻などの販売や賃金労働を通して産業資本主義経済の世界システムに依存するようになり，学校教育制度，医療・福祉制度，法制度，貨幣制度などの浸透を通してカナダ

という近代国民国家へ統合され，マス・メディアを通して流入するカナダ主流社会の消費文化の波にさらされてきたのである．その結果，季節周期的な移動生活をおくる自律的な「狩猟・採集民」というイヌイトのイメージは，現在のイヌイトの実像からほど遠いものとなってしまっている．今日のイヌイトは私たちと変わらない高度消費社会に生きている．

しかし，こうした状況にあっても，生業はイヌイトの生活とアイデンティティを支える基盤としての重要性を失っていない．たしかに今日ではそのやり方は大きく変わってしまっており，多くのハンターは賃金労働と生業を兼業している．生業は高性能ライフルやスノーモービル，四輪駆動バギー，船外機付の金属製ボートなどの装備によって高度に機械化されており，ガソリン代や弾薬費をはじめ，それら装備を調達して維持するための現金が必要だからである．それでもなお，生業は活発に実践されており，「生業活動をしないイヌイトはイヌイトではない」とまで言われる（大村, 1998; スチュアート, 1995; 1996）．また，現金収入による加工食品の購入が一般化しているとはいえ，生業により得られる野生生物の肉はエスニック・アイデンティティを維持するに必須の「真なる食べ物」（*niqinmarik* あるいは *niqituinnaq*）として愛好され，その肉の分配は社会関係を維持するかなめの一つとして機能し続けている（岸上, 1996; 1998; 2007; スチュアート, 1992; Wenzel, 1991）．

たとえば，カナダ中部極北圏のクガールク村のイヌイトの場合，1960年代の定住化以前には，複数の決まった交換パートナーの間で肉を分かち合うネカイトグヴィギート（*niqaiturvigiit*），他のテントや住居に肉を配るパユクトック（*payuktuq*），訪問者に肉を与えるミンナク（*minnak*），特定の人を食事に招待するアクパークタウユク（*akpaaqtauyuk*），ハンターによって肉が分配されるニンゲック（*ningiq*）という5種類の肉の分配が行われ，社会生活の基本単位となる拡大家族集団の内部の社会関係はもとより，拡大家族間の社会関係を維持して調整する機能を果たしていた（Damas, 1972; 岸上, 2007）．1960年代の定住化以後になると，高性能ライフルの導入など，生業のやり方や生活の変化に応じて，ネカイトグヴィギートなどの一部の分配は行われなくなってはいるものの，肉の分配は依然として日常的に行われ，社会関係を維持，調整する機能を果たし続けている（岸上, 1996; 2007; Kishigami, 1995）．そもそも，イヌイトの社会関係の

基本単位である親族とは「どこへ行ってもいずれは戻ってきて，食べ物を分かち合い，互いに助け合い，一緒にいる関係にある人びと」(Balikci, 1989: 112) のことであり，「真なる食べ物」，すなわち，生業によって得られた肉を分かち合うことは，社会集団を形成するための核なのである．

また，イヌイトにとって，生業は野生生物と関係を結びながら，「大地」(*nuna*) と呼ばれる環境との絆を維持するための手段でもある (Bodenhorn, 1989; 1990; Fienup-Riordan, 1983; 1990; 岸上, 1996; 大村, 2007; 2008; 2009; 2011; Omura, 2007; スチュアート, 1991; Stairs & Wenzel, 1992; Wenzel, 1991)．彼らにとって，野生生物は単なる資源ではなく，野生生物との関係も「殺して利用する／殺されて利用される」という一方的な関係ではない．どのような野生生物も人間のような姿形をした「魂 (*tagniq*)」をもち，それぞれに自律した意志をもつ「人間ではない人物 (non-human person)」であると考えられている．そして，この野生生物の「魂」は不滅だが，その「魂」が新たな身体に再生するためには，適切な意図と態度をもつイヌイトにその身体を食べ尽くされてしまわねばならないとされる．

そのため，イヌイトが生きるために野生生物の身体を捕獲して食べることは，野生生物から見れば，自らの「魂」が新たな身体に再生することであり，この意味で，イヌイトと野生生物は生業を通して相互に助け合う互恵的な関係にある．たとえば，アザラシの場合であれば，この互恵的な関係は次のようになる．「人間ではない人物」であるアザラシは自分が身にまとっている身体をイヌイトに自主的に贈り，イヌイトの生存を助ける．他方で，イヌイトはそのアザラシに深い敬意を払いながら，アザラシから贈られた肉をイヌイトの間で分かち合って食べ尽くすことによって，そのアザラシの「魂」がその身体から離脱して新たな身体を得ることを助けるのである．

ここで重要なのは，こうしたイヌイトと野生生物の互恵的な関係が成立するためには，ハンターが適切な態度と意図をもって生業に臨まねばならないと考えられている点である．その適切な態度と意図とは，一つには，野生生物に対して敬意を払うこと，二つには，その身体を食べ物として利用する意図をもつこと，最後には，その食べ物を独り占めすることなく，他の人びとと分かち合う意図をもつことである (Ingold, 2000; 岸上, 2007; Stairs & Wenzel, 1992; Wenzel, 1991)．従って，生業を首尾よく行うためには，ハンターは野生生物をはじめとする環

境について深い知識をもち，狩猟や漁労の技能に長けるだけでなく，野生生物に敬意を払い，その身体を独り占めせずに人びとと分かち合わねばならない．どんなに知識が豊かで技能に秀でていても，野生生物に敬意を払わず，その身体を人びとと分かち合って無駄なく食べ尽くさないハンターには，野生生物は近づかなくなるとされる．

このように，イヌイトの生業では，食べ物をはじめ，生存に必要な資源が手に入れられるだけでなく，イヌイト同士の関係と野生生物との関係が絶え間なく構築されて再生産されている．イヌイトの生業は生存に必要な資源を確保するための技術的な過程であるだけでなく，イヌイトがイヌイト同士と野生生物との関係を結ぶ社交の過程でもあるのである．しかも，この社交の過程では，イヌイト同士の関係と野生生物との関係は相互に循環的に依存し合っている．食べ物を分かち合ってイヌイト同士の社会関係を調整して維持するためには，野生生物からその食べ物を贈られねばならず，その食べ物が野生生物から贈られるためには，イヌイト同士で食べ物を分かち合って，野生生物の「魂」が新たな身体に再生するのを助けねばならない．イヌイトの社会関係の成り立ちは同時にイヌイトと野生生物の互恵的な関係の成り立ちであり，生業の実践という循環的な社交の過程は，イヌイトの社会集団を野生生物と関係づけながら絶え間なく生成する装置になっているのである．生業以外の方法で生存のための資源を得ることができる今日でも，生業がさかんに行われている理由はここにある．

このようにイヌイトの間での食べ物の分かち合いがイヌイトの社会関係と野生生物との関係を循環的に生成する生業のかなめになっていることがわかれば，冒頭の古老の回想にあったように，初めての獲物がすぐに皆で分かち合われて食べ尽くされるほど，イヌイトの間で食べ物の分かち合いが重視される理由の一端がみえてくるだろう．食べ物の分かち合いがなければ，イヌイトの社会関係も野生生物との関係も生じえない．イヌイトにとって食べ物の分かち合いは，イヌイト同士の社会関係と野生生物との関係という2つの種類の関係を結びつけ，イヌイトの日常世界を生成する生業のかなめとして，なくてはならない実践なのである．

しかし，依然として謎は残る．たしかに分かち合いがイヌイト同士の社会関

係を生み出すのはわかるとして，イヌイトの間で食べ物を分かち合うことがどうして野生生物との関係を生み出すことになるのだろうか．食べ物の分かち合いの良き意図をもつハンターに野生生物がすすんで自らの身体を贈るとか，イヌイトは野生生物と互恵的な関係を取り結ぶとか，野生生物の「魂」が自らの身体をイヌイトに分かち合われて食べ尽くされることで新たな身体に再生するなどと言われても，そんなことが本当に起きるのか，甚だ疑問である．そもそも野生生物の「魂」とは何か，それがさっぱりわからない．やっぱり，この話は不合理な迷信なのではないか．そう思う人も多いだろう．この疑問に答えるために，イヌイトの生業の仕組みについてもう少し詳しくみてみよう．

2　食べ物の分かち合い：日常世界を生成するかなめ

どうして食べ物の分かち合いが野生生物との関係を生み出すかなめになるのか．この謎を解く鍵は，イヌイトの生業では，イヌイトではなく，野生生物が主導権を握っており，イヌイトと野生生物の関係が互恵的であるとは言っても，イヌイトが野生生物の意志に依存する非対称な関係になっているところにある．

これまでに検討してきたように，イヌイトは野生生物から身体を贈ってもらうために，その身体を贈られたら常に必ず「真なる食べ物」として分かち合って食べ尽くさねばならない．そうしなければ，イヌイトは野生生物からその身体を贈られなくなってしまう．しかし，野生生物が自らの身体をイヌイトに贈るかどうかは野生生物次第である．イヌイトが分かち合って食べることではじめて野生生物は再生することができるとしても，野生生物が再生したいかどうかは野生生物の意志に任されている．イヌイトは野生生物から贈られる身体を食べ物として常に必要としているが，野生生物がイヌイトの助けを必要とするのは，あくまでも自分が再生したいときだけである．

従って，野生生物が自らの身体をイヌイトにすすんで贈ることは，事実上，イヌイトに対して，その身体を分かち合って食べ尽くし，野生生物の「魂」を新たな身体に再生させよという命令になっているが，イヌイトが野生生物から贈られた身体をいくら分かち合って食べ尽くしたとしても，イヌイトに自らの身体を贈れと野生生物に命令することにはならない．ただし，イヌイトがそう

することに野生生物への効果が何もないわけではない．イヌイトがそうすれば，野生生物の「魂」は新たな身体に再生することができるのだから，野生生物が自らの身体をイヌイトにすすんで贈る動機にはなる．つまり，イヌイトが野生生物の身体を分かち合って食べ尽くすことは，野生生物に対して自らの身体をすすんで贈るように誘惑することにはなるのである．従って，イヌイトの生業では，野生生物がイヌイトに自らが贈った身体を分かち合って食べ尽くすことを命令する一方で，イヌイトは野生生物に自らの身体をすすんで贈るように誘惑していることになる．

　この命令と誘惑の違いは重要である．命令も誘惑も相手に対して積極的に働きかけることではあるが，自他の関係が逆転しているからである．命令が相手を支配する強い立場から相手に働きかけるのに対し，誘惑は相手に従属する弱い立場から相手に働きかける．誘惑とは「積極的に他者に働きかけることではあるが，にもかかわらず，他者に従属した弱い立場にたつこと」(立川，1991: 39)だからである．従って，イヌイトの生業では，たしかにイヌイトも野生生物も助け合っており，両者の関係は互恵的ではあるものの，イヌイトは野生生物に対して従属的な弱者の行為である誘惑で働きかけ，野生生物はイヌイトに対して支配的な強者の行為である命令で働きかけており，事実上，イヌイトは野生生物に支配されていることになる．イヌイトの生業での互恵的な関係は，対等な者同士が助け合う関係ではなく，支配する野生生物と従属するイヌイトが助け合う非対称な関係なのである．

　ここで重要なのは，支配的な立場から命令するのは野生生物だけで，イヌイトはイヌイトに対しても野生生物に対しても命令しておらず，誰に対しても支配的な立場に立っていないということである．「分かち合え」と命令するのは野生生物であり，イヌイトは野生生物に従属した弱者の立場から野生生物を誘惑するだけである．しかも，野生生物からの命令に従うことでイヌイトの間に生じるのは，その1つの身体を分け合って食べる関係，つまり，1つの対象に対して「食べる」という同じ行為を協調して行う関係である．ここに実現するのは，誰が誰に対しても支配的な立場から命令することがない自律した対等な個人たちが，相手の食べ物を強奪したりかすめ取ったりすることで相手を裏切ることがないということを相互に期待し合い，共に協調し合うという相互の意志

に依存し合いながら,「食べる」という同じ行為を行う信頼の関係である.

　従って,イヌイトの生業においてイヌイトと野生生物の間に非対称な互恵的関係が成立することには大きな意味があることになる.この非対称な互恵的関係が循環することによって,イヌイトは野生生物からの命令を媒介に,自分たちの間に支配的な立場の者が誰もいない対等な信頼の関係を成立させることができるからである.イヌイトは野生生物と非対称な関係に入り,支配的な立場から命令することを野生生物に託してしまうことで,自分たちの間で誰かが誰かに命令することを徹底的に禁止し,自分たちの間から支配と従属の関係を追放しているのである.この意味で,イヌイトの生業は単に野生生物と関係を築きつつイヌイトの社会集団を生成するだけでなく,そうして生成されるイヌイトの社会集団から支配と従属の関係を厄介払いする装置にもなっていると言えるだろう.

　しかし,このように自分たちの間から支配と従属の関係を厄介払いする代償に,イヌイトは野生生物との関係では大きな問題に直面することになる.野生生物からその身体を確実に贈ってもらうためにはどうすればよいかという問題である.イヌイトにとっては,生きてゆくためにも,対等で協調する社会関係を築くためにも,野生生物から食べ物を贈られねばならない.しかし,イヌイトが食べ物をどんなに常に分かち合って食べ尽くし,野生生物の「魂」が再生することをどんなに熱心に助けても,せいぜい野生生物を誘惑することにしかならない.そもそも,イヌイトが必要とする食べ物ほど,新たな身体への再生は野生生物の日々の生活に必要なことではない.しかも,いつ野生生物がイヌイトに自らの身体を贈るかは野生生物の意志次第である.これではあまりにも不確実である.

　しかし,この働きかけのためにイヌイトに許されているのは,弱者の技である誘惑だけである.イヌイトは野生生物に対して弱者であるおかげで自分たちの間から支配と従属の関係を厄介払いすることができたのであり,野生生物に自らの身体をイヌイトに贈るように命令したり無理強いしたりしてしまえば,野生生物に託して厄介払いした支配と従属の関係が野生生物を経由して自分たちの間に返ってきてしまう.野生生物に遭遇したハンターが自らの身体を贈るように命令したり無理強いしたりしてしまえば,その身体をイヌイトに分かち

合うことを命令する野生生物を通して，そのハンターは自分以外のイヌイトに「分かち合い」を命令することになってしまうだろう．イヌイトは野生生物に対して実際に弱者であるから野生生物を誘惑するわけではなく，自らが野生生物に対して弱者になるようにするために，野生生物に対する自らの行為が誘惑にしかならないようにせねばならないのである．

　実際，イヌイトのハンターが野生生物に弱者の技である誘惑で働きかけていることは，彼らの野生生物に関する知識のあり方にはっきりとあらわれている．イヌイトの野生生物に関する知識はド・セルトーが弱者の技として特徴づけた「戦術」に基づいているからである（大村，2003; 2005; 2007; 2008; 2012a）．

　ド・セルトー（1987）によれば，戦術とは，自分よりも強い相手の支配のもとで，その相手に組みしかれたまま，相手との関係の中に一瞬あらわれる機会をつかみ，その機会を利用して自分の目的を達する機略のことである．「柔よく剛を制す」柔術のように，圧倒的な力をもつ相手の支配に甘んじながら，相手の動きを利用しつつ相手を誘導したり，一瞬の間合いに相手の動きに介入したりすることによって，自他の力関係を逆転させるのである．この戦術は，相手の自由を侵害することも，相手に何かを強要することもなく，自分に対して相手が自らすすんで欲望するように相手の意志を誘導する誘惑の技に他ならない．戦術にあっては，自由に行為している相手の動きがうまく利用されるため，相手は最後まで自らすすんで主体的に行為していることになる．

　イヌイトが野生生物について知っているのはもっぱら，この戦術の技で野生生物を誘惑するための手だてである．いつ，どこで，どのような状態のどんな野生生物と出会い，どのような行為の応酬を通して相手を誘惑し，相手との関係を「食べ物の贈り手／受け手」の関係に持ち込んだのか．イヌイトの野生生物に関する知識には，こうした具体的な手だてが，自らの経験はもとより，同時代のハンターや過去の祖先の経験も含めた記憶のかたちで膨大に蓄積されている．その知識では，たとえ相手がどのような挙に出ても，相手の振る舞いをうまく利用しながら相手を誘導し，最終的に相手が自らすすんで食べ物の贈り手になってくれるようにする戦術的な誘惑の技が究められている．

　このようにイヌイトが野生生物に戦術的な誘惑の技で働きかけていることがわかると，野生生物の「魂」という言い方で何が意味されているのか，そして，

イヌイトの間で食べ物を分かち合うことがどうして野生生物の「魂」が新たな身体に再生するのを助けることになるのかが明らかとなる．

野生生物の「魂」が新たな身体に再生するのを助けるイヌイトの手段は，野生生物から贈られた食べ物を分かち合って食べ尽くすことであり，その分かち合いによってイヌイトは信頼の中で協調して行為する社会集団を生成することになる．こうして信頼し合って協調することが可能になれば，野生生物から贈られた食べ物を共に食べるように，野生生物を戦術的に誘惑する手だてを共有することが可能になる．そして，野生生物を誘惑する手だてがイヌイトの間で共有されるようになれば，その手だてのストックは豊かになり，新たな野生生物の個体と遭遇したときに，その野生生物と「食べ物の贈り手／受け手」の関係に入る可能性は高くなる．つまり，イヌイトが野生生物から贈られた食べ物を分かち合って食べ尽くすことは，「食べ物の贈り手／受け手」というイヌイトとの関係が新たな野生生物の個体に再生することを助けることになるのである．

従って，野生生物の「魂」とはイヌイトと野生生物の間の「食べ物の受け手／贈り手」の関係のことであり，野生生物の「魂」の新たな身体への再生とは，「食べ物の贈り手／受け手」というイヌイトとの関係が新たな野生生物の個体に再生することであるということになる．そして，野生生物から贈られた食べ物を分かち合って食べ尽くさねばならないのは，自分たちの間に信頼し合って協調する関係を築くことで，野生生物を戦術的に誘惑する技のストックを共有して豊かにし，きたるべき生業活動にそなえるためなのである．

ここまでくれば，どうして食べ物の分かち合いが野生生物との関係を生み出すかなめになるのか，その理由はもはや明白だろう．イヌイトの生業では，次のような循環的なメカニズムでイヌイトの社会集団が野生生物とのかかわりを通して生成するからである（図1）．

まず，イヌイトが野生生物に自らの身体をイヌイトにすすんで贈るように誘惑し，その誘惑に乗った野生生物がイヌイトに自らの身体を贈ることで「分かち合え」という命令をイヌイトに与える．その命令に従って野生生物から贈られた食べ物を分かち合って食べ尽くすことで，イヌイトは自分たちの間に信頼し合って協調する社会関係を生み出し，その信頼と協調の中で野生生物を誘惑するための戦術的な技を共有して豊かに錬磨する．この戦術的な誘惑の技を錬

図1　生業の循環システム

① イヌイトが野生生物を誘惑。
② 野生生物が誘惑にのって，自らの身体をイヌイトに与える。
　＝野生生物からイヌイトへの命令「我が身体を〈食べ物〉として分かち合え！」
③ 野生生物の命令に従って，イヌイトたちが「食べ物」を分かち合う。
④ イヌイトたちの協働。＝イヌイトの間で信頼と協調の社会関係の発生
⑤ イヌイトたちの間で野生生物を誘惑するための戦術的な技の共有と練磨。

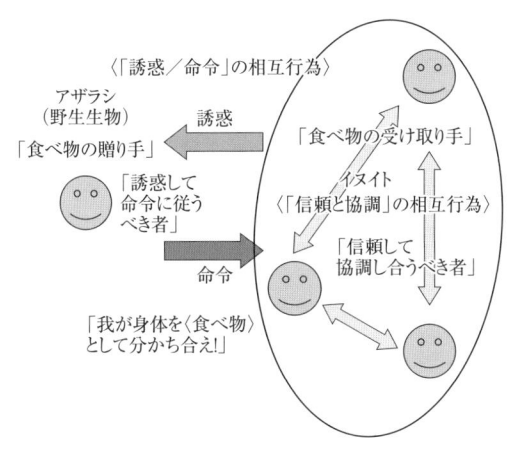

図2　イヌイトと野生生物の関係

磨することでイヌイトはさらに新たな野生生物の個体を誘惑し，その個体との間にも「食べ物の贈り手／受け手」という自他関係を再生してゆく．こうして循環する生業の過程を通して，イヌイトと野生生物の間の「誘惑／命令」の相互行為がイヌイト同士の「信頼と協調」の相互行為と絡み合いながら展開され，イヌイトにとって「信頼して協調し合うべき者」としての「イヌイト」と「誘惑する対象にしてその命令に従うべき者」としての「野生生物」が差異化されて浮かび上がってくる（図2）．その帰結として，対等な個人が相互の信頼のも

とで協調するイヌイトの社会集団が野生生物との非対称な互恵的関係を媒介に生成されてゆく．イヌイトの生業では，食べ物の分かち合いが社会関係だけでなく，野生生物との関係を生み出すためにも欠かせないのである．

3 食べ物の分かち合いと社会の成り立ち

こうしたイヌイトの生業のメカニズムは，食べ物の分かち合いが人類にとってもっている意味について，私たちにいくつかのことを教えてくれる．

まず，イヌイトの生業は，人類が自らの間で食べ物を対等に分かち合って食べることが必然的なことではないということを教えてくれる．イヌイトは当然のこととして食べ物を分かち合っているのではない．そうしなければ，その食べ物を贈らないという野生生物からの厳しい命令のもとで分かち合っている．そして，少なくとも一つでも，分かち合いに命令を必要とする社会があるということは，分かち合いが人類にとって当たり前の必然ではなく，そのためには何らかの規範が必要とされることを雄弁に物語っている．食べ物を分かち合うことが人類に生物学的に普遍的な特性で，人類という種の必然であるならば，野生生物から「分かち合え」と命令されるようにするまでもない．自然に自らすすんで分かち合うだろう．食べ物の分かち合いは，食べ物を食べるという行為が普遍的であるのとは違って，人類の生物学的な自然状態ではなく，不自然で人工的な行為なのである[注1]．

しかも，人類も生物の一種である以上，生きていくにあたって自分で自分を自足的に再生産するわけにはいかず，自分を再生産するために自分以外の他者から食べ物を調達する必要がある．しかし，その食べ物を調達しようとしても，野生生物もまた生物の必然として生きようとするだろうし，自らすすんで死んで他者の食べ物になろうとはしないだろう．また，すでに食べ物を何らかのやり方で手に入れた人類の他者も，分かち合わずに独り占めするのが普通である以上，自分がすでに手に入れた食べ物を自らすすんで手放すことはない．そのため，人類は，人類であろうと野生生物であろうと周囲の他者から食べ物を常に奪わねばならないことになる．当然，人類の誰もがそうなのだから，人類は食べ物を相互に奪い合う関係にあることになる．

従って，人類が社会集団を形成する際の論理的な前提になる人類の個体相互の自然状態は，誰もが食べ物を手に入れたら，その食べ物を周囲の人類のすべてから狙われていると想定せざるをえないような相互不信の状態であることになる．この帰結こそ，人類の相互闘争というホッブズ (2009) の自然状態（万人の万人に対する闘争）に他ならない．もちろん，食べ物に余裕がある場合には食べ物を奪い合う必要がなくなり，結果として分かち合いの状態が生じることもあるだろう．この状態は人類の分散居住の平和状態というルソー (1972) の自然状態にあたる．しかし，その場合でも，人類は分かち合わないのが普通であり，常に自分の欠乏を埋めようとしているのだから，周囲の他者はいつ何時，自分から食べ物を奪うかしれない潜在的な敵でありつづける．

　このことは，人類が社会集団をつくり出して維持する際の問題を考えるうえできわめて重要である．人類は食べ物という生きるために最低限に必要な資源をめぐって常に周囲のすべての他者と相互不信の状態にあるため，少なくとも何らかのかたちの集団が生成されるためには，この相互不信の状態を終結させねばならない．生きるために最低限に必要な資源である食べ物を奪ったり独り占めしたりする可能性のある相手は，自分の生存を潜在的に脅かす者であり，共に食べたり協働したりするには危険すぎる．同じ時間と場所で共に食べていたら，いつ何時，相手は自分の食べ物を奪うかもしれず，協働して獲物を仕留めても，その獲物を分かち合わないとなれば，闘争するしかない．イヌイトの生業は，人類が何らかの集団を生み出して協調的に行為するためには，食べ物をめぐる相互不信の状態から脱却するために，何らかの人工的な仕組みが必要であることを教えてくれる[注2]．

　また，イヌイトの生業のメカニズムは，人類が食べ物の分かち合いを通して対等な関係で結ばれた集団を生み出すためには，その対等な関係から外れて分かち合いを命令してくれる外部の他者が必要であることも教えてくれる．これまでにみてきたように，対等な信頼の関係の鍵となる食べ物の分かち合いが人類の本性でないならば，その分かち合いを実現するためには何らかの強制が必要になる．しかし，この強制を人類の社会集団の誰かがしてしまうと，その強制によって生まれる集団は対等な関係の集団ではなく，分かち合いを強制した者によって支配される集団になってしまう．従って，信頼し合いながら対等に

協調して行為する人びとの集団が生成するためには，その強制を集団の外部からのものとする必要がある．イヌイトの場合には，その外部は自分たちが食べ物を分かち合わない野生生物に求められ，その野生生物に自分たちへの分かち合いの命令を託すことで，自分たちの間に対等な信頼関係を生み出すことを実現している．もちろん，分かち合いを強制する外部は野生生物でなくても，自分たちと食べ物を分かち合わない者であれば，誰でもよい．

たとえば，神のような超越的な存在でもよいだろうし，あるいは，超越的な存在のように集団の外部に放逐された人類の一人でもよい．この場合には，王や皇帝，あるいは国家のような超越的な存在に食べ物を集めて再分配する制度が生まれるだろう．あるいは，分かち合いの命令を求める集団がいくつか隣り合っている場合には，常に相互に相手の集団から食べ物を手に入れるようにすればよい．どちらの集団でも，相手の集団から食べ物を手に入れるためには，自分たちの集団のなかでは誰もが等しく食べ物を放棄せねばならなくなり，裏返しのかたちでではあれ，食べ物の放棄という行為の分かち合いが集団の外部から命令されることになる．この場合には，相互に資源を贈与しあう贈与の制度が生まれることだろう．さらに，再分配の制度を土台に，食べ物の分かち合いそれ自体ではなく，共通の価値尺度を分かち合うことを命令するもの，例えば貨幣を創り出し，それを媒介に皆が食べ物を交換するようにすれば，対等な個人が共通の価値尺度に従うこと以外には自由に食べ物を交換する等価交換が成立し，資本制の基礎が据えられることになるだろう[注3]．

このように，イヌイトの生業のメカニズムは，食べ物の分かち合いが人類の社会生成のかなめとして重要な役割を果たしているのみならず，その分かち合いが組織化されるやり方に応じて様々なタイプの制度が生じることも教えてくれる．冒頭のイヌイトの古老のことばは，生物種の本性としてなかなか食べ物を分かち合おうとしない人類にとって，食べ物の分かち合いは進化史的にも歴史的にももっとも枢要な営みの一つであることを密やかに告げていたのである．

[注1] 食べ物の分かち合いが決して容易い行為でないことは，チンパンジーやボノボの分かち合いに関するフィールド調査の成果から窺い知ることができる（黒田，1999; 寺嶋，2011参照）．チンパンジーやボノボの食べ物の分かち合いのほとんどは，すすんで

何かを分かち合うというような積極的な類のものではなく，むしろ，相手が食べ物を持ち去るのをしぶしぶ許容するという消極的な類のものであることが報告されている．チンパンジーやボノボが食べ物を手放すことを惜しむ姿には食べ物の分かち合いの難しさがまざまざと感じられる．

[注2] たしかに，ネグリとハート (2005) が主張する「政治的な愛」をはじめ，マルクスの「抽象的人間労働」やフーリエの「楽しい労働」におけるアソシアシオンのエロース的な悦びなど (今村, 1981; 大村, 2011 参照)，自らすすんで人びとと結びついてゆくことの悦びは社会生成の重要な原動力の1つであろう．「与える悦び」などの内発的な動機はこの延長線上にあるものと考えることができる．しかし，すでに別稿 (大村, 2012b) で詳細に検討したように，こうしたエロース的な悦びだけでは社会集団の生成と維持を説明することは難しい．「生きることの悦び」を共有する以前に「生きることの苦しみ」を共有することが必要ではないのかというル゠グィン (1986) の『所有せざる人々』の結論と同様，私もアソシアシオンのエロース的な悦びの以前に，それを可能にする何らかの装置が必要であると考える．詳細については別稿 (大村, 2012b) を参照願いたい．

[注3] イヌイトの生業システムを変換すると贈与になることについては別稿 (大村, 2009) で論じたので参照願いたい．本章での議論，とくにこの段落での議論は，人類学における贈与論や社会生成論などの巨大な問題系に接続する．進化史的にも歴史的にも，食べ物の分かち合いを含め，分かち合うことは，「人類はどこから来て，何者であり，何になりうるのか」という人類学の問いの中心軸をなす．この点については，わかりやすい論考がいくつかあるので参照願いたい (今村, 2007; 小田, 1994; 寺嶋, 2011; 黒田, 1999 参照)．なお，人類社会を含め，霊長類社会における平等と不平等の進化史的な問題については，分かち合いと贈与の問題を含めて寺嶋 (2011) が鮮やかにまとめている．

引用文献

Balikci, A. (1989). *The Netsilik Eskimo*. Waveland Press.

Bodenhorn, B. (1989). *The Animals Come to Me, They Know I Share: Inuipiaq Kinship, Changing Economic Relations and Enduring World Views on Alaska's North Slope*. Ph. D. thesis, Cambridge University.

Bodenhorn, B. (1990). "I Am Not the Great Hunter, My Wife Is". *Études/Inuit/Studies,* **14** (2), 55–74.

ド・セルトー，M．，山田登世子 (訳) (1987)．日常的実践のポイエティーク　国文社．

Damas, D. (1972). Central Eskimo Systems of Food Sharing. *Ethnology* **11** (3), 220–240.

Fienup-Riordan, A. (1983). *The Nelson Island Eskimo*. Alaska Pacific University Press.

Fienup-Riordan, A. (1990). *Eskimo Essays*. Rutgers University Press.
ホッブズ，T．，永井道雄・上田邦義（訳）(2009)．リヴァイアサン　中公クラシックス．
今村仁司 (1981)．労働のオントロギー　勁草書房．
今村仁司 (2007)．社会性の哲学　岩波書店．
Ingold, T. (2000). *The Perception of the Environment*. Routledge.
岸上伸啓 (1996)．カナダ極北地域における社会変化の特質について　スチュアート　ヘンリ（編）採集狩猟民の現在　言叢社　pp. 13–52.
岸上伸啓 (1998)．極北の民――カナダ・イヌイット　弘文堂．
岸上伸啓 (2007)．カナダ・イヌイットの食文化と社会変化　世界思想社．
Kishigami, N. (1995). Extended Family and Food Sharing Practices among the Contemporary Netsilik Inuit: A Case Study of Pelly Bay. 北海道教育大学紀要 1 部 B, **45**(2), 1–9.
黒田末寿 (1999)．人類進化再考　以文社．
ル゠グィン，K. アーシュラ，佐藤高子（訳）(1986)．所有せざる人々　ハヤカワ文庫．
ネグリ，A. & M. ハート，幾島幸子（訳），水嶋一憲・市田良彦（監修）(2005)．マルチチュード――〈帝国〉時代の戦争と民主主義（上／下）日本放送出版協会．
大村敬一 (1998)．カナダ・イヌイットの日常生活における自己イメージ　民族学研究（文化人類学），**63**(2), 160–170.
大村敬一 (2003)．近代科学に抗する科学　社会人類学年報，**29**, 11–42.
大村敬一 (2005)．差異の反復――カナダ・イヌイトの実践知にみる記憶と身体　文化人類学，**70**(2), 247–270.
大村敬一 (2007)．生活世界の資源としての身体　菅原和孝（編）身体資源の構築と共有　弘文堂　pp. 59–88.
大村敬一 (2008)．かかわり合うことの悦び　山泰幸・古川彰・川田牧人（編）環境民俗学　昭和堂　pp. 34–57.
大村敬一 (2009)．集団のオントロギー　河合香吏（編）集団　京都大学学術出版会　pp. 101–122.
大村敬一 (2011)．二重に生きる　松井健・名和克郎・野林厚志（編）グローバリゼーションと〈生きる世界〉　昭和堂　pp. 65–96.
大村敬一 (2012a)．技術のオントロギー――イヌイトの技術複合システムを通してみる自然＝文化人類学の可能性　文化人類学，**77**(1), 105–127.
大村敬一 (2012b)．マルチチュードの絶対的民主主義は可能か？――カナダ・イヌイトの生業からみる生政治的生産の可能性　松井健・野林厚志・名和克郎（編）生業と生産の社会的布置　岩田書店　pp. 343–364.

Omura, K. (2007). From Knowledge to Poetics. *Japanese Review of Cultural Anthropology*, **7**, 27–50.

小田亮（1994）．構造人類学のフィールド　世界思想社．

ルソー，J.-J. 本田喜代治・平岡昇（訳）（1972）．人間不平等起源論　岩波文庫．

Stairs, A., & Wenzel, G. (1992). "I am I and the Environment". *Journal of Indigenous Studies*, **3**(1), 1–12.

スチュアート　ヘンリ（1991）．食料分配における男女の役割分担について　社会人類学年報，**17**, 45–56.

スチュアート　ヘンリ（1992）．定住と生業　第六回北方民族文化シンポジウム報告書　北海道立北方民族博物館　pp. 75–87.

スチュアート　ヘンリ（1995）．現代のネツリック・イヌイット社会における生業活動　第九回北方民族文化シンポジウム報告書　北海道立北方民族博物館　pp. 37–67.

スチュアート　ヘンリ（1996）．現在の採集狩猟民にとっての生業活動の意義　スチュアート　ヘンリ（編）　採集狩猟民の現在　言叢社　pp. 125–154.

立川健二（1991）．誘惑論――言語としての主体　新曜社．

寺嶋秀明（2011）．平等論　ナカニシヤ出版．

Wenzel, G. (1991). *Animal Rights, Human Rights*. University of Toronto Press.

III ・ 食の時代的推移

11章　保育所給食における食の思想と実践

河原紀子

はじめに

　食は人間の生命と健康を支える上で不可欠であり，生涯を通して，人間生活の基礎となるものである．とりわけ，心身の成長・発達の著しい乳幼児期の「食」は人間発達の根幹をなす重要な営みである．

　今日，食育はブームと言えるほど，保育所でも幼稚園でも食育の実践が盛んに行われ，食育に関する文献も数多く出版されている．乳幼児の保育の場である保育所，幼稚園のどちらにも食事の時間があるが，保育所では「給食」が提供されるのに対し，幼稚園では「お弁当」持参が一般的である．本章では，保育との関連で様々なつながりと歴史を持つ保育所における給食に焦点を当て，保育所給食がどのように始まり，どのような実践を経て現在の「食育」に至ったのか，その時代的変遷について概観するとともに，今日における保育と食の課題について考えたい．

1　戦後の保育所給食の時代的変遷

　保育所は，戦前の託児所から，1948年に施行された児童福祉法の第7条において児童福祉施設として法的に位置づけられた．また同年，「児童福祉施設最低基準」が制定され，第11条の「給食」では，「児童福祉施設において，入所しているものに給食するときは，その献立は，できる限り，変化に富み，入所している者の健全な発育に必要な栄養量を含有する物でなければならない」こと，また第32条の保育所の設備の基準として「調理室を設けること」が明記された．さらに，1951年に制定された児童憲章においても「すべての児童は，適当

な栄養と住居と被服が与えられ，また疾病と災害からまもられる」と謳われている．戦後の保育所における給食は，法的にはこのような理念に基づくものであった．

では，これらを受けて実際の保育所給食はいつからどのように開始されたのだろうか．北（1984）によれば，戦後の低栄養状況を改善するため，GHQ ララ（LARA; Licensed Agencies for Relief in Asia）物資の配給を受けて，1948年から6大都市および広島市の300か所の保育所で，翌年から全国の保育所で給食が行われるようになった．また，ユニセフの寄贈物資によって1949年から12都道府県（東京，大阪，京都，北海道，宮城，神奈川，新潟，愛知，兵庫，広島，愛媛，福岡）の38施設において保育所給食が実施され，翌年その範囲がさらに7県（山形，福島，富山，岡山，長崎，香川，高知）拡張された（厚生省，1949; 1950）．いずれも主な支援物資は脱脂粉乳であったとされている．

保育所給食の開始から現在まで60年余りが経過した．保育所給食の時代的変遷を捉えるために，はじめに保育所の基本的性格や保育内容およびそれに関する運営等について記載された「保育所保育指針」の変遷からこの約60年を4つに区分し，次にその時期区分に基づいて保育所給食および食の実践における特徴を述べることとする．

1–1 保育所保育指針の変遷

「保育所保育指針」が制定されたのは1965年であるが，そこに至る経緯として，1948年に「保育要領」，1950年に「保育所運営要領」，1952年に「保育指針」がそれぞれ示された．そのため，戦後の保育所給食が始まった1948年から「保育所保育指針」制定前の1964年までを第1期とし，「保育所保育指針」が制定された1965年から1990年の第一次改定前（1989年）までを第2期，食事が保育内容に明確に位置付けられた1990年の第一次改定から第三次改定前（2007年）までを第3期，そして食育の実施が義務付けられた2008年の第三次改定から現在までを第4期とし，各時期の「保育所保育指針」における保育と食にかかわる特徴について述べることとする．

(1) 保育所保育指針制定まで（1948年〜1964年）

文部省（当時）は，1948年「保育要領――幼児教育の手引き」を刊行した．これは，幼稚園教育の実際についての基準を示したものであるが，「幼稚園の一日」「保育所の一日」「家庭の一日」とすべての幼児の生活について具体的に例示され，幼児に対する「教育的な世話」が必要であるとされていた（文部省，1948）．

1948年の児童福祉法制定以降，保育所数は年々増加し，保育所の運営についての基本的指針を示す必要性が生じてきた（川原，1995）．そこで1950年，厚生省（当時）から「保育所運営要領」が刊行された．これは保育所の意義，対象，任務，保育内容および職員，保育所の設備等について詳細に解説されたもので，保育所について理解してもらうための啓蒙的役割をもつ指導書であった（川原，1995）．この中で注目されるのは，「保育所給食は大切な保育内容の一つである」と明記されていたことである．ただし，当時の「保育所給食は子供や母親達を喜ばせるために実施されているものではな」く（厚生省，1950: 16），健康の増進，疾病の予防，さらには社会生活の指導という観点から重視されたものであった．また，食事のしつけとして，手洗い，あいさつなどに加え，「偏食の矯正」が挙げられ，家庭への働きかけの必要性も強調されていた．

さらに1952年には，保育所と他の児童福祉施設における保育の専門事項についてまとめられた「保育指針」が刊行された．この「保育の目標」の中では，保育の重点が従来は家庭の援護や労働力増強にあったが，児童福祉法に基づき児童の福祉そのものが第一義的にとりあげられ，心身の健全な育成に必要な全面的な考慮が払われるべきであると謳われた．しかし，1951年の児童福祉法の改正により，「保育に欠ける」ことが保育所入所の条件とされ，この時期の保育所に対する社会的要請は，依然として「託児」にとどまっていたのが現実であった（待井・野澤，1999）．一方，食に関しては栄養所要量が示され，衛生面への配慮とともに，偏食の矯正が解決すべき問題として重視されていた．

(2) 保育所保育指針の制定から第一次改定前（1965年〜1989年）

保育所保育指針は，「児童福祉施設最低基準」に示されている保育の内容のより一層の充実を図るさいの参考として，1965年に厚生省から全国の知事・指定

都市の市長あてに通達された．保育所保育指針では、「養護と教育が一体となって，豊かな人間性をもった子どもを育成する」(厚生省，1965: 2) ことが保育所における保育の基本的性格であることが謳われた．これにより，保育所が初めて「教育」の機能を持つところとして明確に位置づけられた．そのような観点は，食事にかかわる項目を含む乳幼児の発達の特徴や望ましい活動およびそれに対する保育者の「指導上の留意点」として，保育内容の中にも反映された．

また，保育所保育指針の「保健，安全管理上の留意事項」の〈3. 給食〉の中で，献立に関心を持つことや偏食させないようにすること，また献立や食べぐあいを家庭に連絡することなどが挙げられていた (厚生省，1965)．そのほか，身体発育にとって重要な条件が栄養であり，その条件を満たすよう努めるとともに，両親にその知識をもつよう指導する必要があるなど，最初の保育所保育指針にみられる食は，栄養摂取中心の項目にとどまっていた．

(3) 保育所保育指針第一次および第二次改定（1990年～2007年）

保育所保育指針が制定されて25年が経過し，その間に，都市化の進展や核家族化・少子化の進行など社会情勢が大きく変動した．それに伴い，子どもたちを取り巻く家庭・地域社会の環境も著しく変化し，多様な人間関係や異年齢集団での活動や体験の不足，外遊びの不足などの問題が指摘されるようになった．これまで，保育に欠ける子どもに対し保育所が求められるのは家庭養育の「代替」機能であった (待井・野澤，1999)．しかし，1990年の第一次改定では「保育所における保育の基本は，家庭や地域社会と連携を密にして家庭養育の補完を行」(厚生省，1990: 153) うことであると明記された．また，「養護と教育の一体化」という保育の特性については再確認するものの，これまでの「指導」という言葉から「援助」「配慮」等の表現により，食事にかかわる事項においても保育士 (当時の呼称は保母) 主導から子どもの主体的活動を尊重する保育への移行が目指された．

1990年の改定で注目されるのは，改定の基本的考え方として「食事については，保育内容の中に明確に位置付ける必要がある」と示されたことである (保育所保育指針検討小委員会の検討状況について)．1965年の「指針」では3歳児までしか記載がなかった食事に関する事項が，1990年の改定の「指針」では

すべての年齢における保育内容に明記された．さらに，「健康・安全に対する留意事項」は，「(3) 授乳・食事」と項目名が改められるとともに6項目に増え，調乳や授乳に関すること，離乳食に関することなどが詳細に記載されることとなった．

さらに，1999年の第二次改定では，養護と教育が一体となって，豊かな人間性を持った子どもを育成するという保育所における保育の考え方は改定前の「指針」と同様であるが，家庭における養育機能の低下など子どもたちや家庭を取り巻く環境の変化を踏まえ，地域の子育て家庭に対する相談・助言等の支援機能を新たに位置づけ，児童虐待への対応なども記載された（厚生省, 1999）．「健康・安全に対する留意事項」の「(3) 授乳・食事」では，冷凍母乳の扱いや牛乳を与える時期についてなどが新たに追加された．また，アトピー性皮膚炎対策についても初めて記載された．

(4) 保育所保育指針の告示から現在（2008年から現在）

2008年に保育所保育指針は第三次改定が行われた．それにより，保育所保育指針は厚生労働大臣の告示として，これまでの「参考」という位置づけから最低基準として規範性をもつものとなった．改定の内容として，「養護と教育の一体的実施」というこれまでの保育所の役割や特性が今回も強調されるとともに，「保護者に対する支援」が保育士の業務として明記され，「家庭養育の補完」という言葉はなくなった（厚生労働省, 2008）．この改定で最も注目されるのは，2005年に制定された食育基本法を受けて，食育の推進が明記されたことである．保育所における食育は，健康な生活の基本としての「食を営む力」の育成に向け，その基礎を培うことを目標として，実施しなければならないものとなった．そのために，食育基本法を踏まえ，以下のような「保育所における食育に関する指針」（厚生労働省, 2004）を参考に，保育内容の一環として食育を位置づけ，食育の計画を作成し，保育所における全職員が協力して実施することが求められている．「保育所における食育に関する指針」では，① 食事のリズムの持てる子どもに，② 食事を味わって食べる子どもに，③ 一緒に食べたい人がいる子どもに，④ 食事づくりや準備に関わる子どもに，⑤ 食生活や健康に主体的に関わる子どもに，といった5つの子ども像の実現が目指されている．

以上のように，保育所は児童福祉施設として，児童の福祉と健全な育成が保育の目標とされたが，現実には「託児」としての機能が一般的であった第1期から，第2期には，保育所保育指針の制定により，保育所が初めて「教育」の機能を持つところとなり，それは「指導上の留意点」として示された．「養護と教育の一体化」という理念はその後も一貫して重視されるが，第3期には，保育所保育指針の2回の改定があり，これまでの「指導」から「援助」や「配慮」等の表現へと変化するとともに，保育所は家庭養育の補完機能と地域の子育て家庭への支援機能が付加され，第4期にはさらに「保護者支援」を担う役割が加わった．

　また，保育所保育指針における食の位置づけについては，第1期には，条件付きではあるが保育所給食は大切な保育内容であるとされていたが，第2期にはそのような文言はなくなり，第1期，第2期ともに偏食の矯正をはじめ栄養面が重視されていた．それが第3期には食事が保育内容として再び位置づけられるとともに，授乳や離乳食，アレルギーなどに対応した食について明記されるようになり，第4期における食育の推進へといった変遷として捉えることができる．

　以上の時期区分に基づいて，次に保育と食における実践の特徴を述べることとする．

1-2　保育所給食における実践の歴史

(1)　第1期：低栄養状況の改善を目指す時期

　この時期は，戦後の食糧不足のもと，わが国ではまず乳幼児，妊産婦，学童を対象に低栄養状況の改善が目指された．ユニセフやララ物資の寄贈に加え，政府から味噌，醬油，砂糖，油，澱粉，小麦粉などが配給され，厚生省によれば，1日3回(午前9時半：ミルク，正午：ミルク入り副食物，午後三時：ミルク)の給食が実施されていた．ただし，乳児(1〜2歳)は完全給食だったものの，幼児(3〜5歳)は副食給食で主食持参であった．この時期は，女性も働かざるを得ない状況で，日中子どもを預かり，食べ物を与えてくれる保育所の存在は大きいものであった(小口, 2010)．

　1960年代になると，わが国は高度経済成長によって国民所得も増加し，食糧

事情も好転し始めた (北, 1984). 保育所給食について, 1964 年に実施された調査では, その対象となった大阪市内の私立・公立保育所の約 80％ が週に 5〜6 日給食を実施し, 家庭からは給食に対して感謝されていたという. しかし, 実際の給食の献立は,「月：パンと牛乳」,「火：きつねうどん」,「水：食パン (ジャム又はバタ付) スキムミルク」など, 四季を問わず, 1 年間このパターンが繰り返され, 間食についてはほとんどが既製品という状況であった (待井, 1966). 保育所の栄養士としての勤務経験のある水嶋 (2000) は, 1960 年代の保育所給食について, 乳児 8 人に保育者 1 人の体制で, みかん箱に布団を詰めてそこに 0 歳児を寝かせてミルクを飲ませたり, おじやのような離乳食を食べさせたり, 幼児には汁かけ飯を食べさせるというものであったと述べている. また, 給食を作る側の意識も低く, 保育者が持ち回りで給食室に入り, 出勤後に市場に出かけてその日の献立を考えることが常態化していた (水嶋, 2000). この時期の保育所給食の実際は,「より良く食べる」という前に「とりあえずミルクを飲ませなければ」「とにかく食べさせて」という最低限の保育内容であった (水嶋, 2000).

(2) 第 2 期：食事内容を豊かにする時期

1960 年代半ば以降, 保育と食にかかわる社会的状況にはどのような変化が見られたのだろうか. 保育所数・入所児童数が増大し, 1955 年には 8321 ヶ所 (入所児童数, 65 万 3727 名) だったが, 1965 年には 1 万 1199 ヶ所 (同, 82 万 9740 名), 1970 年には 1 万 4101 ヶ所 (同, 113 万 1361 名) に上った (幼児保育研究会, 2005). この背景には, 就労継続を望む女性の切実な要求と運動があり, 保育時間の延長, 特にこれまで制度的に不十分であった 3 歳未満の乳児保育・産休明け保育に対する要求が大きかった (里見, 1997). これらの動きと呼応して, 1969 年に厚生省は,「保育所における乳児保育の強化について」とする通達を出し, 乳児保育を充実させるための物的, 人的条件整備が図られるようになった.

産休明け保育が実施された保育所では, 集団での離乳の方法や手作りのおやつなどの実践が急速に進むとともに, 保育所給食が保護者や保育者の注目を集めるようになった (水嶋, 2000). この集団での離乳の実践は, 1980 年に厚生省が発表した「離乳の基本」の中で大きく取り上げられ, 現場に広く受け入れら

れることとなった (水嶋・杉山, 2003). さらに，統一献立や共通献立なども普及し，栄養や料理のバラエティーに大きな役割を果たしてきた (北, 1984).

一方，1970年代には，我が国における母乳栄養の比率が著しく減少し，1974年にWHOから母乳育児の奨励の勧告を受け，1975年には厚生省も母乳育児を推進した (厚生省, 1979) ことなどを背景に，保育所でも冷凍母乳による授乳が導入されていった．

1980年代に入ると，保育所給食に新たな課題が提起された．それは，食物アレルギーへの対応である．以前はスキンケアに重点が置かれていたが，医学の進歩により，乳児期に除去食などの適切な対応がとられることにより，改善される確率が高いことが分かってきた．そこで，保育所給食においても医師や保護者との連携を図りながら，アレルギー食を中心とした個別の子どもに応じた給食が提供されるようになった (小口, 2010).

しかし，保育の中では「友だちと違うものだと食べない」という子どもの姿が報告されるようになり，それを改善するためコピー料理も考案されるようになった (水嶋・杉山, 2003). コピー料理を作ることは，一つの食材の扱い方と素材の特徴や料理方法の幅を広げるだけでなく，調理する側が子どもの心の育ちに目を向けるという重要なきっかけとなった (水嶋・杉山, 2003).

1960年代半ば以降，日本人の食生活において，インスタント食品，レトルト食品，冷凍食品，さらにファスト・フードなどに対する依存度が高まり，乳幼児をもつ家族の食卓にもそれらは大きな影響を与えてきた．これらを背景として，1980年代における保育所給食では，単に栄養所要量が満たされ，子どもの好みに合った料理が楽しくおいしく食べられれば良いというだけでは不十分であり，それぞれの子どもに即した食事，子どもの全体像の成長を捉え保育と食事の両面から健康を考える必要性が指摘されるようになっていった (北, 1984).

以上のように，この時期は保育所拡充の中で，離乳食やアレルギー食といった多様な食のニーズに対応しながら，単なる栄養摂取から食と子どもの心と身体の育ちをともに捉えることへ質的に変化してきたと言えるだろう．

(3) 第3期：「給食」も保育の一環として食にかかわる豊かな実践が展開される時期

1990年代に入り社会情勢や家庭・地域社会の変化に伴って，保育所保育指針

において「給食」も保育の一環として位置づけられるようになった．この時期の特徴について，いくつかの実践から見てみよう．

　船越(1995)は，私立いづみ保育園の食事にこだわる実践を紹介している．それによれば，食べることを重視した実践を行うようになったきっかけとして，第一に，母親が忙しく，食事に手間をかけられないため，子どもの食生活をいかに守っていくかという問題意識があったこと，第二に，食事を通して保護者との接点を探ることができること，第三に，食材の購入にあたって地域とのつながりがもてることがあったという．そして，この園での「食べる」ことを重視した実践は，大別すると，日常的な食事と行事における食事への２つの取り組みに分けられていた．前者では，和食中心に「おふくろの味」に代表されるような献立や食材の利用，保護者と「食べる生活」について考える学習会，さらに子どもたちが参加する豆むき，タケノコの皮むき，よもぎ餅やパン作りなどのクッキング活動などが行われている．一方，後者の非日常的な食事への取り組みでは，七夕，節分，ひな祭りなどの伝統的な行事の日にバイキング形式でいつもとは異なる献立の食事をいただいたり，職員がウェイトレス役で子どもがお客役となってフルコースの食事が提供されたりしている．これらは，子どもたちに心豊かに食べる楽しさを伝えるとともに，食文化の伝承，マナーの習得を目指し，これらを通じて保護者を支える保育につなげていった．

　また，高橋(1996)は公立保育所の取り組みを紹介し，保育所給食の目標として，食品そのものの味を生かした調理や薄味，添加物に気をつけることによって「本物の味を知る子」，調理方法や食事形式を工夫することによって「食事の楽しさを知る子」に育てることなどを掲げ実践するとともに，冷凍母乳の扱いやアレルギー児の実態や対応について具体的に報告している．そのほか，コメや野菜の栽培や収穫，その活動を通じてきらいな食べ物を克服した事例など保育と食にかかわる様々な取り組みが展開された(榎本, 1996; 大國, 1997など)．

　一方，1996年に発生したO-157食中毒事件により，食材の調理法をはじめ，クッキング保育なども規制の対象となった．この事件をきっかけに，食中毒から子どもを守るための努力が改めて問われたことも重要な出来事であった．

　さて，1990年代に入ると，1989年の合計特殊出生率が丙午(1966年)の年の1.58を下回る記録を示したことを指す1.57ショックを契機にエンゼルプランが

策定され，それを実施するために，1994年，厚生省は「当面保育対策等として緊急に整備すべき目標」を打ち出した．その中には「多様な保育サービスの充実」として，低年齢児（0〜2歳児）保育や一時保育などとともに，延長保育が掲げられた．保育時間延長により，子どもたちの夕食の時間が遅くなるため，保育所の中にはおやつ（間食）を与える時間を遅らせたり，その内容を軽食並みにするなどの対応をとるところも出てきた（水嶋, 1997）．

水野ら（2000）が行った延長保育時の給食の対応状況に関する実態調査では，延長保育を実施している保育所のうち，閉所時刻が19時台で80%，20時台以降でほとんどの施設がおやつを含む何らかの給食の対応を行っていることが示された．このうち，17時台以前に閉所する保育所はすべておやつのみの提供であり，18時台に閉所する保育所では日によって夕食を提供しているところもあるが，常に夕食を提供するのは閉所時刻が19時台以降の保育所であった．水野らは，質問紙調査とともに延長保育時に常時夕食を提供している4か所の保育所に個別調査も実施した．その結果，いずれの保育所でも18時台前半に手作りの夕食が提供され，子どもたちの心理的負担を少しでも軽減できるよう延長担当の保育士が中心となって家庭的雰囲気作りがなされていた．また，学童保育を実施している保育所では異年齢交流もされていたという．夕食付きの延長保育を利用している保護者は，空腹による子どもの苛立ちが少なく，それが親の精神状態を安定させ，ゆとりある対応ができるとして，このシステムを好ましい状況と捉えていた．しかし，延長保育を実施する側には，保護者の育児に戸惑いを感じたり，夕食作りの手抜きを懸念する声もある（水野ほか, 2000）．

1980年代から「子どもが一人で」あるいは「子どもたちだけで」食卓につく「孤食」の問題が注目を集めてきた．厚生省の「国民栄養の現状」（1995）によれば，朝食を一人で食べる子どもの割合は1983年には22.7%だったが1993年には31.4%へと増加した．保育時間延長に伴う夕食の提供という問題も，親子の触れ合いや家庭の食文化の伝承不足などをどのように補うかが課題であるとされている（水野ほか, 2000）．

以上のように，1990年代以降における保育所給食では，食事内容だけでなく，食事形式や食事（食材）の準備としての栽培や調理，また食文化やマナーの習得，さらに夕食をも視野に入れた食にかかわる豊かな実践が展開されるように

なったと言えるだろう．

(4) 第4期「食育」が実施・展開される時期

2008年の保育所保育指針の改定により，食育の実施が指示されたが，実際の保育現場ではどのような食育の実践が展開されているのだろうか．日本保育協会が発行する「保育所食育実践集」には直近3年間で29の実践事例が紹介されている（日本保育協会，2010; 2011; 2012）．その内容は，調理（クッキング），会食，米や野菜・果物の栽培，山や海の幸の収穫などの活動を保育士や調理員とだけでなく，保護者や地域の方々，あるいは高齢者と行うといったもの，お手伝い活動，マナーの教育，食品の色分け，アレルギー対応，レシピの配布など非常に多彩であり，様々な工夫や努力がされている．

これまで見てきたように，保育所では食育が推進される以前からすでに食事内容や食にかかわる豊かな実践を蓄積してきた．このことは，駒田（2009）が保育士と保育所調理員を対象に行ったアンケート調査の結果（2005年1月実施）で，現在「食育」を「実施している」と答えた人がすでに84.6％と高率だったことからも窺える．それにもかかわらず，実践上困難なこととしては「食育の内容がわからない」が34.5％と最も多く，現場では戸惑いもあることが示されている．食を大切にし，食を豊かにするこれまでの実践が「保育所保育指針」の中に位置付けられ，それによって，自らの実践の意味を再確認することは非常に重要なことである．しかし，食育が推進される一方で，いくつかの矛盾も指摘されている（新村，2009; 杉山，2009; 堤，2010）．

第一に，給食の外部委託と外部搬入が進められていることである．3歳児以上の幼児を対象とした給食について，その外部委託が1998年から，さらに，その外部搬入が2010年から認められるようになった．給食業務の外部委託・外部搬入については，1980年代から検討されてきたが，現場の強い反対によって阻止されてきた（水嶋・杉山，2003）．しかし，給食施設を持たない幼稚園と保育所の一体化の流れなどから，規制緩和が進められた．保育所保育指針では，食育の実施にあたっての留意事項として，「子どもと調理員との関わりや，調理室など食に関わる保育環境に配慮すること」「体調不良，食物アレルギー，障害のある子どもなど，一人ひとりの子どもの心身の状態等に応じ」た対応を図ること

などが挙げられている．給食の外部委託・外部搬入は，これらの留意事項を守ることを困難にし，食育を推進する流れに逆行するものである（新村, 2009; 杉山, 2009）．2008年全国保育所実態調査によれば，「施設内の調理室で職員が調理」している保育所が91.3％，「外部委託した業者が調理室で調理」3.5％，「外部の業者が調理済みの食事を搬入」3.3％であった（全国保育協議会, 2008）．これまでの食を大切にする保育は，施設内の調理室で職員が調理する方式だからこそ可能であり，子どもたちの育ちにとって何が大切か，最善の方策が望まれる．

　第二に，完全給食とは主食と副食（主菜，副菜，汁物）で構成されるが，幼児の場合，それが未だに実施されていない問題である．「児童福祉法による保育所運営費国庫負担金について」の通知によれば，入所児童の給食にかかる材料費として，3歳未満児については主食及び副食給食費となっているが，3歳以上児については副食給食費のみとなっている．上記の実態調査によれば，3歳以上の主食について，「家庭より主食を持参」が53.2％，「主食代を保護者から徴収し提供」が32.4％，「主食代は自治体が補助し提供」が7.0％であり，半数以上の保育所では副食のみが給食として提供されている（全国保育協議会, 2008）．子どもたちが主食を持参する場合，夏には腐敗の危険があり，また寒い冬に冷たい主食をとるといった状況が続いており，改善が急がれる．

2　保育における子どもの食：子どもの「能動性」に注目して

　ここまで，保育と食にかかわって，「保育所保育指針」の変遷および保育所給食における実践の歴史を概観してきた．保育所給食における実践は，低栄養状況の改善を目指すことから，多様な食のニーズに対応しながら食事（給食）内容を豊かにする時期へ，そして，保育の一環としての食にかかわる実践が豊かに展開される時期を経て，現在の食育の推進へと変化してきた．低栄養状況を改善して以降，楽しくおいしく食べられることや心豊かに食べる楽しさを伝えること，食事の楽しさを知る子に育てること，さらに現行の「保育所保育指針」では，食育の基本として，「食べることを楽しみ，食事を楽しみあう子どもに成長していくこと」が掲げられている．子どもたちが楽しく食にかかわることは単なる栄養摂取だけでなく，人とのかかわりという点でも重要なことである．

しかし，実際の食事場面で展開されるやりとりは，必ずしも「楽しさ」だけではない．好きな物を好きなだけ，思った通りに食べたいという子どもの意図と必要な物を必要なだけ，決まった食べ方やマナーを守って食べてもらいたい大人の意図とがぶつかり合う．現在盛んに取り組まれている「食育」には，そのようなたくましく自己主張する子どもという視点が欠けている．それどころか，食育を実施することが目的となって子どもが置き去りにされかねない状況も指摘されている（安藤，2006；堤，2010）．最後にこの問題について検討し，今後の保育と食の課題を考えたい．

　筆者は，これまで食事場面における養育者と子どものやりとり，特に0～3歳の子どもの拒否行動とそれに対する保育者の対応について観察に基づく研究を行ってきた（河原，2004；2009；河原ほか，2006など）．その結果，保育者から差し出された食べ物を子どもが拒否する行動は発達的に変化することが明らかとなった．乳児期後半には，味や食感など「食べ物」そのものに対する拒否や「タイミング」のズレによる拒否が中心であるが，1～2歳児は，「自分で」食べたいという気持ちが強まり，たとえ同じ食べ物であってもそれを誰が，どのように口に運ぶか，どんな文脈かなどによって食べなかったり，拒否をしたりするようになる．それに対し，保育者は様々な方略を用いて対応することも明らかにされた．子どもが「食べない」，「拒否をする」ということは，一見困った行動であり否定的に捉えられがちである．しかし，子どもは拒否行動を通じて自己を主張し，それに対し保育者は，子どもの主張を尊重しつつも保育者自身の要求や社会・文化的規範を子どもに伝えるべく試行錯誤しながら対応する．つまり，拒否行動は子どもの能動性の現れであり，保育者との新たな関係を形成する重要な契機となる．これからの保育においては，保育者（おとな）が子どもの行動からその意味を読み取り，受けとめて，子どもの能動性を発揮できる食の環境を子どもと創造していく姿勢が求められるであろう．

　ただし，このような特徴は家庭では様相が異なるようだ．食事場面における拒否行動について，同一対象児の家庭と保育所の行動を比較すると，保育所よりも家庭で拒否が多いことが分かった（河原ほか，2006）．しかも，拒否の後に，子どもが持続的に泣いたり，親子間の確執へと発展する事例は家庭でのみ観察された．同様の特徴は，子どもの泣きの比較研究において，保育所よりも家庭

でよく泣いているという結果としても示されている（根ヶ山ほか，2008）．ブロンフェンブレンナー（Bronfenbrenner, 1979）は，人間の発達をマイクロシステム，メゾシステム，エクソシステム，マクロシステムという異なる複数のシステムの重層性の中で捉えることの重要性を指摘した．家庭は親子が思いのままにふるまう場であるのに対し，保育所は他の子どもや保育士たちに囲まれ，社会的に望ましくふるまう場として機能しやすい．保育所に通う子どもは家庭と保育所という質の異なる場面を日々行き来し，それぞれの場面で自己の行動を切り替え，調整している（河原・根ヶ山, 2010）．保育所保育指針が掲げる「食を通した保護者への支援」を行う上で，このような子どもの能動性について踏まえておくことが重要であると思われる．

　これまでみてきたように，保育所における食の実践は，今日の「食育」に至るまで常に時代に先駆けて幅広く豊かに取り組まれてきた．保育所における子どもの能動性を尊重した食の実践の積み重ねは，「食育」における受け身的な子ども観を一新する可能性をはらんでいる．それはこれまで，子育てにおける先導的試みの場として機能し続けてきた保育所が，さらに次世代に向けて担うべき重要な役割ではないだろうか．

引用文献

安藤節子（2006）．子どもの食事・食育・発達　食のいとなみがからだをつくる　こころをつくる　芽ばえ社．

Bronfenbrenner, U.（1979）. *The ecology of human development: Experiments by nature and design.* Harvard University Press.（磯貝芳郎・福富護（訳）（1996）．人間発達の生態学　川島書店）

榎本晴美（1996）．「食べる」ことを保育の真ん中に　全国保育団体連絡会・保育研究所（編）　保育白書1996年版　草土文化　pp. 109–116.

船越麻子（1995）．生活の楽しさを実感する保育内容――食事にこだわる実践を通してみる保育所保育の課題　待井和江・野澤正子・川原左公（編著）　保育内容論　東京書籍　pp. 258–266.

河原紀子（2004）．食事場面における1～2歳児の拒否行動と保育者の対応：相互交渉パターンの分析から　保育学研究，**42**, 8–16.

河原紀子（2009）．保育園における乳幼児の食行動の発達と自律　乳幼児医学・心理学

研究, **18**, 117–127.

河原紀子・根ヶ山光一・福川須美・星順子（2006）．家庭と保育園で1歳児の行動はどう切り替わるか：(2) 食事場面における拒否・泣き・制止　日本保育学会第58回大会発表論文集　938–939.

河原紀子・根ヶ山光一（2010）．保育園におけるアロマザリング　根ヶ山光一・柏木惠子（編著）　ヒトの子育ての進化と文化：アロマザリングの役割を考える　有斐閣　pp. 185–200.

川原左公（1995）．保育内容の変遷　待井和江・野澤正子・川原左公（編著）　保育内容論　東京書籍　pp. 27–54.

北郁子（1984）．新・保育所給食の実際（下）　中央法規出版．

駒田聡子（2009）．保育士アンケートから見た食育の現状と課題　食生活研究, **29**(3), 29–41.

厚生省（1949）．ユニセフ寄贈ミルクによる保育所給食の実施について（官庁公示連絡事項）　幼児の教育, **48**(11), 35–37.

厚生省（1950）．ユニセフ寄贈物資による保育所給食範囲の拡張について　幼児の教育, **49**(4), 42–43.

厚生省（1950）．保育所運営要領　厚生省児童局．

厚生省（1955）．保育指針　フレーベル館．

厚生省（1965）．保育所保育指針　チャイルド社．

厚生省（1979）．厚生白書昭和54年版．http://wwwhakusyo.mhlw.go.jp/wpdocs/hpaz197901/b0026.html

厚生省（1990）．保育所保育指針　幼児保育研究会（編）　最新保育資料集1995　ミネルヴァ書房　pp. 153–193.

厚生省（1995）．国民栄養の現状　平成5年国民栄養調査成績　厚生省．

厚生省（1999）．保育所保育指針　平成11年改定　フレーベル館．

厚生労働省（2004）．楽しく食べる子どもに――保育所における食育に関する指針．

厚生労働省（2008）．保育所保育指針解説書　フレーベル館．

待井和江（1966）．保育所給食について　社會問題研究, **16**, 12–29.

待井和江・野澤正子（1999）．保育所保育指針改訂の課題と保育士養成　社會問題研究, **48**, 19–45.

水野清子・齋藤幸子・加藤忠明・高野陽（2000）．保育所ニーズに対応する保育所の栄養・食生活の検討　保育所における長時間保育時の給食の対応状況　日本子ども家庭総合研究所紀要, **37**, 131–143.

水嶋敏子（1997）．国の動向と保育所給食　全国保育問題研究協議会（編）　子どもの身

体をつくる食・運動　新読書社　pp. 52–55.
水嶋敏子（2000）．保育所保育指針にみる保育所給食のこれまでとこれから　保育の研究，**17**, 21–30.
水嶋敏子・杉山隆一（2003）．保育所から給食室がなくなる!?　かもがわ出版．
文部省（1948）．保育要領：幼児教育の手びき　昭和22年度（試案）　文部省．
根ヶ山光一・河原紀子・福川須美・星順子（2008）．家庭と保育園における乳幼児の行動比較——泣きを手がかりに　こども環境学研究，**4**, 41–47.
日本保育協会（2010）．保育所食育実践集Ⅳ——保育所における食育に関する調査研究報告書　日本保育協会．
日本保育協会（2011）．保育所食育実践集Ⅴ——保育所における食育に関する調査研究報告書　日本保育協会．
日本保育協会（2012）．保育所食育実践集Ⅵ——保育所における食育に関する調査研究報告書　日本保育協会．
小口将典（2010）．子育て家庭を支える保育所給食の役割——家庭生活の理解と支援に向けての若干の考察　医療福祉研究，**6**, 80–88.
大國久美子（1997）．子どもの食事づくりの現場から"身体づくり"を考える——出雲・ひまわり第1保育園の子どもたちとの食べ暮らしの記　全国保育問題研究協議会（編）子どもの身体をつくる食・運動　新読書社　pp. 64–96.
里見恵子（1997）．乳児保育の歴史　川原左公（編著）　乳児保育総論　保育出版社　pp. 17–23.
新村洋史（2009）．国家が子育て・食育を国民に命令することの危険性——食育基本法，新保育所保育指針は「人間力」総動員政策　給食と子どもの育ちを考える会（編）　保育所給食と子どものゆたかな育ち　かもがわ出版　pp. 94–107.
杉山隆一（2009）．食育基本法と保育指針・食育計画　給食と子どもの育ちを考える会（編）保育所給食と子どものゆたかな育ち　かもがわ出版　pp. 108–117.
高橋久美子（1996）．東京・品川区における保育所給食のとりくみ　全国保育団体連絡会・保育研究所（編）　保育白書1996年版　草土文化，pp. 103–108.
堤ちはる（2010）．保育所の食育活動でめざすべきこと　保育の友，**58**(12), 22–25.
幼児保育研究会（編）（2005）．最新保育資料集2005　ミネルヴァ書房．
全国保育協議会（2008）．全国の保育所実態調査報告書　社会福祉法人全国社会福祉協議会全国保育協議会．

12章　食と睡眠
——生活習慣の連鎖と社会的決定要因

関根道和

1　「原因の原因」を考える

　ある生活習慣は，その前の生活習慣の影響を受け，その後の生活習慣に影響を与える．そして，多くの生活習慣は，社会環境の影響を受ける．したがって，子どもの朝食習慣の改善を目指す場合，その前の生活習慣である睡眠習慣とその背景にある社会環境を改善する必要がある．すなわち，「原因の原因」を考え，対処する必要がある．

　著者らは，平成元年度生まれで調査時に富山県内の学校に通う約1万人の子どもを対象として，社会環境や生活習慣と健康に関する調査（富山出生コホート研究）を実施してきた（関根ほか, 2008; 関根, 2011a）．そこで本章では，著者らの調査結果を中心に，①子どもの睡眠習慣の変化，②子どもの食習慣の決定要因としての睡眠習慣，③食習慣や睡眠習慣の社会的決定要因について概観し，包括的視点からの食育について考察したい．

2　一億総睡眠不足社会

　日本学校保健会の児童生徒の健康状態サーベイランス事業報告書（日本学校保健会, 2010）には，1980年代から2000年代にかけて，小学生から高校生までの広範な年代にわたって就寝時刻が遅くなり，睡眠時間が減少していることが示されている（図1）．

　その中で特に変化しているのは中学生である．男子中学生の就寝時刻は，1981年度の調査では22時43分であるのに対して，1994年度の調査では23時28分

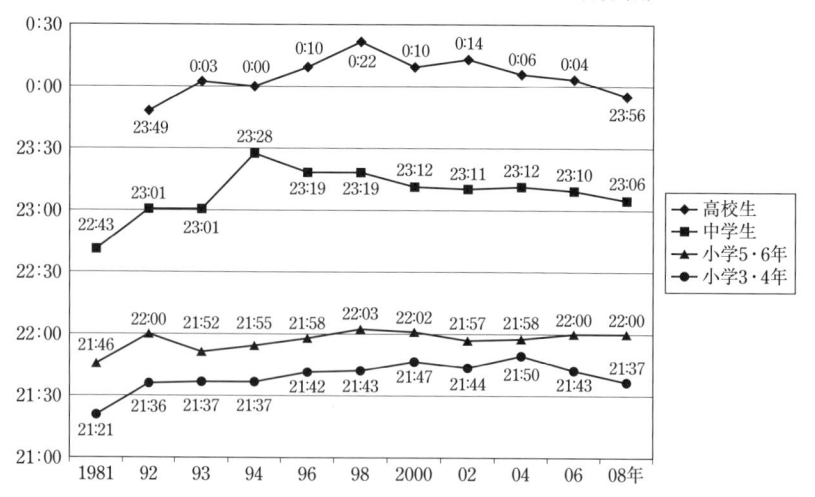

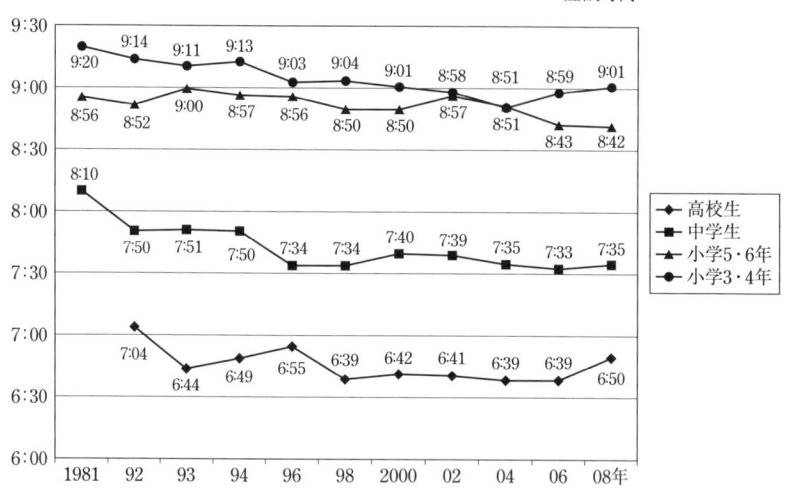

図1 男子の小学生から高校生までにおける就寝時刻と睡眠時間の変化(1981年～2008年)

(日本学校保健会, 2010)

であり深夜化している．その後，就寝時刻はやや改善傾向になるが，2008年度の調査では依然として23時6分であり，28年間で23分就寝時刻が遅くなっている．それに対して睡眠時間は，1981年度の調査では8時間10分であるのに対して，2008年度では7時間35分に短縮した．すなわち男子中学生は，28年間に35分睡眠時間が短縮した計算になるが，このうち23分は就寝時刻の深夜化によるものであり，中学生の睡眠不足の大部分は夜更かしの進行によるものといえる．

夜更かしによる睡眠不足の傾向は，小学生から高校生までの女子にも認められている．また，中学生以降では，男子より女子のほうが，起床時刻が早く就寝時刻が遅くなるため睡眠不足の傾向にあり，その結果として睡眠不足を感じている割合は，同学年では女子のほうが大きい（日本学校保健会，2010）．

子どもの夜更かしによる睡眠不足の進行は，大人の生活が深夜化していることの反映であろう．NHK国民生活時間調査（NHK放送文化研究所，2006; 小林ほか，2010）によれば，1970年における大人の睡眠時間は7時間57分であったのに対して，2010年では7時間14分であり，40年間で43分短縮している．以上から，大人も子どもも1年に約1分ずつ睡眠時間が短くなっている計算になる．さらに，夜更かしの進行は，就学前の子どもにおいても認められている（日本小児保健協会，2001）．したがって，一億総睡眠不足社会であるといえる．

3　欠食・孤食の決定要因としての起床時刻

朝食の欠食および孤食は，食育上の大きな課題である．著者らの調査においても，孤食の子どもは，味付けが濃い「濃食」やパン類や麺類などの粉から作られる「粉食」が多いなどの栄養学的な問題に加えて，間食や外食が多いなどの他の食習慣も悪く，運動不足でテレビやゲーム利用も多く，自己に否定的で，社交性も乏しかった（関根，2010a）．食に対する意識，親子の信頼形成，子どもの社会性などは，食を介した親子の交流によって育まれる部分が大きいので，欠食や孤食の子どもはその機会を失うことが上記の結果の背景にあると考えられる．

しかし，欠食や孤食の子どもに対して，朝食の重要性を説くだけでは問題は

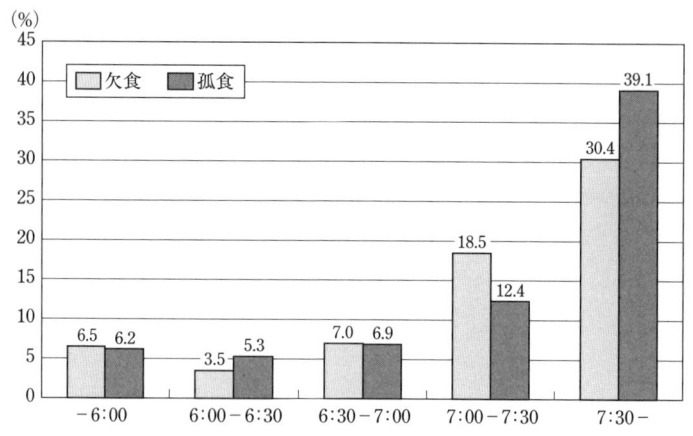

図2 小学4年生における起床時刻と朝食の欠食・孤食の関係

(関根, 2010a)

解決しないであろう．なぜなら，朝食を欠食する理由は，朝食を食べる時間的な余裕がないことや空腹感がないことが上位の理由だからである（日本学校保健会, 2010）．これらの理由は，いずれも起床時刻が遅いということが原因と考えられる．起床時刻が遅い子どもは，家族と朝食の時間が合わないため孤食となるか，あるいは始業時刻に合わせて通学する必要から朝食を抜いて時間を調整することになる．

実際，著者らの小学4年生に対する調査において，起床時刻は欠食や孤食の決定要因であった（図2）．朝食の欠食率は，午前7時までに起床する子どもでは3.5%から7.0%で推移しているが，7時から7時30分に起床する子どもでは18.5%，7時30分以降では30.4%と，急激に欠食率が上昇した（関根, 2010a）．孤食率は，午前7時までに起床する子どもでは5.3%から6.9%で推移していたが，7時から7時30分に起床する子どもでは12.4%，7時30分以降では39.1%と，急激に孤食率が上昇した．

通学時間等を考慮する必要があるが，欠食や孤食を予防するための起床時刻の目安は，午前7時までの起床ということになる．

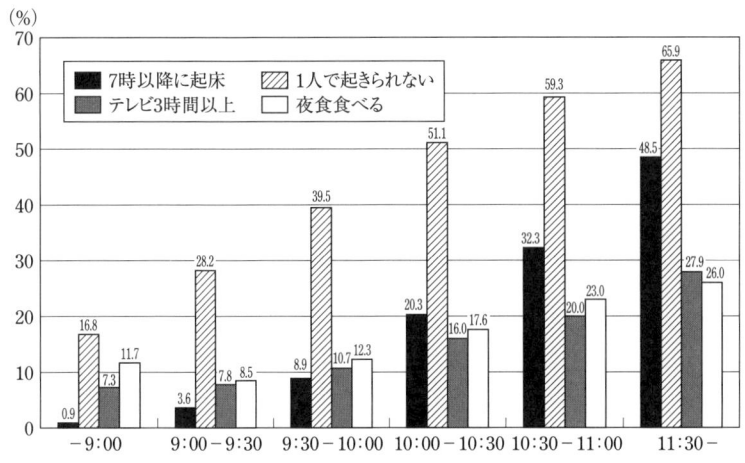

図3 小学4年生における就寝時刻の関連要因および起床への影響
(関根, 2010a)

4 起床時刻の決定要因としての前夜の生活習慣

では,午前7時までに起床させるためには,どうすればよいのか.そこで,著者らの調査において,小学4年生における就寝時刻と起床習慣との関係,および,就寝時刻の関連要因を評価した(図3).

その結果,午後9時以前に就寝している子どもで午前7時以降に起床する子どもはほとんどいないのに対して,就寝時刻が遅くなるほど7時以降に起床する子どもは増加し,11時以降の就寝では子どもの約半数が7時以降に起床していた(関根,2010a).また,朝一人で起きられない子どもの割合も,就寝時刻が遅くなるほど多くなり,午後10時以降に就寝する子どもの半数以上が朝一人で起きられなかった.また,テレビを3時間以上視聴する子どもや夜食を食べる子どもの割合も,就寝時刻が遅くなるほど増加しており,就寝時刻が遅い子どもには生活習慣病リスクが集積していた.

起床時刻の場合は午前7時以降に起床する子どもにおいて問題のある食習慣が急増したが,就寝時刻の場合は就寝時刻が遅くなるほど他の生活習慣が悪化

する関係にあり,どこかに良い習慣と悪い習慣の境目があるわけではなかった.しかしながら,午後10時以降に就寝している子どもにおいて起床習慣や他の生活習慣が特に悪いことから,小学4年生では午後9時台に就寝させるのが一つの目安であろう.

現在,文部科学省が中心となって「早寝・早起き・朝ごはん運動」が展開されているが,著者らの調査の結果からも合理性があると考えられる.さらに,睡眠生理学の立場からは,運動による肉体疲労や深部体温の上昇は睡眠の質を高め,またテレビやゲームの長時間利用などの精神疲労は睡眠の質を下げる.したがって,「早寝・早起き・朝ごはん」を基本に,テレビやゲームはほどほどにして外遊びへと,子どもの生活を方向づけたいものである.

5 生活習慣の負の連鎖を断ち切る

以上から,食育は睡眠習慣とセットで考えるべきものである.食習慣の問題は,子どもの睡眠問題の一つの表現型である.著者らの調査では,子どもの個々の生活習慣は互いに密接に関連しあい"生活習慣の連鎖"を形成していた(図4).

すなわち,一般に睡眠不足の子どもは,テレビやゲームの時間が長く,就寝時刻が遅く,夜食を摂取する傾向にある.また,就寝時刻が遅い子どもは起床時刻も遅くなる傾向にあり,結果として朝食の欠食や孤食に至る.朝食を欠食する子どもは学校の授業の理解度が低い傾向にあり,また運動不足になる傾向にあった.また,テレビやゲームの長時間利用の傾向にあった.この悪しき連鎖をどこかで断ち切る必要がある.

また,著者らの調査において,3歳時,小学1年生時,小学4年生時,中学1年生時,高校1年生時の睡眠習慣と,他の行動との関連性を評価したところ,小学生から中学生にかけて最も生活習慣相互の関連性が強く,高校生になると生活習慣相互の関連性はやや弱まる傾向にあった(関根,2008).成長発達とともに,塾や習い事,趣味など子どもの生活習慣が多様化し,個別性が高くなる.そのため,「食べる」,「寝る」,「遊ぶ」といった基本的な生活習慣相互の関連性が弱まる方向に働いたものと考えられる.以上から,小学生から中学生にかけては,睡眠習慣の改善が,同時に食育も含めた他の生活習慣の改善にも有効で

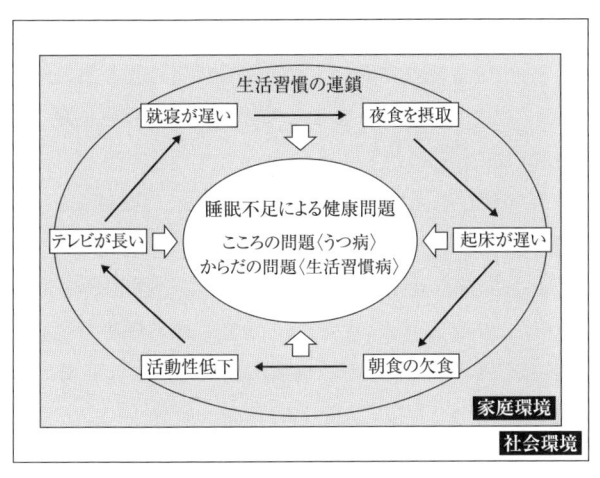

図4 生活習慣の連鎖

あるといえる.

6 寝ぬ子は太る

　食育基本法成立の背景の一つとして，日本国民の肥満の有病率が増加傾向にあることがあげられる．肥満の原因としては，遺伝要因のほか，肥満になりやすい生活習慣をおくるなどの環境要因がある．そして，かつては，肥満増加の環境要因としては，「食べ過ぎ」による摂取カロリーの増加や，「テレビの長時間視聴」や「運動不足」による消費カロリーの減少といったカロリーバランスの議論が中心であった．しかし，食事や運動に関する対策を行っているにもかかわらず肥満が減少傾向にないことから，新しい肥満の原因として「睡眠不足」が注目されている．実際，著者らの調査においても，3歳の時に睡眠時間が9時間未満の子どもは，睡眠時間が11時間以上の子どもと比較して，10年後に肥満になるリスクは1.6倍であった(関根ほか, 2005).

　睡眠不足が肥満の原因となる理由は，睡眠不足の子どもはテレビの視聴時間が長く運動不足の傾向であることに加えて，① 夜間に脂肪分解の役割を担っている成長ホルモンの減少，② 交感神経系の亢進やインスリン抵抗性の増加に

よって老化やメタボリック症候群様の病態を呈すること，③食欲調節ホルモンであるレプチンやグレリンの変化により過食の傾向になることが背景にあると考えられる (Sekine et al., 2002;関根，2007)．また，近年，睡眠不足は「うつ病」のリスク要因であることも知られるようになった．

　かつて，感染症が死亡原因の上位にあった時代は，「風邪は万病の元」であった．しかし，感染症に代わって生活習慣病が死亡原因の上位を占める現代は，肥満は高血圧や脂質異常や糖尿病を併発して心臓病や脳卒中の原因となるため，「肥満は万病の元」といえる．また，肥満の背景にある睡眠不足もまた，心身両面への広範な影響があることから，「睡眠不足は万病の元」である．したがって，子どもの心身の健全な育成のためには，量・質ともに十分な睡眠の確保が求められる．

7　生活習慣の社会的決定要因

　日本学校保健会の調査によれば，子どもの睡眠不足の理由として，小学生の場合は，「家族みんなの寝る時間が遅いので寝るのが遅い」が上位に入る（日本学校保健会, 2010)．中学生以降では，「宿題や勉強で寝る時間が遅くなる」が上位となり，家族が理由での睡眠不足が少なくなる．つまり，小学生の睡眠習慣の改善には特に家族や社会の協力が欠かせない．中学生以降では，家族とは独立した自分のライフスタイルが形成されるため，睡眠不足の健康面や学業面への影響を理解して自らが律する必要がある．

　著者らの調査でも，睡眠習慣をはじめとする生活習慣には社会的背景があることが示されている．睡眠習慣に関しては，母親が常勤の仕事についている場合や子どもが「ひとりっ子」の場合に就寝時刻が遅く，睡眠時間が短い傾向にあった（関根ほか, 2008)．常勤の仕事を持つ母親の子どもは，テレビの視聴時間やテレビゲームの時間が長い傾向にあったため，これらの要因が睡眠不足の背景として考えられた．

　また，3世代世帯の子どもは，就寝時刻が早く，起床時刻が早く，朝食を摂取する傾向にあった．すなわち，3世代世帯の子どもは「早寝・早起き・朝ごはん」を実践しているといえる．3世代世帯では，祖父母世代が就業世代を支

えて子育て支援をしていることが多く,それが子どもの望ましい生活を維持できている背景ではないかと考えている.

居住地と生活習慣との関係では,行政区画上の「市」に住んでいる子どもと比較して,「町」の子どもはテレビの視聴時間が長く,睡眠時間が短い傾向にあった.「村」の子どもは身体活動性が高い傾向にあった.

著者らの調査における居住地,家族構成,両親の要因などの社会家庭環境の生活習慣への影響については,それらの要因は統計学的にはそれほど強くはないが様々な生活習慣に影響を与えていることから,子どもの睡眠習慣を含む望ましい生活習慣の確立には,社会や家庭の協力が必要であるといえる.

8 生活習慣の決定要因としての格差・貧困問題

さらに,家族の社会経済的背景についても考慮する必要がある.日本の子どもの貧困率は経済協力開発機構 (OECD) 加盟国平均より高く,とくに「ひとり親世帯」における貧困率は50%以上である (OECD, 2009).一般的に,社会経済的格差は,教育機会の格差や生活習慣の格差を介して,健康格差に至ることが知られている (関根, 2010b).

著者らの調査においても,「ひとり親世帯」の子どもは,他の世帯構成の子どもと比較して,就寝時刻が遅く,朝食を欠食する傾向にあるなど生活習慣が良くなかった (関根, 2011b) (図5).また,頭痛が多く,肥満傾向であるなど健康状態も良くなかった.さらに,通塾率が低かった.塾に通うかは選択の問題でもあるが,ひとり親世帯の子どもは教育機会が少ない可能性がある.ひとり親世帯における子どもの生活習慣や健康状態などが悪い理由は,社会経済的な問題に加えて,ひとり親世帯において親が労働に従事している場合は,子どものケアにかける時間が足りなくなることが一因であろう.また,朝食を欠食する子どもは成績が低いことが知られているが,栄養学的な観点だけでなく朝食を欠食する子どもの社会経済環境にまで踏み込んだ議論が必要である.

また,著者らの調査では,父子世帯と母子世帯では,父子世帯の子どものほうが生活習慣,健康状態,教育機会の点でより深刻であった (図5).父子世帯でより深刻な影響が出るのは,子育て意識の男女差に加えて,父子世帯では常

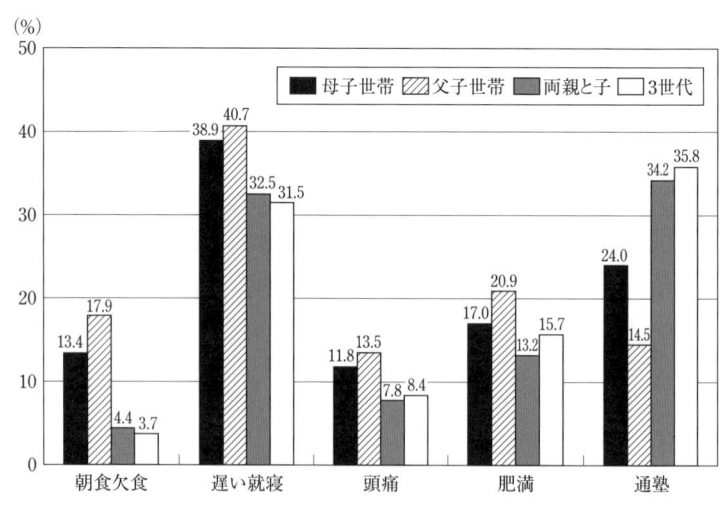

図5 中学1年生における世帯構成別の生活習慣・教育機会・健康

(関根，2011b)

勤雇用が多いために経済的には母子世帯より余裕があるが，子育ての時間が十分に確保できないなどの背景構造が考えられる．したがって，子育て世代に対する社会保障政策を含めた包括的な支援が必要である．

9　国際比較からみた日本

日本の現状把握と改善策を考える場合に，日本を国外から眺めることは有益である．OECDが実施した15歳以上の平均睡眠時間の国際比較調査では，18か国中，フランスが8時間50分で最も長く，欧米諸国が8時間台で続き，日本と韓国はそれぞれ7時間50分と7時間49分で最も短かった（OECD, 2009）．また，中学生の睡眠時間に関する国際比較でも，欧米諸国の多くの国では8時間以上であるのに対して，日本と台湾では7時間程度と短かった（福田，2003）．つまり，幅広い世代において，日本は諸外国と比較して睡眠不足であるといえる．

このような睡眠時間の国家間の差は何によって説明されるのか．就業世代では，長時間労働により帰宅時間が遅くなることが大きな要因の一つであろう．

年間実労働時間は以前と比較して短くなってきているが，日本における週50時間以上の長時間労働者の割合は28.1％であり，世界の中で長時間労働者の最も多い国である（内閣府，2006）．また，アジアや欧米の諸都市の親の帰宅時間は午後5時から7時ころが多いのに対して，東京の親の帰宅時間は午後9時から11時ころが多い（内閣府，2007）．したがって，日本の親の帰宅時間は諸外国と比較して非常に遅い．こうした労働環境の差が，塾や習い事に加えて，子どもの就寝時刻の深夜化と睡眠不足の背景にあると考えられる．

著者らが行っている日本・英国・フィンランドの3か国の公務員の国際比較（Sekine, 2011; Sekine et al., 2011b）でも，日本の公務員は他国と比較して労働時間が長い傾向にあった（Sekine et al., 2009）．労働環境の男女差は，3か国の中で日本の女性において最も大きかった（Sekine et al., 2011a）．また，ワーク・ライフ・バランスは，フィンランドにおいて最も良く，日本の女性において最も悪かった（Chandola et al., 2004）．日本の女性は男性と比較して睡眠の質が低く健康度が低い傾向にある（Sekine et al., 2006a; 2006b）が，こうした男女の労働環境やワーク・ライフ・バランスの差を調整すると睡眠や健康度の男女差が軽減された（Sekine et al., 2006c; 2010）．

以上から，日本は，労働時間が長いために家庭生活に影響が出やすく，特に女性に負担がかかりやすい労働環境であるといえる．こうした労働環境の国家間の差が，他国と比較して日本の子どもに睡眠不足が多い原因の一つであると考えられる．日本は，育児や介護の主たる担い手として家族（特に女性）や地域社会を想定し，不足分を国が補うという保守主義的な福祉国家であるとされる（Esping-Andersen, 1990; 1999）．これらの国では，女性が高学歴化し就業率が高まるにつれ，女性が家庭と仕事との板挟みになりやすい特徴がある．それに対して，フィンランドなどの北欧諸国は，育児や介護における政府の役割が大きい社会民主主義的な福祉国家として知られる．これらの国では女性の家事負担が軽減されるため，労働に従事していてもワーク・ライフ・バランスは維持されやすい．子どもの睡眠時間の確保には国家の枠組みからの議論が必要である．

10　国家百年の計

　著者らの一連の調査からわかったことは，食の背景にある睡眠問題であり，睡眠問題を含めた子どもの生活習慣問題の背景にある社会構造である．したがって，食育を充実させるためには，ただ単に，子どもたちやその保護者に食事や食育の重要性を説くだけでは，近いうちに効果は限界に達してしまうであろう．なぜなら，改善したくとも改善できない背景要因があるからである．「原因の原因」を考え，対処する必要がある．

　食育のさらなる充実のためには，経済政策，雇用や労働政策，家庭政策，教育政策，社会保障政策などからの総合的な取り組みが必要であり，その政策効果は次の世代で本格的に現われるであろう．まさに「国家百年の計」である．

引用文献

Chandola, T., Martikainen, P., Bartley, M., Lahelma, E., Marmot, M., Sekine, M., Nasermoaddeli, A., & Kagamimori, S. (2004). Does conflict between home and work explain the effect of multiple roles on mental health? A comparative study of Finland, Japan, and the UK. *International Journal of Epidemiology*, **33**, 884–893.

Esping-Andersen, G. (1990). *Three worlds of welfare capitalism*. Oxford: Polity Press.

Esping-Andersen, G. (1999). *Social foundations of post-industrial economies*. Oxford: Oxford University Press.

福田一彦 (2003)．教育と睡眠問題　日本学術会議（編）　睡眠学　じほう　pp. 169–184.

小林利行・諸藤絵美・渡辺洋子 (2010)．日本人の生活時間・2010――減少を続ける睡眠時間，増える男性の家事．(Available at: http://www.nhk.or.jp/bunken/summary/research/report/2011_04/20110401.pdf).

内閣府 (2006)．平成18年版　国民生活白書　内閣府 (Available at: http://www5.cao.go.jp/seikatsu/whitepaper/index.html).

内閣府 (2007)．男女共同参画白書　平成19年版　内閣府 (Available at: http://www.gender.go.jp/whitepaper/whitepaper-index.html).

NHK放送文化研究所 (2006)．日本人の生活時間2005――NHK国民生活時間調査　NHK出版．

日本学校保健会 (2010)．平成20年度児童生徒の健康状態サーベイランス事業報告書

日本学校保健会．

日本小児保健協会（2001）．平成12年度幼児健康度調査報告書　日本小児保健協会．

Organisation for Economic Cooperation and Development（OECD）(2009). *Society at a Glance: OECD Social Indicators*. (Available at: http://www.oecd.org/document/24/0,3343, en_2649_34637_2671576_1_1_1_1,00.html).

Sekine, M., Yamagami, T., Handa, K., Saito, T., Nanri, S., Kawaminami, K., Tokui, N., Yoshida, K., & Kagamimori, S. (2002). A dose-response relationship between short sleeping hours and childhood obesity: results of the Toyama birth cohort study. *Child Care Health and Development*, **28**, 163–170.

関根道和・濱西島子・鏡森定信（2005）．3歳時の社会経済環境・生活習慣と小児肥満に関する10年間の追跡研究　心臓，**37**, 1056–1058.

Sekine, M., Chandola, T., Martikainen, P., Marmot, M., & Kagamimori, S. (2006a). Explaining social inequalities in health by sleep: the Japanese civil servants study. *Journal of Public Health*, **28**, 63–70.

Sekine, M., Chandola, T., Martikainen, P., Marmot, M., & Kagamimori, S. (2006b). Socioeconomic inequalities in physical and mental functioning of Japanese civil servants: explanations from work and family characteristics. *Social Science and Medicine*, **63**, 430–445.

Sekine, M., Chandola, T., Martikainen, P., Marmot, M., & Kagamimori, S. (2006c). Work and family characteristics as determinants of socioeconomic and sex inequalities in sleep: the Japanese civil servants study. *Sleep*, **29**, 206–216.

関根道和（2007）．子どもの睡眠と生活習慣病――寝ぬ子は太る　特集：睡眠とメタボリックシンドローム　医学のあゆみ，**223**, 6570–6573.

関根道和（2008）．睡眠と小中高生の行動　五十嵐隆・神山潤（編）　小児科臨床ピクシス14 睡眠関連病態　中山書店　pp. 142–145.

関根道和・山上孝司・鏡森定信（2008）．富山出生コホート研究からみた小児の生活習慣と肥満　日本小児循環器学会雑誌，**24**, 589–597.

Sekine, M., Chandola, T., Martikainen, P., Marmot, M., & Kagamimori, S. (2009). Socioeconomic inequalities in physical and mental functioning of British, Finnish, and Japanese civil servants: role of job demand, control and work hours. *Social Science and Medicine*, **69**, 1417–1425.

関根道和（2010a）．食育にもとづく親子の信頼形成と心身の健康づくり――日本の出生コホート調査の結果から　内閣府食育推進室（編）　親子のための食育読本　pp. 28–35.

関根道和 (2010b). 格差社会と子どもの生活習慣・教育機会・健康——社会の絆で格差の連鎖から子どもを守る (特集 2・社会格差の広がりと子どもの健康) 学術の動向, **15**, 82–87.

Sekine, M., Chandola, T., Martikainen, P., Marmot, M., & Kagamimori, S. (2010). Sex differences in physical and mental functioning of Japanese civil servants: explanations from work and family characteristics. *Social Science and Medicine*, **71**, 2091–2099.

関根道和 (2011a). 富山出生コホート研究の概要と成果——ライフコース疫学に基づく小児期からの総合的な健康づくり (特集:地域における母子保健縦断調査の活用) 保健の科学, **53**, 94–97.

関根道和 (2011b). 社会経済的要因による睡眠格差——安心して眠れる社会の実現に向けて (特集:生活習慣病リスクと睡眠) 医学のあゆみ, **236**, 81–86.

Sekine, M. (2011). Socioeconomic and sex inequalities in health of Japanese civil servants with international comparisons: role of job strain, work hours, and work-family conflicts. [Chapter 1] In Jeffrey D. Rowsen & Amanda P. Eliot (Eds.), *Social Inequalities*. NOVA Science Publishers. New York: NY, pp. 1–48.

Sekine, M., Chandola, T., Martikainen, P., Marmot, M., & Kagamimori, S. (2011a). Sex inequalities in physical and mental functioning of British, Finnish, and Japanese civil servants: role of job demand, control and work hours. *Social Science and Medicine*, **73**, 595–603.

Sekine, M., Lahelma, E., & Marmot, M. (2011b). The role of the social democratic welfare state regime in reducing socioeconomic inequalities in health: results from international comparative studies on British, Finnish, and Japanese civil servants. [Chapter 6] In Peter Herrmann (Ed.), *Democracy in Theory and Action*. NOVA Science Publishers, New York: NY, pp. 161–182.

13章　子ども達の食生活と栄養・健康

田中敬子

　近年の日本人の食生活は，米を主食とし魚や大豆を主菜とした日本型食事から肉類を主菜とする欧米型食事へと変化した．その結果，エネルギー摂取にはそれほど変わりはないが，動物性たんぱく質・同脂質，特に飽和脂肪酸の過剰摂取，野菜や藻類の摂取減少による食物繊維・ビタミン・ミネラルの摂取不足につながり，肥満をリスクファクターとしたメタボリックシンドロームとその予備軍を増大させる大きな要因となっている．

1　学校給食と子ども達の栄養素等の摂取状況

　子どもたちの栄養素等の摂取状況について，小・中学校の児童生徒が，学校給食のある金曜日と，学校給食のない土曜日という連続した2日間にどのような食事をとっているのかを調査したスポーツ振興センターの報告からみると，各栄養素について，次のような問題が指摘されている（スポーツ振興センター，2009）．

- **エネルギー**——1日のエネルギー摂取量において，小・中学校の男女ともに73〜75%が推定エネルギー必要量を満たしていない．また，1日のエネルギーのとり方を食事別エネルギー摂取の割合でみると，朝食：昼食：夕食：間食の比率が20：30：35：15となり，間食の摂取割合が10%を越えている問題をもつ．また，給食のない日の夕食でのエネルギー摂取が多いといった問題点がいくつかみられる．
- **たんぱく質**——たんぱく質摂取量の平均では，推奨量を十分満たしているが，満たせていない児童・生徒も5%程度いる．学校給食のない日にその傾向がより顕著である．たんぱく質摂取量の中央値は，給食ありの日で推奨値の1.5

倍から 1.6 倍，ない日で 1.3 倍から 1.4 倍と給食のない日は，ある日を下回っている．

- **脂質**——脂質エネルギー比率は，平均では，目標値の上限値 30％ に近いが，摂取量の分布からは，目標値の上限値を超えるものが約半数，そして特に間食・夜食からの脂質エネルギー比率が高いといった問題点があり，食事の主菜の脂質含量に加え，間食・夜食に摂取される食べ物の内容，ならびに，その量への留意も重要である．
- **カルシウム**——給食のある日のカルシウムの摂取量は，目標量にほぼ近いが，学校給食のない日は，目標量の 65〜70％ であり，給食のない日に目標量を満たしている児童・生徒は 15％ から 20％ のみである．しかし，昼食を除く朝食・夕食からのカルシウム摂取量は，給食の有無での差はみられず，カルシウム摂取における学校給食の重要性が明らかとなった．特に学童期は子どもたちが大きく成長する時期であり，この時期に十分なカルシウムを摂取することは，子どもたちの健全な成長や健康を維持することのみならず，将来への健康維持増進への重要な意味をもつ．
- **鉄**——学校給食のある日の摂取量は，ない日に比して多かったものの，学校給食の有無にかかわらず推奨量を満たす男子児童・生徒は 20〜30％，女子では 5〜10％ と非常に少なく，特に推奨量の多い女子に摂取不足が顕著である．
- **ビタミン**——ビタミン A の摂取量は給食のある日は推奨量を満たしているが，給食のない日は，推奨量を満たしていない児童・生徒の割合が多い．ビタミン B_1 は，給食の有無による摂取量の差はなく，いずれも推奨量に近い値であったが，特に，朝食からの摂取割合が低い．ビタミン B_2 は推奨量に近い値であるが，給食のない日に著しく不足している児童生徒が多い．ビタミン C は，平均では摂取量は推奨量を満たしていたが，推奨量を満たしてない児童・生徒の割合は給食のある日では，小学校 30％・中学校 40％，ない日では小学校 45％・中学校 55％ と，やはり給食の有無による差が大きい．
- **食物繊維**（食事摂取基準には示されていないが成人を参考にした場合）——給食の有無にかかわらず，1000 Kcal あたり 10 g の参考値を著しく下回っていて，参考値を満たす児童・生徒はほとんどいない．
- **食塩**——目標量より過剰に摂取しており，特に夕食での摂取量が多い．生

活習慣病予防の観点からさらに減塩に努める必要がある．

　以上，栄養素等の摂取における現状は，エネルギーや鉄，食物繊維の摂取は不足し，脂質摂取は目標値の上限に近い，そしてその他の栄養素については，平均では推奨量に近いが，いずれも学校給食のある日とない日の差が大きく，ない日に不足している児童・生徒の割合が多いなど，給食のない休日の栄養摂取に，また，間食や夕食での摂取に問題がみられる．

2　学校給食と子ども達の食生活・健康

2-1　食品の摂取状況

　子どもたちの摂取栄養量に加え，具体的食品群別摂取状況（表1）にも，以下のような問題点がみられる．

　肉類は，1日に魚類の1.4倍から1.7倍摂取されている．肉類の摂取量において給食の有無による差はみられないが，給食のある日は小中学校生ともに，魚類の摂取量に対して約1.4倍量であるが，ない日は約1.7倍となり，給食のない日の魚類の摂取量が特に少ない．その他，給食のある日がない日より多い食品として，芋類・種実類・豆類・魚介類・乳類・緑黄色野菜類・その他の野菜類・茸類・乳類があげられる．特に，乳類の摂取量に2倍以上の差がみられる．給食での牛乳の提供が子どもたちへのカルシウム摂取に大きく貢献していることを示している．逆に給食のない日のほうがある日より多く摂取されているのは，菓子類（1.25倍），卵類・嗜好飲料類（約1.5倍），調理加工食品類（1.3倍）である．

2-2　昼食の食事形態（給食・家庭食・外食）別の栄養素・食品摂取状況

　つづいて昼食の食事形態別栄養素・食品の摂取状況をみると，まず，給食のない日の昼食の外食利用率は全体で12%になっている．ついで学校給食では，豆類・豆製品類・種実類・野菜類・茸類・魚介類・小魚類が多く，特に給食での野菜類の合計摂取量は家庭での昼食の2倍，外食による昼食の3倍になっている．しかし1日の野菜摂取量は近年減少しており，特に若年層を中心に，いずれの年齢層においても，健康の観点から定められた摂取目標量の1人1日当

表1　食品群の食事別摂取状況（中学校・小学校）

中学校

			魚介	肉類	乳類	野菜合計	嗜好飲料類
給食有		朝食	7.8	15.2	71.7	37.7	29.1
		昼食	26.4	27.2	197.1	108.8	1.5
		夕食	42.3	63.8	25.7	141.6	48.8
		間食（おやつ）	1	1.3	24.4	3.9	24.8
		夜食	0.6	0.4	19.8	2.5	17.1
		1日	78	107.9	338.6	294.4	121.3
給食無		朝食	6.7	13	71.5	30.5	27.3
		昼食	12.6	28.7	19	46.7	56.3
		夕食	43.9	69.4	22.8	128.4	48.9
		朝食間食	0.1	0.1	2.5	0.3	4.8
		間食（おやつ）	1.1	1.6	27.1	3	38.7
		夜食	0.6	0.5	19.5	1.5	17.5
		1日	64.9	113.2	162.3	210.5	193.5

小学校

			魚介	肉類	乳類	野菜合計	嗜好飲料類
給食有		朝食	6.6	14.5	67.6	35.8	28.4
		昼食	22.1	21.5	205.9	95	1.5
		夕食	35.7	53.9	19.2	121.8	50
		間食（おやつ）	0.8	0.9	28.2	2.6	28.1
		夜食	0.3	0.5	15.6	1.1	11.6
		1日	65.4	91.5	336.4	256.3	119.6
給食無		朝食	5.8	12.4	69.9	30.5	27.2
		昼食	11.7	25.3	17.3	44.9	46.9
		夕食	37.1	56.4	17.3	111	49.4
		朝食間食	0.1	0.2	2.8	0.4	5.6
		間食（おやつ）	1	1	25.5	2.6	38.7
		夜食	0.4	0.2	15.1	1	11.4
		1日	56.1	95.5	147.8	190.4	179.2

資料　日本スポーツ振興センター，平成19年度　児童生徒の食生活等実態調査報告書

たり 350 g（「健康日本 21」，厚生労働省）に達していない．家庭食では，穀類・藻類・卵類が多く，外食では，肉類・油脂類・果実類・菓子類・嗜好飲料類・調理加工食品類が多くなっている．その他，給食のない日は，給食のある日に比べて間食の摂取量が多く，また，夕食でのエネルギー摂取が多い等，給食のない休日においての問題がみられる．

学校給食では，家庭で不足しがちなカルシウムの補填のために 1 日必要量の 50%，ビタミン B_1・B_2 は，40% 供給している．そのため，積極的に摂取したい豆類・豆製品類・小魚類が多く使われ，これらが児童生徒の栄養素量の確保に大きく貢献している．

3　子ども達の食習慣・生活習慣の現状

3-1　食の簡便化と子ども達の食事（食の外部化等食の多様化）

近年，「外食」あるいは調理済み食品や惣菜，弁当といった「中食（なかしょく）」を利用する傾向が増大している．社会情勢の変化，家族構造の変化に伴い，調理や食事を家の外に依存する食の外部化が進展し，簡便化志向が高まった．女性の社会進出や，コンビニエンスストアの拡大につれ，「中食」の家庭への浸透は目覚ましい．

3 歳から 6 歳の子どもをもつ保護者 3010 名へのインターネットを使ったアンケート（カゴメ株式会社，2010）によると，平日は，外食より中食を利用することが多く，外食の利用頻度は，「全く利用しない」「月に 1 回未満」をあわせると約 6 割を占めるが，中食の利用頻度は，「週 1 回以上利用」と「全く利用しない」とほぼ同数の 2 割である．休日は，中食より外食の利用頻度が高く，「月に 1 回以上」利用する家庭は 8 割近い．「月に 1 回未満」「全く利用しない」家庭は 2 割であった．また，幼児期は中食より手作り傾向，小学生になると中食利用頻度が高くなっている．

家庭で調理された食事の「内食（うちしょく）」は，他の 2 つの食事形態に比し，栄養面，安全面において優れており，家庭の味，行事食・伝統食の伝承等子どもの心理や習慣形成に有用である．また，食事の準備・食事中の会話，食後の団欒は栄養摂取以上の有用性をもつ．

一方,「中食」「外食」は嗜好性に偏り,利便性が優先され,一般的に動物性脂肪成分(飽和脂肪酸)や塩分の含量が多い,野菜類が少ないためビタミン,ミネラル,食物繊維の不足になりやすい等の問題がみられる.

3-2 欠食

子ども達の食生活で最も大切なことは,まず三度の食事を規則正しくとる生活習慣を身につけることである.その結果,必要な栄養素等を摂取できるのである.

近年,朝・昼・夕の1日3食という大原則が崩れ,昼夕夜の3食パターンあるいは,食事・間食の区別のないパターン(4食・5食など)が増えつつある.

近年の国民健康栄養調査によると,大人の習慣的朝食欠食者は,男性10%,女性6%で男女とも20歳代・30歳代が最も多い.小・中学校の子どもの朝食欠食については,栄養教諭はじめ学校関係者が児童生徒の生活改善のため,朝食の重要性を訴えたり,社会的な「早寝早起き朝ごはん」運動がおこなわれ,一定の成果を生んでいる(スポーツ振興センター,2007).また,ほとんど朝食を食べない保護者の割合も減少している.

朝食をとらない理由は小・中・高生いずれも「食べる時間がない」と「食欲がない」が約70%から80%を占める(日本学校保健会,2010).

子ども達の夕食の時間は,18時から19時がもっと多いが,近年19時以降に食べる子どもの割合が増加傾向を示し,特に20時以降に食べる子どもが増えている.遅い夕食は,大人の夜型社会に巻き込まれた深夜のテレビ,パソコン利用,就寝時間の深夜化,夜食の習慣につながり,その結果,起床時間が遅くなり,「食欲がない」「時間がない」ことにより朝食抜きの恒常化へとつながる.

夜食の摂取については,ほとんど食べない小・中学生は52%・48%であるが,毎日食べる小中学生は15%・13%もいる.小学生の「早寝」の子は「遅寝」に比べ,テレビをみながら食事をする,好きなものだけ食べ嫌いなものは残す,朝食をとらないで学校に行くなどのことが少ない.「早寝」の中でも「早起き型」は「朝寝坊型」に比べその傾向が顕著であるとの報告(ベネッセ教育研究開発センター,2010)がある.生活リズムを整えることが,食習慣改善には重要であることを示すものである.

1. 小学生

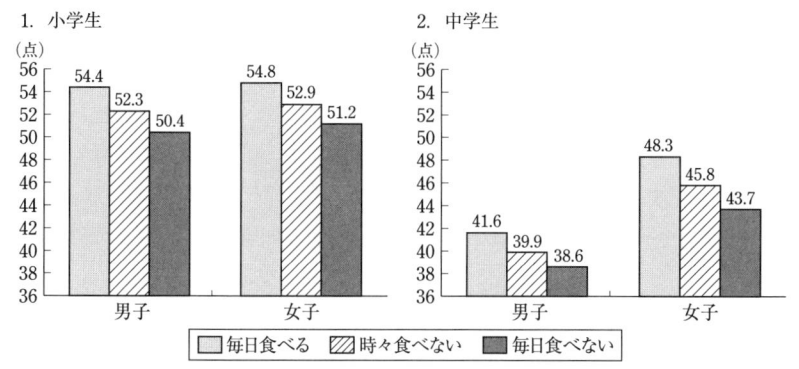

(グラフ: 男子 毎日食べる 54.4、時々食べない 52.3、毎日食べない 50.4／女子 毎日食べる 54.8、時々食べない 52.9、毎日食べない 51.2)

2. 中学生

(グラフ: 男子 毎日食べる 41.6、時々食べない 39.9、毎日食べない 38.6／女子 毎日食べる 48.3、時々食べない 45.8、毎日食べない 43.7)

凡例：□毎日食べる ▨時々食べない ■毎日食べない

体力合計点の測定方法は新体力テストと同様。小学生は①握力，②上体起こし，③長座体前屈，④反復横とび，⑤20mシャトルラン，⑥50m走，⑦立ち幅とび，⑧ソフトボール投げで，中学生は③がハンドボール投げになり，⑤の20mシャトルランが持久走と選択実施。

資料：文部科学省スポーツ・青少年局「平成21年度全国体力，運動習慣等調査」2010

図1 朝食の摂取と体力合計点との関連（2009年）

1. 小学校

〈男子〉
- 毎日食べる: 肥満 9.8、正常 87.6、瘦身 2.6
- 時々食べない: 肥満 14.2、正常 83.9、瘦身 2.0
- 毎日食べない: 肥満 17.7、正常 80.6、瘦身 1.8

〈女子〉
- 毎日食べる: 肥満 7.4、正常 89.8、瘦身 2.7
- 時々食べない: 肥満 13.4、正常 85.0、瘦身 1.6
- 毎日食べない: 肥満 17.7、正常 80.8、瘦身 1.4

2. 中学校

〈男子〉
- 毎日食べる: 肥満 8.0、正常 90.9、瘦身 2.0
- 時々欠かす: 肥満 11.7、正常 86.8、瘦身 1.6
- まったく食べない: 肥満 14.2、正常 84.5、瘦身 1.3

〈女子〉
- 毎日食べる: 肥満 6.7、正常 89.1、瘦身 4.2
- 時々欠かす: 肥満 11.2、正常 86.3、瘦身 2.6
- まったく食べない: 肥満 12.5、正常 85.3、瘦身 2.3

凡例：□肥満 ▨正常 ■瘦身

資料：文部科学省スポーツ・青少年局「平成21年度全国体力，運動習慣等調査」2010

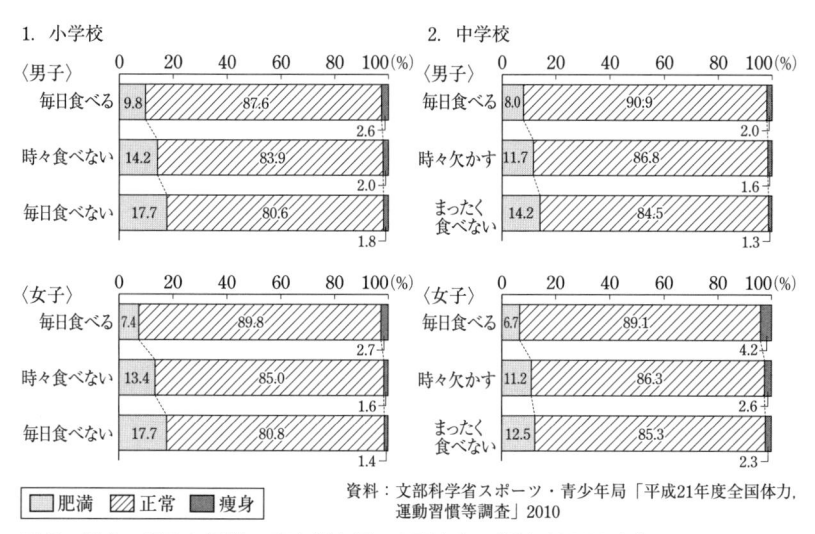

図2 朝食の摂取と肥満・瘦身傾向児の出現率との関連（2009年）

朝食の欠食については，やる気，学力低下等の問題が鮮明になってきている．朝食を食べていない子どもたちに，不定愁訴「イライラ，頭痛，肩こり，やる気がでない等」が多い．

　小中学生男女ともに朝食を「毎日食べない」子どもは，「毎日食べる」子どもに比べ体力測定の結果が約90％に減少し，肥満の割合は2倍に増加している（文部科学省スポーツ・青少年局調査，2010）（図1，2）．朝食は，1日の活動源で，その欠食が発育盛りの子どもにとって健康上の問題になることはいうまでもない．

　さらに，近年の健康栄養調査で，大人の欠食の習慣化の始まりが，「小学生のころから」または「中学高校のころから」をあわせると男性では3人に1人，女性では4人に1人であることが明らかになっており，それはこの時期の欠食の大きな問題である．この時期に朝食の習慣をつけておく必要性を強く示すものである．

　朝食習慣を母親の習慣と関連づけてみると，欠食のみられる子どもの割合は，親が「毎日食べる」場合では6.0％だが，「週に4，5日食べる」場合では20％，「週に2・3日食べる」「ほとんど食べない」場合では，それぞれ29.7％，29.8％と高くなっている（全国農業協同組合中央会，2008）．また同調査では朝食頻度の低い小学生の母親の「子どもへの食事栄養バランスの意識」が低いことを示す調査結果もみられ，共に暮らす家族，特に，母親の生活・食意識やその態度との関連が認められる．

3-3　共食（孤食・子食・個食）

　食を通じたコミュニケーションは，食の楽しさを実感させ，人々に精神的な豊かさをもたらすと考えられることから，楽しく食卓の機会をもつように心がけることは重要である．また，食卓は，家族のきずなを深める団欒の場であると同時に，子どもが規則的でバランスの良い食事をとる習慣や，食べる姿勢，食事のマナーなど，基礎的な食習慣を身につけたり，社会性などを学習する重要な場である．しかし，昨今，生活時間の多様化，単独世帯の増加等とも相まって，家族等と楽しく食卓を囲む機会が少なくなりつつある．家族が暮らしている環境下においても，子ども1人あるいは子ども達だけで食事をとるいわゆる「子食」「孤食」や，家族一緒の食卓で特段の事情もなく別々の料理を食べるい

わゆる「個食」が見受けられる．朝食の孤食頻度は小学生では10人に1人，中学生で3人に1人，高校生では，ほぼ2人に1人が「よくある」と答えている（学校保健会報告，2010）．

また，朝食を「子どもだけで食べる」比率は小中学生ともに増加傾向を示し，2005（平成17）年度の小学生では「子どもだけ」と「1人で」をあわせると30.1%であったのが，2007年度には33%に，中学生でも，36%から49.4%に増えている．なかでも，「子ども1人で食べる」者の比率は，小学生5.6%から11.4%に，中学生では12.7%から30.4%と，2倍以上に増加している（日本スポーツ振興センター，2007; 2009）．食事を子ども達だけ（子食）で，また1人（孤食）で食べることの問題点は，

① 自分にとっての適切なバランスの取れた食事について学習する場の機会減少
② 偏食の矯正が困難，固食，小食，過食につながり痩せや肥満の原因となる
③ 食事のマナーの取得の機会の減少
④ 食事の速さのコントロールができない（早すぎることは，肥満につながる）
⑤ 家族とのコミュニケーションの機会の減少
⑥ 家族・他者への思いやりの心が育ちにくい

など，数多くある．家族行動の個別化などにより食を通じた家族のコミュニケーションの機会の減少は，子どもの健康的な心身を育み，豊かな人格を形成する場の減少を意味している．

4　子ども達の健康と身体活動（生活習慣）

子ども達の健康（肥満と痩せ）の現状とそれらの要因として「摂取栄養量と消費エネルギーのアンバランス」の観点から子ども達の身体活動（生活習慣）の現状をみる．

4–1　肥満と痩せ

1968年の統計での肥満（過体重＋20%）の子どもの出現率は，2%から3%程

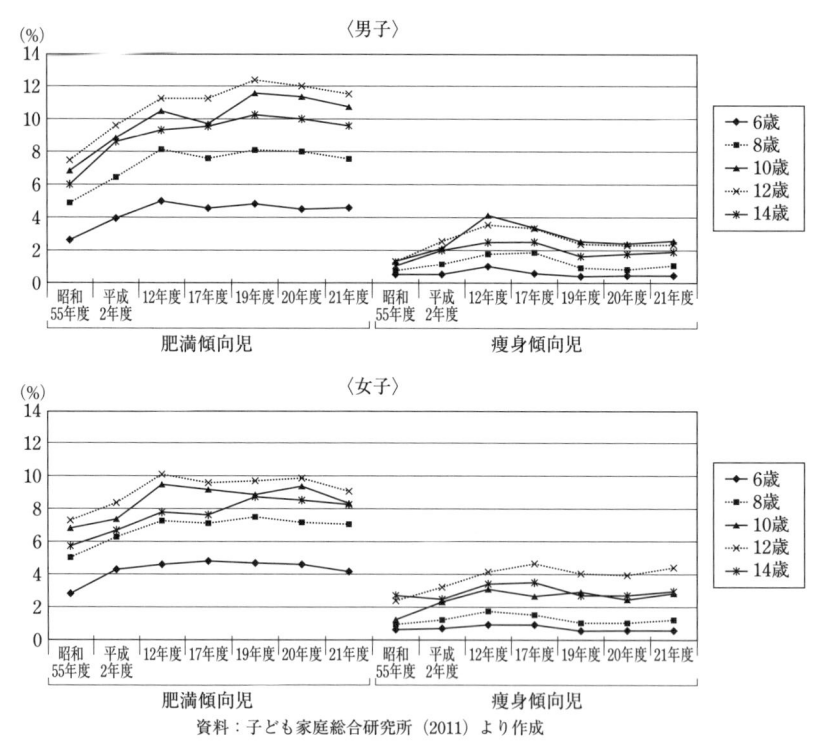

図3 肥満・瘦身傾向児出現率の推移（1980年〜2009年）

資料：子ども家庭総合研究所（2011）より作成

度で人口密集地に多く，都会の病気と称された．近年，成人における肥満・生活習慣病の急激な増加と並行して，肥満傾向児は，横ばい傾向になったとはいえ，年々増加している（図3）．現在の肥満傾向児出現率は8%から10%で，生活習慣病の中でも小児のメタボリックシンドロームが注目されるようになった．

一方，標準体重80%以下の瘦身傾向児も年々増加傾向を示し，小学校の高学年から中学生で3%前後みられる．思春期前期からみられるダイエット行動には，「スリム志向」と自分の体型に対するボディイメージの歪みが背景にあるが，自分の体型を一律にファッションサイズに傾けようとすることは無意味で危険をはらんでいるということを認識させる必要がある．子どもの肥満や瘦せの背景には不適切な食生活や運動不足があり，拒食・過食症等摂食障害や筋肉量や骨塩量の低下による骨粗症等の生活習慣病の素地を作ることになるので，

早い段階での健康・栄養教育が必要である．

4-2　肥満の成因

肥満の原因として1)遺伝的要因と，2)生活習慣の2つがある．1)については①レプチンやレプチン受容体，メラノコルチンといった摂食調節因子の遺伝子，②エネルギー消費に関する遺伝子などが明らかになっている．2)の生活習慣などの後天的要因として，エネルギー摂取と消費の問題がある．摂取エネルギーの問題として　①過食，②高脂肪食，③食品へのアクセスの容易さが，消費エネルギーに関しては，①運動時間の減少，②ゲームを含む室内での座位生活の増加，③テレビ視聴時間の長さ，④自動車社会の普及等があり，その他，精神的ストレス，不規則な生活習慣といった要因がある．それに最近注目されている胎児の発育の問題として，母親の糖尿病等で高出生体重児で生まれる子どもの他に，低体重児にものちに肥満となる子が多いことがある．

岡田(1991;1997)は，小学校4年生女児の肥満群に中性脂肪の高値を認め，LDLコレステロールの高値を中学生以降の男子の肥満児に，HDLコレステロールの低値は，男女とも中学生男女の肥満児に認めうることを示し，小児肥満における血清脂質はすでに動脈硬化促進的であることを報告している．小児期における肥満の改善は，成人期の動脈硬化の促進を阻止し，生活習慣病予備軍への予防・抑制に大きく寄与するのである．

4-3　生活習慣──身体活動（エネルギー消費）

活発な身体活動・運動を増加させることが，肥満の防止につながるといわれるが，運動が1日の消費エネルギーに占める割合は意外と少ないので，運動以外の日常における活発な生活活動レベルを上げること，すなわち座りがちな活動的でない生活をいかに減らすかが重要となる．肥満小児では夏休みなど長期休暇後の肥満の増悪や，土曜日の活動エネルギーの低下が著しいことから，通学・学校生活・さらに家庭生活における生活活動エネルギー消費が重要となる．日本学校保健会報告(2010)からみると，室内での過ごす時間の最も多いのはテレビ・ビデオの視聴で平均ほぼ2時間，ついでインターネットや携帯・メール，ついでコンピュータ・テレビゲームが平均1時間，最も短いのが読書や音楽鑑

賞で約50分である．また，テレビの視聴では平日では，小・中学生とも，3人に1人が3時間以上で，6人に1人が4時間以上となっている．しかも休日では，いずれも平日の2倍以上になるなど（日本PTA全国協議会, 2010），休日の食習慣と同様，生活習慣にも問題点がみられる．

　活動エネルギー消費の低下をもたらす典型的要因は，テレビゲームやテレビ視聴の長さである．Dietz & Gortmaker (1985) は，テレビは肥満にとって特別な環境リスクになっていることを，運動しないために活動エネルギー消費が減少することに加え，テレビ視聴の間にスナックのような高カロリーの間食を摂るためと推測している．また，大国ら(1995)もテレビの視聴時間が長いほど，肥満の程度が強くなることを示し，さらに，テレビ視聴による消費エネルギーの低下は，肥満児では正常体重児と比べ，より低下量が大きいとの報告 (Klesges et al., 1993) もある．このようなテレビ・ゲーム・携帯電話などへの長いメディア接触時間といった生活習慣に加え，さらに塾（1週間に通っている時間は，小学生平均3時間，中学生5時間）やお稽古事（小学生平均2時間，中学生平均2.5時間），家庭学習にかかる時間などから活動エネルギー消費が低下したり，それが就寝時間に影響したりする可能性が考えられる．

5　子ども達の健康と食の重要性

　近年の食の欧米化により主食の米の摂取量が大きく減少した．さらに魚類・野菜類の消費の減少と共に，肉類・乳製品類の急激な過剰摂取は，飽和脂肪酸摂取量の増加，食物繊維・ミネラル摂取量の不足につながり，その結果，肥満・高血圧・糖尿病・脂質異常症の罹患，それらをリスクファクターとしたメタボリックシンドロームと診断される者の急激な増加をもたらした．

　子ども達の栄養素等摂取の変化，栄養の偏りも成人のそれらと同様にみられ，成人における肥満・生活習慣病の急激な増加と並行して，肥満傾向児も増加し，生活習慣病の中でも小児のメタボリックシンドロームが注目されるようになり，多くの研究より，小児肥満における血清脂質はすでに動脈硬化促進的であり，そのことはすなわち，メタボリックシンドローム予備軍の出現を意味する．

　小児期における肥満の改善は，成人の動脈硬化の促進を阻止するもの，すな

わち生活習慣病予備軍への予防・抑制に大きく寄与するものである．

　肥満や瘦せの要因として，摂取する食品からの栄養量の過大・過少・偏りが問題としてあげられるが，同じ食品量・栄養量の摂取であっても，欠食を含め，1日何回食べるか，何時に食べるか，何処で食べるか，誰とどのようにして食べるか，といった食習慣・食環境の影響も見逃すことができない．朝・昼・夕食の1日3回の食事が，昼・夕・夜食に，また間食と食事の区別がつかない複数回（4・5回）の食事，外食・中食の増加，"こ"（孤・子・個・固・粉）食の増加といった問題も大きい．

　運動・生活活動等身体活動を伴う不適切な生活習慣もまた，強く関与する．その改善には生活リズムの改善が必要となる．しかし，共に生活する家族の生活リズムの多様化に加え，特に母親の食や健康に対する意識の低下の影響も大きな要因のひとつとなっている．

　いずれのライフステージにおいても健康への自己管理能力を身につけることが必要である．この時期の良い食習慣の獲得は，生涯の健康維持増進にとって非常に重要な意義をもつ．そのために地域での取り組みや学校での給食や授業を通しての食育はもちろん必要となるが，食は親から子どもへ引き継がれていくことも確かである．社会環境が変わるにつれて，家庭の在り方も変わっていくかもしれない．しかしながら，私たちは，生きていくために食事をすることは変わらないし，食事や食生活が私たちの健康維持に必須であることも変わらない．だからこそこれからも共に生活する家族の場・その役割が問われる．

引用文献

Dietz, W. H. Jr., & Gortmaker, S. L. (1985). Do we fatten our children at the television set? Obesity and television viewing in children and adolescents. *Pediatrics*, **75**, 807–812.

Klesges, R. C., Shelton, M. L., & Klesges, L. M. (1993). Effect of television on metabolic rate: Potential implications for childhood obesity. *Pediatrics*, **91**, 281–286.

岡田知雄（1997）．小児成人病予防健診同一個人経年変化について　第44回日本小児保健学会講演集，pp. 406–407.

岡田知雄・大国真彦・梁重雄（1991）．小児の成人病　小児保健研究，**50**，333–341.

大国真彦・浅井利夫・天野華（1995）．子ども達がテレビ等視聴，ファミコン等で遊んでいる実態と肥満との関係調査成績．日本小児科学会雑誌，**99**，1700–1703.

カゴメ株式会社 (2010). 子どもの食生活に関する調査報告書——外食・中食利用実態，好きな果物・嫌いな果物

厚生労働省 (2008-09). 日本国民健康栄養調査の概要について（平成20年～21年）

全国農業協同組合中央会 (2008). 小学生の子供の朝食実態調査（対象全国の小学生の子どもをもつ母親600人，2008（平成20）年12月，インターネット調査）

日本学校保健会 (2010). 平成20年度 児童生徒の健康状態サーベランス事業報告書．（調査対象 全国13都県53校の小中高校生1万0163人，(2009（平成21）年1～3月配布回収調査，小学生は保護者が回答)．

日本スポーツ振興センター (2007). 平成17年度 児童生徒の食生活等実態調査報告書（平成19年3月）

日本スポーツ振興センター (2009). 平成19年度 児童生徒の食生活等実態調査報告書（平成21年3月）

日本PTA全国協議会 (2010). 子どもとメディアに関する意識調査（調査対象，小学生5年1932人，中学2年生1937人）

ベネッセ教育研究開発センター (2010). 第2回子ども生活実態基本調査報告書（調査対象 小学校4年生～6年生合計3561人，2009（平成21）年8～10月質問紙による自記式調査）

文部科学省スポーツ・青少年局 (2010). 平成21年度 全国体力・運動能力，運動習慣等調査（調査対象，全国小学5年99万5666人（男子50万8853人，女子48万6813人），中学2年生91万7398人（男子47万1604人，女子44万5794人））

コラム4　入院中の子どもの食

荒木暁子

　何らかの病気や障害があって入院している子どもたちへの食への影響は多様であり，病院食の提供においては，子ども一人ひとりの異なるニーズと状態に沿った，きめ細かな配慮を必要とする．しかしなお，小児は成長発達段階にあるため，必要な栄養を摂取することを基本としながらも，食の楽しみ，仲間と食べることなどを含めた食環境，これからの生涯にわたる食生活の基盤づくりも含めて考えていく必要がある．

病院食の考え方

　医療機関における給食は，医療法のもと「食事は医療の一環として提供されるべきものであり，それぞれ患者の病状に応じて必要とする栄養量が与えられ，食事の質の向上と患者サービスの改善をめざして行われるべきものである」(厚生省告示第237号に伴う通知保険発104号，平成6年8月)と示されている．病院では，栄養部は他部門と連携し患者サービス部門の一翼をなす．

　1986年には給食業務の委託認可が可能となり，現在では多くの病院や高齢者ケア施設で給食業務を委託している．1994年にそれまでの基準給食制度を見直し，入院時食事療養制度が開始され，患者の一部負担となった．そのほか，診療報酬としても，入院患者ごとに栄養管理計画に基づき栄養管理することによる栄養管理実施加算，栄養障害を生じている患者やそのリスクの高い患者について栄養サポートチーム (NST: Nutrition Support Team) で行う場合には栄養サポートチーム加算などが認められる．

　病院食の理念は，病院の理念に基づき，また，対象特性によってそれぞれであるが，当センターのように在宅生活への移行支援を行う施設ではそういった内容を含む (表1)．

表1　千葉県千葉リハビリテーションセンター給食サービスの目標

患者様に安全で美味しい食事を提供する
① 食事は治療の一環であり，衛生的でかつ栄養的に満たされていること．
② 食事は家庭的であり，楽しく，おいしいものにするよう努めていること．
③ 偏食の防止，生活習慣病予防等について献立上考慮していること．
④ 行事食，適温給食（病棟盛り付け，保冷保温配膳車），適時給食（夕食6時）の実施．
⑤ 社会・家庭復帰のため，食器・調理形態の工夫を行う．

子どもの疾患と病院食

　子どもの病院食としては，離乳各期食，おやつを含む幼児食・学童食など年齢区分による一般治療食が基準となり，これに治療上必要な内容や形態の異なる特別治療食が加わる．

　子どもの疾患や治療による食への影響としては，先天的な疾患による食欲亢進や摂食・嚥下障害など，化学療法や免疫抑制療法に伴う嘔気や感染予防，ステロイド療法による嗜好や食欲への影響などがある．

化学療法による影響

　抗がん剤による化学療法を受ける子どもは，副作用である倦怠感，食思不振，悪心・嘔気，口腔内の粘膜変化や味覚の変化を経験する．また，化学療法や免疫抑制療法により感染しやすくなるため，好中球数などの血液データにより子どもの免疫の状態に合わせて加熱した刺激の少ない食事に限られるようになる．さらに，感染防止のために清潔な病室で行動を制限される．

　病院では，栄養面を含めこれらを配慮した「化学療法食」などを提供する．具体的には，免疫力が低下した場合には，生卵や生魚等を禁止し，密封されたレトルトやシールドされたゼリーなどを除いて，原則加熱する．果物も，バナナなどは食べる直前に皮をむけばよいとしているところもある．しかし，子どもの味覚変化や治療による苦痛を和らげるためにも，実際には病状や嗜好に沿った対応をすることが多い（堂下ほか，2011）．例えば，母親の手作りのものを与えたり，食欲のないときに塩味の強いカップラーメンやファーストフードを提

供したり，嘔気のないときに水分の少ないものを少量ずつ摂取させることもある．化学療法などによる影響のみならず，小児がんの子どもたちは厳しい治療や入院による経験をしており，味覚や嗜好の発達や食の楽しみなどを含め，子どものニーズをより考慮した病院食の提供が望まれる．

食事療法を要する子ども

疾患によっては，その管理においてエネルギー，水分や塩分の制限を伴う食事療法を要する．

① 糖尿病・肥満などの代謝異常

糖尿病は1型2型とも食事に関わる影響が大きい疾患である．特に，1型糖尿病はインシュリン療法，食事療法と運動療法が基本である．インシュリンで血糖値をコントロールしながら低血糖・高血糖を防ぐため，糖尿病患者は食べたいときに食べられず，食べたくないときに食べなければならず，これが生涯継続する．

糖尿病は発症初期には入院治療を要するが，血糖コントロールが可能になれば，インシュリンの自己注射をしながら退院し通常の生活を行う．食事療法は年齢や成長に即して行うことを原則として，インシュリンと炭水化物やGI値の低い食物を工夫して血糖の変動を防ぐ．低血糖（通常，血糖値が60 mg/dl）時には，ブドウ糖錠などで補食する．

先天性の遺伝性疾患には，代謝異常やプラダー・ウィリー症候群などのように食思をコントロールしにくいものもある．1400から1600 kcal程度のカロリー制限食を提供することが多いが，たんぱく質や脂質などバランスは保持し，炭水化物を減らして調整する．

② 水分・塩分の制限

先天性心疾患では心臓への負担を軽減するために，水分や塩分を制限することがある．水分摂取量と排泄量を厳密に計測し管理するため，欲しいときに飲めず，かつ，少量ずつしか飲めないため，口渇感やストレスを経験する．治療や行動制限によりストレスの多い入院生活をする子どもにとって，水分も楽し

みの一つとなっており，子どもの好むジュースなどを提供することが多い．

　ネフローゼ症候群や腎不全でも，水分や塩分を制限したんぱく質を多く摂取する必要がある．味気ない鶏肉のボイルや豆腐などを子どもが食するのは困難なことがあり，食材に味付けせず，減塩醤油や塩などの調味料を別添して提供し，付けて食べることで過剰な摂取を防いでいる．

　③　食物アレルギー

　ある特定の食物にアレルギー症状を示す子どもにとって，正しい診断に基づいた必要最小限の食物を除去する「除去食」は重要な治療の一環である．わずかでも摂取すると重篤な症状を示す場合もある半面，摂取量や調理法で食べられることもあり，安心できる食事の提供が第一となる．食物アレルギーがある場合には，入院時の情報として聴取し，栄養部門へ除去食が指示され，調理時に混入しないように調理用具や調理エリアを別にし，配膳のネームプレートなどに明示し誤食を防ぐ．栄養素が偏らないように，同じ栄養素を含みアレルギーを示さない他の食品で代替し工夫する．

摂食・嚥下障害

　摂食・嚥下機能に障害や何らかの遅れがある場合には，摂食・嚥下機能に沿った食材・食形態を基本とし，摂食・嚥下機能の発達を促す食事の提供が必要となる．摂食・嚥下機能の障害の原因としては，先天的な疾患や障害もあるが，気管切開や長期に及ぶ経管栄養などにより発達上の臨界期を過ぎても経口から食事を摂れないことによる，あるいは，口腔内への頻繁な吸引などによる不快刺激により医原性に生じることもある．

　離乳期にある子どもや摂食・嚥下障害のある子どもに適した食種（食形態）は，一人ひとりの機能レベルに合わせて，医師，言語聴覚士や作業療法士，看護師，特に，摂食・嚥下障害看護認定看護師（認定看護師とは，特定の分野において熟練した看護技術と知識を用いて，水準の高い看護実践ができ，看護現場における看護ケアの広がりと質の向上をはかるために，日本看護協会が認定する看護師であり，実践・指導・相談の役割を担う．摂食嚥下障害看護認定看護師は，主に摂食嚥下障害のある患者（高齢者や障がい児）などの指導・相談に

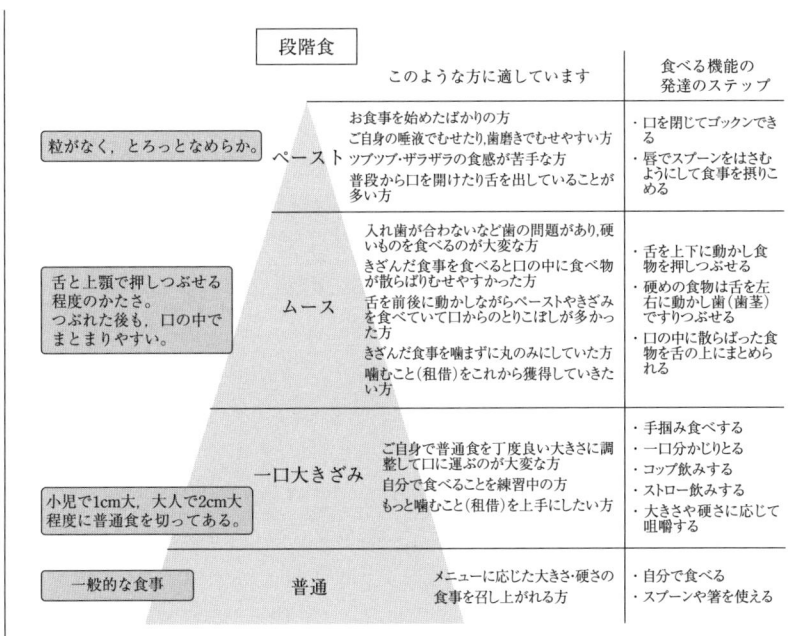

段階食		このような方に適しています	食べる機能の発達のステップ
粒がなく，とろっとなめらか。	ペースト	お食事を始めたばかりの方 ご自身の唾液でむせたり，歯磨きでむせやすい方 ツブツブ・ザラザラの食感が苦手な方 普段から口を開けたり舌を出していることが多い方	・口を閉じてゴックンできる ・唇でスプーンをはさむようにして食事を摂りこめる
舌と上顎で押しつぶせる程度のかたさ。つぶれた後も，口の中でまとまりやすい。	ムース	入れ歯が合わないなど歯の問題があり，硬いものを食べるのが大変な方 きざんだ食事を食べると口の中に食べ物が散らばりむせやすかった方 舌を前後に動かしながらペーストやきざみを食べていて口からのとりこぼしが多かった方 きざんだ食事を噛まずに丸のみにしていた方 噛むこと（咀嚼）をこれから獲得していきたい方	・舌を上下に動かし食物を押しつぶせる ・硬めの食物は舌を左右に動かし歯（歯茎）ですりつぶせる ・口の中に散らばった食物を舌の上にまとめられる
小児で1cm大，大人で2cm大程度に普通食を切ってある。	一口大きざみ	ご自身で普通食を丁度良い大きさに調整して口に運ぶのが大変な方 自分で食べることを練習中の方 もっと噛むこと（咀嚼）を上手にしたい方	・手掴み食べする ・一口分かじりとる ・コップ飲みする ・ストロー飲みする ・大きさや硬さに応じて咀嚼する
一般的な食事	普通	メニューに応じた大きさ・硬さの食事を召し上がれる方	・自分で食べる ・スプーンや箸を使える

図 1　嚥下食ピラミッドに基づく段階食の例（金谷，2004 に加筆）

あたる）などによって見極められる（図 1）．

入院中・長期施設にいる子どもの食環境と課題

長期に入院し治療を必要とする子どもや施設にいる子どもは，そこで提供される病院食で育っていくと言っても過言ではない．

子育ての視点から見ると，二次的インターフェイス（根ヶ山，1998）が多数介在し，そのインターフェイスが医原性であることが子どもの病院食の特徴であり，子育てのジレンマを生じる原因になっている．健康な乳児と母親のあいだにある二次的インターフェイスは哺乳びんなどであり，いずれ使用しなくなる一過性のものである．しかし，入院している病児では，哺乳が困難であることから，気管切開や重篤な状態のために，栄養を摂るためにチューブ（経管栄養）や中心静脈栄養などの医療器具が介在し，長期に及ぶことも多い．また，病院食では，子どもは調理過程が見えず，面会時間の制限から母親や家族以外の看

護師や保育士が入れ替わりで介助する．これらの，介在する状況は複雑で健康な子どもとは違っており，子どもと母親・家族との距離を意識させることとなる．

病気を治すための治療という子どもにとっての不快な体験が介在する中で，病院で提供される食事を食べさせなければならない母親のストレスや負担は大きい．

これらの特徴を踏まえて，子どもの病院食の課題を整理する．

「ハレとケ」と食発達の視点

患者の多様な食嗜好のニーズに応えるために，バイキング方式や事前にメニューを選択できる方法などを取る病院が増えてきた．しかし，嗜好形成のプロセスにある子どもに，病気で不憫だからと，喜び好むカレーライスやハンバーグなどハレの食事ばかりを摂らせることは推奨できない．また，安全な食事の提供を強調し，摂食・嚥下機能に沿うあまり，咀嚼しやすい食形態になりすぎないことも重要である．長期的な視点で，子どもの嗜好や味覚の発達を育む食事の提供が必要である．病院では季節の旬のものや行事食を取り入れて，健康な食発達が育めるように工夫している．

調理のプロセスへの興味・関心を引き出す

家庭では家族が目の前で作った食事を摂取する．しかし，長期に入院している子どもは，食材の調達方法や食事の作り手が見えず，ただ配膳された食事を摂取する．調理のプロセスへの興味関心や作り手への感謝の気持ちは，体験することで育つ．

長期入院の重症児は，環境と相互作用することも限られてしまうため，土，水や植物などに触れる機会も少ない．保育士が施設の庭に芋を植え，それを一緒に収穫し，ビシソワーズスープにして皆で食べた時は，ペースト食を舌で押し出してしまっていた子どもも上手に食べていた．

仲間と食堂で食べる

野菜嫌いの子が友達に言われて一口ずつ食べられるようになり，自分より年

少の友だちが入院してきたことをきっかけに自分で食べることに積極的になるなど，健康な子どもの集団と同様のことが，病気の子どもでも言える．

また，治療の合間の体調のよいときに病室から出て，友だちと食堂で食べるときの活き活きした表情や，それを心待ちにしている子どもの様子を見ることができる．看護師や保育士は，食を通した社会的相互作用をコーディネートする必要がある．

引用文献

堂下雅也・堀浩樹・世古口さやかほか (2011). 小児がん・難治性血液疾患患児の入院中の食事状況 小児がん，**48** (2), 119–124.

金谷節子 (2004). 摂食・嚥下障害食の基礎と臨床 日本摂食・嚥下リハビリテーション学会雑誌，**8** (2), 192–193.

根ヶ山光一 (1998). 離乳と子の自立．糸魚川直祐・南徹弘（編） サルとヒトのエソロジー 培風館，pp. 134–147.

14章　学校給食にみられる子どもの姿

関はる子

　現在日本における学校給食の実施率（主食，副食，牛乳による完全給食）は小学校98.1％，中学校76.2％である（文部科学省調査，2009年5月1日現在）．学校給食は学校給食法で定められ，児童，生徒にそれぞれの年齢に応じた栄養量を確保し，厳密な衛生管理に基づいて作られている．またいろいろな角度から食について学び考える場でもある．内容的にも充実し，世界的にも高水準と言える．しかし世界でもまれに見る飽食状態の日本にあって，その影響を学校給食もおおいに受け，いろいろな問題点も起きている．学校給食の歴史を振り返りながら，現在の学校給食について考えてみる．

1　日本における学校給食の始まりから現在まで

1-1　給食制度の歴史（仮）

　1889年，日本で最初の学校給食が山形県鶴岡町で始まった．学校給食の「給食」という意味は「食を与える」ということで，1796年，ドイツのミュンヘンで開始された給食は貧困児童が対象だった．その93年後に，鶴岡町の私立忠愛小学校で昼食を持参できない子どもに無料で提供された．当時の献立は「握り飯，みそ汁，干物，漬物」などであった．その後，明治時代の終わりにかけて広島，秋田，岩手，静岡，岡山県で学校給食が実施されるようになった．
　1940年には，文部省が「学校給食奨励規定」を公布した．これにより給食の対象が貧困児童のほか，栄養不良児，身体虚弱児にも広がり，栄養的な学校給食の実施へ，内容の充実が図られた．大正時代に提唱されていたことが公に認められたのである．しかし1941年太平洋戦争開戦により日本の食糧事情は悪化していく．地方への学童疎開などで子どもたちの食は不十分で常に空腹だった．

学校給食は事実上停止された．

　1945年に終戦を迎えると食糧難はより激しくなり，栄養失調はもとより餓死者も多数にのぼった．翌46年には文部，厚生，農林水産省の3省により「学校給食実施の普及奨励について」の通達が出された．同年12月24日には新しい学校給食が始められ，後にこの日は「給食記念日」とされるようになった．この日は通常授業が行われないので，1ヶ月繰り下げた1月24日から30日までを給食記念日として，現在も全国で記念献立の実施，行事などが行われている．

　1947年，ララ（アジア救済委員会）物資による学校給食が，全国300万人の児童に対し開始された．50年にはアメリカ寄贈の小麦粉で8大都市の児童に，完全給食（パン，おかず，ミルク）が実施された．当時の献立は教員等が，物資配給拠点場所までリヤカー等で食材を取りに行き，材料を見てから決めた．おかずは主に汁物が多かった．全国的に見ると給食が実施されていなかった学校も多く，弁当を持参できず昼食を食べられない児童も多くいた．完全給食でない学校も多く，主食持参や野菜などの食材料を各家庭から持ち寄る所もあった．各地域での差が大きかった．

　1953年には「学校給食法」が成立，翌年公布された．この法律により，「学校給食の目標」「必要な施設」「学校給食栄養管理者」が定められた．「学校給食の目標」とは，「一　日常生活における食事について，正しい理解と望ましい習慣を養うこと．二　学校生活を豊かにし，明るい社交性を養うこと．三　食生活の合理化，栄養の改善及び健康の増進を図ること．四　食糧の生産，配分及び消費について，正しい理解に導くこと」というものである．この目標の中では学校給食を通して国民の食生活の改善への関わりがうたわれている．学校給食の献立や，試食会，調理講習会などを通して保健所的役割を果たす目的があった．しかし実際にはそれを担う学校給食栄養管理者である栄養士の配置が，十分ではなかった．またこの目標は2009年に「学校給食法」が改正されるまで56年間同じだったが，栄養士の配置が不十分であるという状況は，1960年に配置が制度化されて以降現在までも解消されていない．配置されていても，その職務について学校内で理解されるのは容易でなく，目標を遂行することは栄養士個人の力ではとても難しかった．2009年に改定になった給食の目標では，国民の食生活の改善への関わりは削除され，かわって「食に関する正しい理解と

適切な判断力を養う」ことと,「食育」の推進が盛り込まれている.

1-2 戦後から高度成長期へ

1953年当時の給食の献立,主食は主にコッペパン,脱脂粉乳,おかずが1品.パンの使用は56年「米国余剰農産物に関する日米協定」が定めたようにアメリカの小麦によるもので,その後20年近く続く.その後も時代の政策に学校給食が利用されることになる.しかし学校給食のパンは品質的に劣り(ボソボソで半日たつとカチカチになる)お世辞にもおいしいものとはいえなかった.当時の栄養基準では必要エネルギー量が現在のものより高く,経費の関係からも主食から摂る比重が大きかったため,量も多かった.脱脂粉乳は,戦後給食が再開した当時から用いられたもので,アメリカでバターを作った後に残ったものであった.脱脂粉乳は食品として作られたものではなかったが,たんぱく質,カルシウム,ビタミンB_2が豊富に含まれているので,栄養不足の子どもたちには願ってもない食べ物だった.給食に取り入れられ毎日出されたが,嗜好的には評判が良くなかった.しかし脱脂粉乳で子どもたちの栄養状態は改善され,学校給食の中心になった.嫌われながらも,給食は残さないという当時の指導は厳しく,とても大変な思いをしながら飲んだという思い出は今でも語りつがれている.その後国内の酪農の発達に伴い,脱脂粉乳は牛乳に変わったが,現在でも献立の内容にかかわらず,ほぼ毎日登場している.

脱脂粉乳は日本人の体力向上と,牛乳を食生活に取り入れるきっかけになった.脱脂粉乳同様,1950~1960年代の給食の象徴的な食材として鯨肉がある.鯨肉は豚,牛肉に比べ価格が安かったため,家庭でもおおいに食べられていた.学校給食でも肉よりもその使用頻度は高かった.いま思うと肉は堅く,質は良くなかったが,炒め物,揚げ煮などいろいろな料理に使用され,なかでも立田揚げは人気があった.その後捕鯨の禁止により日本の食生活から鯨肉がほとんど姿を消したが,ここ数年来調査捕鯨の鯨肉が出回るようになり,高額だが肉質のやわらかい物が,学校給食にも使用されることがある.

上でものべたように,1960年に学校栄養士の配置が制度化されたが,国の基準では全校配置ではない.未配置の分を各地方自治体で補う所もあるが,現在もほとんどの自治体では全校配置でなく,学校給食の実施内容に格差があるこ

との原因になっている．このころになると料理の献立の幅が広がり，1963年にソフトめん（ソフトスパゲッティー式めん）が，それまでのパンのみの主食に対して変化をつけるために開発され導入された．従来のうどんよりも伸びにくく，料理法も，うどんとしてもスパゲッティーとしても対応でき，全国で使用された．食べ方はビニール袋に個別包装されたものを児童各自が袋から出して汁に入れたり，ミートソースなどのソースにからめて食べる．その後も学校給食用として多くの食品が開発されているが，全国的に使用された製品としてはいまだかつてソフトめんに勝るものはない．とても人気のある食べ物だった．しかし，袋から直に器に入れることが食事のマナーとしてふさわしくない，袋ごと加熱する際の安全性の問題，また米飯給食や麺料理の普及などから，使用されなくなった．高度成長期を迎え食品の加工技術も発達し，学校給食に多くの食品が取り入れられた．60年代後半から十年位の間は，学校給食のメニューは冷凍食品，インスタント食品，既製品でしめられていたといってよい．しかし，これらの食品に使用される多くの添加物の安全性の問題から，栄養士が中心になり手作り料理が開発されるようになった．

1–3 給食の多様化へ

1976年，米飯給食が導入された．米飯給食の大きな目的は余剰米の消化であった．当時は米の流通は国が管理しており，学校給食で使用する米もすべて余剰米を中心としたものと決められていた．米飯推進のため，学校給食用米は35％の値引きがあり，月1回以上の実施校には47.6％値引きされた．都道府県ごとに毎月の米の使用量が発表されたが，炊飯施設，労働力の問題などから全国的にはかなりバラつきがあった．品質としてもお世辞にもおいしいとはいえなかった．多く古米が使用されていたためで，米そのものの味を味わう白飯は人気がなく，残菜も多かった．カレーライスやまぜごはんが喜ばれたのは，子どもの嗜好だけではなく，米の質の問題もあったと思う．現に，いま米飯で使用する米は自主流通米で，子どもたちがよく食べるのも白飯だ．

給食施設面では，1971年に文部省が都道府県学校給食センターの整備に補助を出し，多くが設置された．学校給食センターの設置は地方では学校給食の普及につながったが，すでに自校で実施していた都市部では，給食の質が落ちる

のではという懸念から保護者から反対の声があがり，実際稼働してからもセンターを廃止して，自校方式に転換した自治体もある．全国的にみると，現在では給食施設の半数以上がセンター方式を行っている．センター方式は規模，運営の方法によりその是非は一概にいえないが，施設の修繕などのメンテナンスにかかる費用を見ると，経費節減の効果があるとはいいきれない．

　給食のメニューが多様化し，質も向上してくるとともに，食べる環境も整えられだした．1988年にランチルーム設置の費用が国で予算化された．そもそも日本の学校には昼食を食べる部屋が備えられていなかった．これは日本の一般的な生活様式では食堂専用の部屋を持っていないことからきていると思う．まして戦後のベビーブームから教室が不足していて専用の食堂などのスペースもとれなかった．その後，出生率が下がり子どもの数が減り，クラス数も少なくなり，空き教室が出たため，この空き教室を利用してランチルームが作られることになった．教室を改造し，レースのカーテンをつけたり，専用のテーブルやイスを置くなど，今まで学校になかった部屋が登場した．給食専用のランチルームでの食事は，子どもたちがマナーを身につけたり，精神的に豊かになることを目的に各地で大いに進められた．畳の部屋や庭園風など，かなり凝ったランチルームもでき話題になった．しかしランチルームでの食事は，地域によっては子どもたちや保護者には好評だったが，教師にとっては負担になった．ランチルームの運営管理が大変なためである．栄養士が配置されていれば栄養士が行うが，栄養士が未配置の場合は運営管理を教師がしなければならない．ランチルームまでの移動，ランチルームでの指導（異なった環境に子どもたちは興奮する）などが，教師にとっての重荷になっていった．次第にランチルームの稼働率は下がり，年間を通しても使用回数が数回だったり，まったく使用されず会議室など違う目的に使用されたりすることも多くなった．また都市部では，それまで減少していた児童生徒数が，再開発などによりマンションが増えたりしたために増加に転じ，クラス増となり教室が不足して，ランチルームが再び教室に戻ったという例もある．現在，学校の改築や新築の際には多人数収容のランチルームが設置されているが，教師の負担は変わらない．

1–4 食教育の給食へ

　ランチルームの設置によりバイキング給食，セレクト給食なども行われるようになった．これらの給食は一般のものとはちがい，食教育が目的でもある．栄養バランスを考えた料理の選択，自分にあった食事量などを学ぶことを目的として，料理の選び方についての事前指導を行う．与えられた給食を食べる時代から，自分で考えて食べる給食へのステップになった．学校給食が子どもたちの栄養確保の域を出て，家庭での食の多様化が進むと，保護者からは学校給食の安全性や内容について問いなおす声もあがってくる．

　千葉県松戸市では，中学校給食をめぐって給食選択制を求める要望に応え，1990年，「小学校の延長としてではなく，家庭と生徒の多様なニーズの選択が可能となるような，創意と工夫に満ちた給食の提供が望ましい」（松戸市中学校給食懇談会答申，提言のもととなった）として，弁当持参と，給食を選択できる方式が実施された．給食では，主食もパンか米飯かを選べるようになった．この選択制は民間委託化を前提に実施された．当初，給食の予約率は70％だったが，08年度は95％である．生徒は弁当，給食どちらも一堂に会して食堂で食べている．のちに千葉県船橋市の中学校給食もこの方式をとっている．選択制のかかえる課題も大きいが，2011年の東日本大震災の福島原発事故による放射線の問題で，弁当の持参がまた新たにクローズアップされている．

　戦後の学校給食が始まって以来の大事故が1996年に起きた．病原性大腸菌O157による集団食中毒の発生である．大阪など各地で児童が死亡した．学校給食が原因とされ，これにより97年「学校給食の衛生管理の基準」が定められ，給食施設の改善，器具の取り扱い，食材料の取り扱い，調理，温度管理，検食，調理従事者の衛生管理，児童生徒の衛生管理等，きめこまかな日々のチェックおよび記録の徹底が実施されている．特に野菜は加熱調理となり，生野菜は今日まで提供されていない．給食室の老朽化，設備の不備等を，調理員，栄養士の努力，工夫で補っている点は否めない．

　2005年に，食育基本法が施行され，国をあげての「食育」ブームとなった．国民の健康の基になる食に，国をあげて取り組むことが目的とされるが，背景には医療費の削減がある．「食育基本法」は「目的は国民が健全な心身を培い，豊かな人間性を育む食育を推進するため，施策を総合的かつ計画的に推進する

こと．施策としては ① 家庭における食育の推進　② 学校，保育所における食育の推進　③ 地域における食生活の改善のための取り組みの推進　④ 食育推進運動の展開　⑤ 生産者と消費者との交流の促進　⑥ 食文化の継承のための活動の支援等　⑦ 食品の安全性，栄養その他の食生活に関する調査，研究，情報の提供及び国際交流の推進」がうたわれている．

これを受けて，学校での食育を推進すべく，栄養教諭制度が開始された．栄養教諭制度は1961年全国栄養士協議会が結成されて以来，40年来の願いだった．これまでは栄養士は教員免許がないため，食の授業などは教員の補佐役としての指導のみだった．しかしその配置状況は都道府県で差があり，従来の栄養職員としての給食管理の職務も担うなど，業務的には負担が大きい．

戦後再開された学校給食は，子どもたちが健康な学校生活をおくれるように，身体に必要な栄養管理のもとに運営されてきた．しかしそれぞれの時代の政策に組み入れられた感も否めない．このように，現在の学校給食は食育を担うという前提のもとにおこなわれているが，今後どのように展開されるかは危惧されるところである．以下に，その理由を述べる．

2　現在の学校給食が抱える問題点

学校給食がいま抱える問題点としてあげられるのが，運営面では給食費，民間委託化，学校現場ではアレルギー対応，児童生徒，保護者対応である．

2-1　給食費の滞納

給食費に関しては，その滞納が大きな社会問題になっている．保護者が納める給食費はすべて食材料費で，施設費，光熱費，人件費の負担はない．教職員をはじめ，給食を食する者はすべて給食費を支払う．給食費は自治体ごとに定められ，1食約240円前後（小学校の場合．中学校，高等学校はこれよりも高い）である．滞納の原因としては納入期限切れ，不況が原因の経済的理由，主義主張（教科書同様，無償にするべき）などである．1960年代ごろまでは，現金を係の教員等に直接納入していたが，銀行等を利用した振込み制度がとられ

るにつれ，滞納が増えた．引き落とし日を忘れたり，直接顔を合わさずにすむなどによる保護者の意識の問題がある．給食費は年度ごとの決算で繰り越しができない．滞納が多いとその分を見越しての献立作成になり，正常に給食費を納めている児童生徒に不平等になる．給食費事務を栄養職員，教員が行っている場合も多く滞納を解消するための督促手続きなどにも負担は大きい．しかし喫食者は児童生徒で給食費納入者は保護者であるから，社会でいうところの<u>無銭飲食</u>とは異なり，給食費を滞納しても児童生徒への給食を停止することはできない．保護者の所得によっては補助金制度（生活保護，準要保護）があるが，それを別目的に使用してしまうケースもある．滞納を解消するために保護者に対し，法的措置をとる自治体もある．また学校給食を無償化するべきだという声がある．無償化にした場合に懸念されるのは，食材料費を抑えるために献立や食材料の質の低下の可能性があるということである．全額無償でなくても子ども手当のような，全国一律の給食手当なるものがあってもいいのではないだろうか？と思う．

2-2 委託業務の問題

現在，学校給食調理は調理員を自治体で雇用する直営と，民間会社による委託社員で行う方式とがとられている．文部科学省の2008年の調査結果によると，全国で25.5％が民間委託方式をとっており，年々増加している．現在行われているのは調理業務のみで，給食の運営（献立作成，食材料選定，発注等）は従来どおり学校によって行われている．民間委託化は，直営方式でかかる人件費の削減や，調理業務の円滑化がねらいだが，経費的には削減されていない場合が多く，業務に関しても，委託業者の社員は学校給食調理の経験者が少なく，職場の定着率が低いなど，直営方式の水準が保てないなどの問題もある．委託業者間の差もある．社員に学校給食について基本から指導するのは会社ではなく，現場の栄養士の負担になることが多い．今後，委託化は進むであろうが，委託業者が学校給食の意義を十分に踏まえて臨んでほしい．委託業者にとっては，現状のような調理部門のみの契約では採算がとれない．給食運営の全てを請け負ってこそ事業になる．将来的には全て民間に託される懸念もおおいにある．韓国では一時，学校給食が全面的に民間委託になった．しかし再三にわた

る集団食中毒が起こり，直営に戻った経緯がある．現在，学校給食は学校での食教育の大きな役割を担い，生きた教材になっている．全面的に学校給食を委託化する提案がされた時は，この食育としての給食という方針が貫けるかどうか，慎重に検討しなければならない．

2-3 アレルギーの問題

学校給食は児童生徒が必ず食べなければならない食事ではない．健康状態や，宗教などの主義主張により，食べなくても構わない．もう一方で，食べたくても食べられない場合もある．その大多数は食物アレルギーによるものである．

食物アレルギーを持っている子どもたちの数は年々増えている．数十年前は牛乳や卵のみがダメという，ある単品の食べ物が食べられない例が多かったが，牛乳，卵のほかにエビ，カニ，青魚など複数抱えていたり，小麦粉，キウイフルーツや，パイナップル，リンゴ，メロン，イチゴなど，果物などに反応する場合もある．以前は，その単品の食べ物を除去して給食を提供し，場合によっては弁当を持参する形がほとんどであった．給食施設もアレルギーに対応できる設備（専用に調理するミニキッチンなど）がなかった．しかし，アレルギーの子どもたちの増加，保育園などで対応するケースが増え，小学校でもアレルギー対応を求める保護者の声が多くなった．これを受け自治体も，給食室の改築や新設をする際には，対応食が作れる施設にしたり，既存の施設でも専用のガス台を置くなどしている所が多い．加えて，民間委託化の条件にアレルギー対応（アレルギー対応食に携わる栄養士の派遣）を謳うことで，学校給食でのアレルギー対策がとられるようになった．アレルギーを抱える子どもたちの保護者にとって，給食でそれなりの対応を取ってくれる学校はありがたく，その学校に学区域をこえて多くのアレルギー児童が入学する事態もある．1年生が入学する前の説明会で，アレルギー対応があるかどうかという質問は必ずといってよいほどある．ただし，アレルギー対応は生命に関わることである．各校にはアレルギー対応委員会（校長，副校長，学校医，養護教諭，栄養教諭または栄養職員，保健主任，給食主任など）が設けられていて，対応の申し出があった場合は医師の指示書を提出してもらい，委員会で対応できるかどうか検討する．対応する際は日々の献立の使用食材について事前のチェックと確認を，保護者，

調理員と綿密に行い，対応食材，調理法についても再度確認し，学級担任にも周知徹底する．このような何重のチェックをしても，誤って食べてしまい，重大な事故につながることもある．アレルギー児童は全校児童数の割合からいったらほんの少数で，危険を防ぐためには学校で対応せず，弁当の持参にするべきだという声もあるが，みんなと，少しでも同じような食事をさせたいという保護者の気持ち，食べたいという子どもの気持ちを考えると，これからの学校給食でアレルギー対応は避けて通れないであろう．

2-4　子どもたちの生活態度の変化

　学校給食の現状を見るとき，実際食べる子どもたちの様子の変化も見逃せない．

　給食が再開されて1960年代ぐらいまでは，子どもはもとより保護者にとっても，教師の指示は絶対的なものであった．家庭でも大人の言うことは理屈ぬきで従わねばならぬと思っていた．特に食事を残したりすることや，好き嫌いに対しては厳しかった．給食も同様で，嫌いなものでも食べ終えるまで許されず，泣きながら食べた子どももいた．この厳しい指導で給食の時間が恐怖だった子どももいたはずだ．しかし時代が移り，食事を残さないことが前提ではなく，個人の意思の尊重が唱えられ，教育の場でも体罰が問題視され，給食を無理に残さず食べさせることは体罰に等しいとされ，無理強いをすると登校拒否にも繋がるとして，教師の指導は，給食を残してはいけないというものから，ひと口でもいいからがんばれるだけ食べよう，になった．

　日本の食糧事情が良くなり，「飽食」という言葉が聞こえるようになると，学校給食も残菜が多くなった．それに加え，子どもたちの給食時間の様子が気になりだした．特に小学校1年生では，給食時間をスムーズに過ごすためのいろいろなルール，給食当番の仕事分担，配膳の順番，お代わり方法，食器の返し方などが守られていないことなどに注目が集まるようになった．また給食の配膳を待つあいだ，食べている途中，食べ終わってから，勝手に席を立ち歩いたり走り回るなど，座席に座っていられない．食事中，友だちがいやがることを言ったり，からかったり，攻撃をしたり，暴力をふるう．我を通し，通らないとかんしゃくを起こしたり，泣きわめく．食事に集中できず，おしゃべりが多

く給食時間が終わるまでに食べ終わらない．給食当番で盛りつけをする時，1人前の量が把握できず足りなくなったり多く余らせてしまう．また料理を食器にきちんと盛りつけられない．おなかがすいて「いただきます」まで待てず，自分の分の配食がすんだら勝手に食べ始める．箸が正しく使えないことにより，食べ物をこぼしたり，手で食べたりする．またおかずやごはんを1つの食器に混ぜて食べたり，汁かけごはんにする．きらいな物や未経験の物はかたくなに受けつけない．食べる姿勢が悪い．きちんと食器を重ねるなどの後片づけができない．このような子どもたちが増加しているが，幼稚園，保育園の年長組でできていたことが，小学校1年生では最下級生として扱われることにより，赤ちゃん返りしてしまうのだろうか．幼稚園，保育園での集団生活のありかたと，小学校での生活指導のありかたの連携の必要性を感じる．原因としては生活の基本が身についていないことが大きい．本来なら日常の生活の中で学んでいくものだが，学びの中心としての家庭が機能していないといえる．小家族化，共働きなどの環境で，生活の基本を教えてもらう機会が少なく，おのれの気分のままに行動する．親も日ごろ手をかけられぬ不憫さから，また経済的にすませられることから，子どもの要求を通してしまい，ますます子どもが増長してしまう．また親自体が生活の基本を身につけていなかったり，時代とともに価値観が変化していることにもよる．しかし子どもたちの大半は，なぜこのような行動をしてはいけないのかという理由を分からせれば，納得して，行動を改める．学校が本来担う役目ではないという声も聞くが，大人が子どもを育てる場として，学校は，今後も関わらずにはいられないだろう．

2-5 子どもたちの食の傾向の変化

生活態度の変化に加え，子どもたちの食に対する傾向にも注目すべき点がある．まず感じるのは，食べることに執着心がないこと．運動量が少なく，不規則な生活時間などから，空腹感が起きなかったり，給食を食べなくても，家に帰れば好きなものが食べられるからである．

「ご飯粒を残すと目がつぶれる」というような，食べ物を残す罪悪感を幼少期に教えてもらう機会がなかったり，健康のために料理を残す風潮や，ダイエット志向により，食べ物を残すことに抵抗がない．学校のユニセフ活動などで世

界の飢餓状態を知る機会もあるが，飢餓そのものへの実感がない．給食の残菜を見て「もったいない」という言葉をよく口にはするが，だから残さないという行動にはつながらない．各自が残さず食べきる量を把握する力をつけることは大きな課題だ．母親の就業，塾，稽古ごとなどで夕食時間が遅くなり，就寝時間も遅く，それにつれ起床時間が遅くなり，ゆとりを持って朝食が摂れない原因となっている．

　ご飯，おかず，汁物を交互に食べる日本型の食べ方をせず，1種類ずつ食べる．おかずがなくてもご飯だけ食べられる．口中調味（ご飯とおかずを口の中で混ぜ合わせて別の味を出す）という日本型の食事の仕方は，世界でも優れた味覚を育てるといわれているが，あえてこれにこだわらなくてもよいのではという声もある．現に西洋料理のフルコースは1品ずつ食べる，お腹に入ってしまえば同じ，といえばたしかにそうであるが，この優れた食べ方は経験してほしい．米飯給食導入の頃は米の品質自体が悪かったせいもあり，カレーライスやまぜご飯などが好まれた．しかし，現在は白飯の方が好まれる．まぜご飯などは野菜などきらいなものが混ざっていて，取り出せないという理由からである．また極端な偏食の子どもが，白飯をはじめ，牛乳や豆腐，パンの白い部分など白い食べ物を好む傾向は以前は見られず，ここ数年来，全国的に報告されている．歯ごたえのある食べ物が苦手で，やわらかい物を好む．から揚げなどの肉類や脂肪類の人気は圧倒的であり，カレー，キムチなどの辛味，濃い味を低学年も好むのは，日常家庭で食べつけているからだろう．外国の料理になじんでいる分，日本の伝統の食材，料理を知らなくなっている．ひじき，高野豆腐など給食で初めて食べたり，日本の行事食であるおせち料理や雑煮，おはぎなどを食べなかったりするのは，家庭で祖母など教え継ぐ人がいないことが大きな原因となっている．反面，クリスマス，バレンタインデー，ハロウィンなど，外国行事が盛んに取り入れられて学校給食のメニューにも登場している．親が過保護なあまり，柑橘類やゆで卵のからをむいた経験がなかったり，むき方がわからず食べないことすらある．

　このような学校給食から見えてくる子どもたちの様子や傾向は，1980年代から年々増えている．大きな原因として考えられるのは，家庭の食事の有りかたの変化であろう．各方面で言われるように，日本人はもともと礼節を重んじ，

物を大切にする民族だった．戦前はもとより，戦後十数年，一般市民は現在のような生活状況ではなく，つつましいものだった．しかし1970年頃からの高度経済成長に伴い人々の暮らしが豊かになるにつれ，日本人の価値観が変わっていった．暮らし方が共から個へと移り変わり，個を尊重することが求められた．家庭だけでなく，学校教育の場もそう変わっていった．しかし，個を確立するということは人としての基本的な事を身につけてこそ，成り立つものである．誰しも生まれて十数年は，人として成長するためにいろいろな経験を積みながら，先人たちの知恵を，常識を身につけていく．それを教えてくれるのが自分を取り巻く大人たちであり，さまざまな人びととの関わりあいである．それがいつしか，学ぶ以前のころから個が尊重されるようになった．個を通すことは個性を大事にすることとされ，子どもの単なるわがままも個性の表れとみられるようになった．そしてその影響の最たるものが子どもたちの食事の仕方である．祖父母と同居しなくなったり，父母の勤務時間，子ども自身の塾や稽古などで家族そろって食事をする機会がどんどん少なくなり，子どもが食事をする時に大人が誰もいない光景も当たり前になってしまった．その結果，子どもが家庭で生活の基本を学ぶ機会がなくなった．給食の時間に気になる子どもたちの様子の原因として，家庭での孤食（一人で食べる），個食（個人の好みで食べる），子食（少食），粉食（パン，麺など歯ごたえのない粉物を好む）などがあげられるであろう．

3　これからの学校給食に望まれること

戦後子どもたちを救済するために再開された学校給食は，70年を経て栄養面，献立面は充実されてきた．施設の改善，衛生管理の徹底など，安全面からいっても厳しくチェックされている．それに反比例して家庭での食に対する意識は後退している．学校給食は学校で昼食を提供する役割を超え，家庭の食事を補う役目すら負うようになった．加えて個人個人が己の健康を考えた食を選びとる知識を身につけ，実際に学ぶ役割も求められている．栄養管理は全国的な基準にそって行われているが，運営管理は各自治体で内容的な格差がある．物資，施設設備，栄養教諭や学校栄養職員の全校配置などにもバラつきがある．物資

については給食物資を取りまとめる学校給食会が各都道府県にあり，また地元で生産された物資を使用する地産地消の取り組みがあるが，さらに進んで全国規模で一本化できないものだろうか．表むきは子どものためと言いながら，脱脂粉乳，小麦，牛乳，米など，余剰を解消するために，今まで給食物資は多分に政策的に利用されてきた．真に子どものことを考えるのであったら，学校給食用の安全な食べ物を生産する国のプロジェクトがあってもよいのではないか．実際，地産地消は都会の学校では実施不可能なことが多い．日本全体での地産地消と考え，各地の産物を日本各地の学校給食で使用できるシステムができないものだろうか．現在，学校給食は文部科学省の管轄であるが，一つの独立した学校給食省なるものがあってもいいとさえ思う．

　給食費無償化，選択制など，今後の学校給食にはいろいろな課題があるが，学校給食が始められた意義，つまり，自分の力では食べることができない子どもたちのための栄養の確保，そして食事を食べることの幸福，安心感，安らぎ，感謝など心を育てるという大きな役目は，時代が過ぎても変わらぬものであろう．そして学校給食は営利目的や政治の駆け引きなどに利用されず，子どもたちが体と心を豊かに作ることを大前提にすることをいつまでも目的にしてほしい．

参考文献
『学校給食』第 60 巻　全国学校給食協会

15章　食卓・食事と家族

表　真美

1　幸せな家族の表象としての食卓

「食卓を囲んだ家族団らん」像は，親密で幸せな家族の表象である．1970年代に一世を風靡した数々のホームドラマには，家族が食卓を囲んで食事をとるシーンがくり返し登場した．国民的人気アニメ『サザエさん』，『ちびまる子ちゃん』でも，チャブ台を囲んで会話をかわす家族の情景が，物語の重要なモチーフの一つとなっている．最近では，住宅リフォームを題材にするテレビ番組において，明るい光の差し込む部屋におかれた食卓は，家族をつなぎとめる道具として不可欠な存在である．「家族で共にする食卓は，共に生きるということを感じさせる」といわれる（河合, 2003: 212）．実際，多くの国民が夕食に「家族との団らん」を望んでいることが調査により示されている（厚生省, 1999）．家族が食卓を囲んで談笑する姿は，現代人の憧れといってよい．

図1に示したのは，文部科学省が作成した『家庭教育手帳』の挿絵の一つである．2004年に初めて作成されて子どもをもつ全家庭に配布されたこの子育て本には，発達段階に応じて3分冊あるすべてに「一緒に食べるってとても大切」として，家族で食卓を囲むことの重要性が語られている（文部科学省, 2004）．いじめ，不登校，引きこもり，少年非行などの近年の青少年の問題は，対人関係能力と結び付けて論じられることが多い．家族のコミュニケーションは，子どもの対人関係能力の基礎となるにもかかわらず，両親の仕事や子どもの塾通いによる家族の時間のずれなどから，減少傾向にある．家庭のなかで家族が揃う数少ない場の一つが食卓といえる．事実，1995年の総務庁による調査では，親子の共同行動でもっとも多いのは「食事をする」ことであった（総務庁青少年対

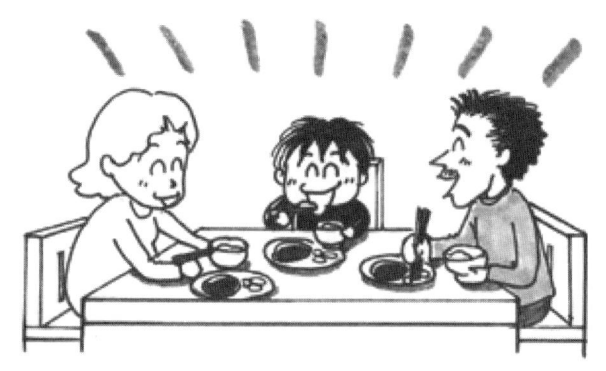

図1 『家庭教育手帳』の食卓

策本部, 1995)．

　1998年の中央教育審議会答申「新しい時代を拓く心を育てるために——次世代を育てる心を失う危機」は，家族一緒の食事と子どもの心身の発達との関連を指摘し，「家族が一緒に食事をとることの重要性を十分理解することが大切である」と述べた（中央教育審議会, 1998）．同じく中教審答申「食に関する指導体制の整備について」においても，「食生活は心の成長にも大きな影響を及ぼすものであり，家族が一緒に食事をとる機会を確保すべきこと」が提言された（中央教育審議会, 2004）．文部科学省から発行された道徳副読本『心のノート』にも家族の食卓を描いた挿絵が多用されている（文部科学省, 2002）．
　幸せのシンボルである家族の食卓は，子どもをめぐるさまざまな問題を解決する手段としても期待されている．

2　戦前の家族の食卓

　国民が理想とする家族の姿である食卓での家族団らんは，実は国家が作りあげて国民に植え付けてきたイデオロギーであった，というと驚く人は少なくないだろう．
　我々は，食卓を囲む家族の情景に郷愁を抱き，従来から日本に存在した伝統文化と思いがちである．しかし，日常的な食卓を囲んだ家族団らんは，第二次

世界大戦後に一般家庭に普及したこと，また，普及に先立って，さまざまなメディアをとおして，推奨が行われていたことが種々の研究により明らかになっている．

　国立民族学博物館の研究グループは，全国の284名の高齢者を対象とした聞き取り調査によって，家族揃っての食事は，銘々膳や箱膳にかわってチャブ台が庶民の家庭に普及する大正から昭和初期以降に始まり，会話を伴う楽しい食事が実現するのは，チャブ台がテーブルに移行する戦後以降であることを明らかにしている．調査結果によると，食卓の移り変わりは一様ではないが，チャブ台が銘々膳を上回るのは大正の末，テーブルがチャブ台を上回るのは，1970年ごろであった．食事中の会話に対する態度に関しては，箱膳の時代には8割以上が会話を厳禁されている．チャブ台に替わっても，話してもよかった家庭は「静かにならよい」を含めても半数であり，依然として3割以上が会話を厳禁されている．話してもよくなったのはテーブルに替わってからであり，テーブルが普及するのは，第二次世界大戦後以降である．食卓を囲んだ家族団らんが大正期の都市部で実現を始め，高度経済成長期あたりで，大きく普及していることが確認できる（石毛・井上, 1991）．

　家族団らんがあったと思われている囲炉裏の時代の日常の食事は，現在のように毎食ごとに違う多種のおかずが用意されていたわけではなく，多量に作りおいて数日間食べ続ける煮物と漬物といった質素なものであった．地域差や階層差があったものの，貧しい農山村，忙しい商家では，忙しい仕事のわずかな合間に簡単に食事をすませ，食べながらの家族団らんは日常のものではなかった．個人生活史には，「動き回る小さい子どもは柱にくくりつけて食べた」「食べている最中でも注文があれば食べるのをやめて配達した」「男は座敷で，女子どもは男が食べた後に土間ですませた」など，団らん不在の食卓の様子が綴られている（表, 2009）．

3　食卓での家族団らんに関する教育

　それでは，日本における食卓での家族団らんはどのように始まったのだろうか．

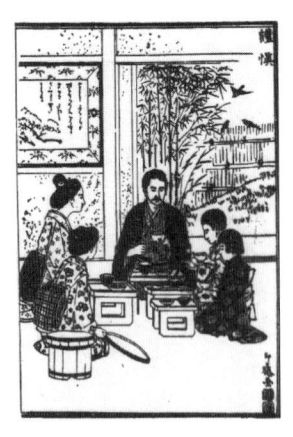

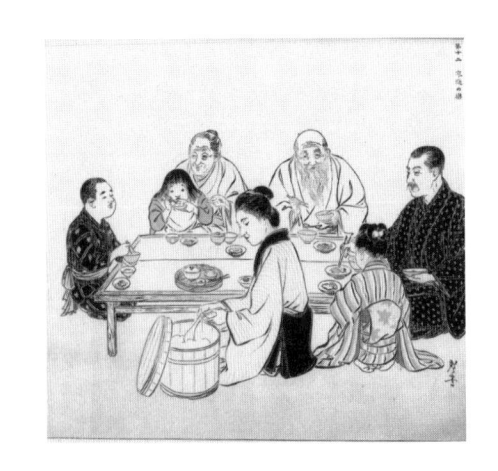

図2　修身教科書挿絵

　図2に，明治期の修身教科書に掲載された2枚の食事風景を示した．左の明治25 (1892) 年の重野安繹著による修身書の挿絵は，「謹慎」という徳目を説明している．厳格そうな父親が上座に座り，子どもたちは礼儀正しく正座してうつむきかげんで食事をとっている．母親は子どもたちを心配そうに見守り，その傍らには盆をもった女中が給仕をまっている．父親の膳はもっとも高く，男の子の膳も女の子のものと比較すると大きいようにみえる．家族が一堂に集まって食事をとってはいるものの，家規範が強く表れた図である．一方13年後の明治38 (1905) 年発行の文部省による第I期国定修身掛図では，様子が一転する（右図）．「家庭の楽（たのしみ）」と題されたこの絵では，末娘が正座をせずに祖母のひざに座って食事をしている．長男の話に父親をはじめとする家族が耳を傾け，実に和やかな雰囲気である．また，給仕をするのは母親であり女中は登場していない．第II期 (1910年)・第III期 (1918年) 国定修身書もおおむね第I期と同様の挿絵となっている．第IV期 (1934年)・第V期 (1941年) の教科書は，いずれも占有ページ数が第II・III期の4倍に増加し，各々「ユフゴハンヲ　イタダク　トキハ，ホントウニ　タノシウ　ゴザイマス」，「バンニハ，ミンナデ　タノシク　ゴハンヲイタダキマス」という文章による説明が加わって，食卓を囲んだ家族団らんがとくに強調されている．

　そもそも，食事は家族一緒に楽しく団らんしてとるべきだ，と食卓での家族

団らんを盛んに提唱し始めたのは，明治初期に活躍した啓蒙思想家，巌本善治である．『通信女学講義録』（明治20・1887年）に掲載された善治による記事の一節を以下に記す．

「凡そ，彼の国にては，食事の間を甚だ楽しき時間となし，此折には，成るべく，面白き談しを為て，互ひに喜び合ふ事と致せば，惣じて，不快の念を起こさするごとき事は一切厳禁せり，食事に関する礼儀の甚だ重やかなるは，即ハち，互ひに楽しみ合う愉快をば，少しにても減ぜざらんと欲するが故と知るべし．然るに我国にては，元来食事の際に物言ふを禁じ，何事も，ただ厳密に制御して，反って窮屈に思ハするの趣きあり（後略）」

明治中期，「食卓での家族団らん」思想はキリスト教平等主義を基盤とした家庭論の中で醸成された．巌本が開学にかかわった明治女学校の講義録とされる村木政策著『家政要旨』（明治23・1890年）には，「飲食のこと」の項の最後に，以下の記述がみられる．

「人の楽は数多しと雖も適当なる飲食物を取りて之れを己が最も愛し且親む所の家族と共にすることは更に楽し　親子夫婦兄弟姉妹共に同じ食卓に集り互に笑顔を啓ひて飲食を共にし食ひ且つ談ず亦人世の至楽なり　之れを忽にすべからず」

その後，家事科教科書においては，それぞれの時代背景を反映した形で，一貫して食卓を囲んだ家族団らんが推奨されている．明治期は，明治31年の初めての高等女学校検定教科書に食卓での家族団らんについての記述が登場する．世界恐慌や米騒動にみまわれた大正期には，家事の合理化や，家庭の規律と結びついた「食卓を囲んだ家族団らん」記述が多く現れる．昭和に入ると，食事のもつ精神的・社会的機能が強調されるようになった．太平洋戦争時には，『家庭教育ニ関する要項』（1942）『家庭教育と学校教育』（1942）など家庭教育に関する施策が次々と発行され，家庭教育が強化された．記述の中に，戦地に赴く兵隊のための「蔭膳」，「たとひ美味に乏しくとも」など，戦時下特有の表現がみられるとともに，感謝の気持ちや家族の精神的紐帯の重要性が繰り返された．「食卓での家族団らん」像は，軍国主義教育の一端を担ったのである（表, 2010）．

このように食卓での家族団らんは国家が作りあげて国民にうえつけてきたイデオロギーであったといえる．改訂教育基本法に新しく「家庭教育」の条文が

加わり，「早寝早起き朝ごはん」運動のように国家が家庭の私的領域に踏み込んで食育を行う現代の姿は，戦時中の状況に似ていないだろうか．

4 家族の変化を反映する食

　戦後，実際の人々の生活に食卓での家族団らんが根付いた背景には，チャブ台やテーブルが普及した食事室に，一定の時間に家族が揃うことが可能となり，主婦が毎食の食事を整える役割を担うようになるといった生活構造の変化が関係している．アメリカでは，食事を家族が揃う好機ととらえる考え方は，家族が触れ合う頻度が減る都市化，工業化がもたらしたという．食卓を囲んだ家族団らんは，19世紀後半のビクトリア時代の中流階級の家族に始まり，上昇志向の移民家族に中流のステイタスとして広まった．しかし，多くの貧しい白人やアフリカ系アメリカ人家族においては，母親が遠方に働きに行くことや一緒に食べる場所がないなどの貧困上の理由により，家族が食事に揃うことはなかったとされる (Cinotto, 2006)．いずれの国でも社会経済的状況の影響が大きいことがわかる．それでは，家族の食のあり方はどのようにしてきまるのか，具体的に考えてみたい．図3に家族の食を取り巻く要因を図示した．家族の生活に影響を及ぼすマクロな要因として，国家の政策，産業構造・経済階級，マスメディア，伝統文化構造があげられる．これらの要因は相互に影響を及ぼしながらわれわれの生活を規定する．具体的に食生活に影響する要因に注目すると，まず，国家の政策として，学校内外において，教科書や副読本を用いて食に関する教育が行われている．前述の家事科・修身科がその例である．また，近年のマスメディアにおいては，健康ブーム，グルメブームを背景に，新聞，雑誌，テレビにおいて食に関する内容が盛んに報道されている．最近では，インターネットによる情報の取得も一般に広く普及している．ここまでは食に関する情報として，家族員をとおして家族の食行動に影響を及ぼす事象である．一方，家族の労働時間や帰宅時間などの家族員の生活時間，台所，食堂や食卓などの食空間，調理器具や家電製品などの食にかかわる道具は，材料の調達・食事準備・後片付け（調理）や食事のとり方など家族の食生活の経営に直接作用する．中食・外食を提供する食品産業も含めて，産業構造や経済階級と深く結びついた

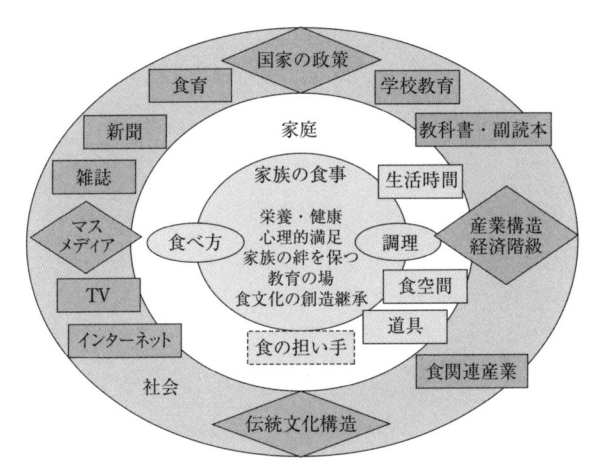

図3 家族の食を規定する要因

　これらの構造的要因が家族の食に大きな影響を及ぼす．また，食生活を支える家族員の家事労働は不可欠であり，それがなければ中心にあげた，栄養をとり健康を保つ，おいしく楽しく食べて満足する，コミュニケーションをとり家族の絆を保つ，子どもの教育の場となる，食文化の創造継承といった家族の食の機能を果たすことが出来ないことは言うまでもない．

　高度経済成長期が終わり，母親が家庭の外で働くようになったことで家族の食を支える基盤が揺らいだ1970年代後半から1980年代初めにかけて，一人で食べる「孤食」が話題になった．さらに父親の長時間労働，子どもの塾通いによって，生活が個別化した家族の食を支える食品産業が台頭し，お惣菜やコンビニ弁当などの「中食」は，「孤食」のみならず，家族で別々のものを食べる「個食」を可能にした．学校教育やマスメディアが，食の重要性を喧しく訴え，豊かな食空間や道具が準備されても，家族は食品産業への依存度を増している．一人で食を営むことの簡便さが，家族の個別化を促す一因とも言える．食は家族の変化を反映するものであるとともに，家族のあり方をも規定するのである．

5　食と担い手

　「おふくろの味」という言葉がある．子どものころに食べた懐かしく，素朴な

家庭料理といった意味であろう．家族の食にとって，家庭で食に関する家事労働を行う食の担い手は，なくてはならない存在であることは前項で述べた．1975年に，「私作る人，ボク食べる人」というセリフをともなった CM が「国際婦人年をきっかけとして行動を起こす女たちの会」の抗議を受け放送を中止することになってから 30 年，その後も日本のテレビ CM は，性別役割分業意識にのっとった食におけるジェンダーを描き続けている．実態としての調理担当者もここ数年変化はなく，家庭における食事のしたくの家事分担は，1992 年，2002 年，2004 年の調査で，約 90% を妻が担当しており，いずれの年齢階級でも妻が 8 割を下回ることはない (内閣府, 2004)．生活時間調査では，1 日平均の食事の管理時間も，妻は 1 時間 32 分，夫は 9 分と大きな偏りがある (総務省統計局, 2006).

　近代日本の中流家庭の主婦は，家事担当者である女中の指揮監督にあたっていたが，第 1 次世界大戦後は，自らが家事の担い手となった．近代家族が大衆化する第 2 次世界大戦後は，食事内容の変化もともない，意識，実態ともに，調理は主婦の仕事となった (竹内, 2000)．明治期から大正期において，高等女学校に進学する者の大半は中流家庭以上の出身者であり，高等女学校の家事科教育は，主に中流家庭を照準として，将来「主婦」となる女子生徒を対象に行われていた．第 2 次世界大戦後においても，中・高等学校家庭科が女子のみに課されていた時代には，主な家事担当者を女性とみなす教育が行われていた．

　高等学校家庭科教科書 (実教出版) には，男女共修決定前の 1991 年まで，「<u>母の手による食事</u>を家族がそろって囲むときの幸福感」（下線は筆者による）といった表現が使われている．また，小学校教科書に継続して掲載されていた家族員それぞれの生活時間表においては，父親，兄と主人公の男子児童の家事分担が，母や女子児童のそれと比較して少なく描かれ，最近までこの傾向が続いていた．小学校教科書 (東京書籍) における生活時間調査表の食事前後の家族の行動を時系列で追うと，1974 年発行教科書までは「わたし」は朝・夕の食事準備，夕食のあとかたづけをしている．1977 年には母は会社で働くようになるにもかかわらず，「わたし」のてつだいはあとかたづけだけになっている．1980 年に兄が加わって 4 人家族になるが，父と兄は一貫してほとんど家事労働はしない．わずかに父は「ごみのしまつ」，兄は「犬の世話」をするだけである．

1980年から1992年発行の教科書では朝食後30分はあとかたづけ，夕食前30分は夕食の用意をしていた「わたし」だが，1996年に主人公が「けんたくん」になると朝食後のあとかたづけの時間は「犬のせわ」，夕食前の時間は「おやつ，テレビ」にあてられている（表，2006）．

6　子育てと食

さて，ここでは子育てに不可欠な食，離乳食とおやつに焦点をあてたい．

離乳食とは言うまでもなく，生後5〜6ヶ月ごろから子どもに与え始める乳汁以外の食べ物である．乳汁だけでは足りない栄養を補い，味やにおい，触感，外観など変化に富んだ食べ物を与えることにより感覚器官を刺激，消化器官や咀嚼力の発達を促すとともに，自立心，食習慣を身につけるのに重要である．

1950年代から1970年代に発行された高等学校家庭科教科書には，離乳の必要性，進め方，離乳食の作り方などが，頁をさいて比較的詳細に述べられる傾向にあった．離乳食の具体例が穀物，野菜，卵，魚類，豆類，海藻類，油脂類，獣鳥肉類，菓子類に分けて，離乳の段階も含めて記されている．例えば，穀類は前半期と後半期に分けて，16種の献立があげられ，卵は「まず卵黄の半熟，次いで茶碗蒸し，卵とじや半熟程度のいり卵」と，具体的である（日本女子大学家庭科研究会，1966）．一方，近年の教科書では，乳幼児を含む「子どもの食生活」全体について1頁があてられているだけで，離乳についての説明は4行ほどにすぎない（宮本ほか，2005: 56）．

家庭科において離乳食に関する教育が逓減した背景には，乳児健診時の社会教育が進んだことに加え，加工食品の普及が関連するだろう．最近の1歳半健診受診者の母親を対象とした離乳食に関する実態調査によると，6割の母親が「手作りを与えたい」と考えているが，「ベビーフード」を使った母親は7割にのぼった．「調理時間が短い」ことがもっとも多い使用の理由である（天野，2011）．ベビーフードは多様な種類が販売されているが，1960年ごろ，開封してすぐに食べられる果実や野菜，レバーなどの裏ごし缶詰が初めて販売され，1971年には瓶詰め，1980年代年にはフリーズドライやレトルトの食品が相次いで登場した．

瀧井宏臣は子どもたちのライフハザード（生活破壊）の一つとして「悲しき食卓」をあげ，その具体例として母親のベビーフードの利用について言及している．多くの母親が「裏ごし」という言葉を知らない，調理法がわからないのでベビーフードにたよってしまうという（瀧井, 2004）．子育てに詳しい大日向雅美は「無頓着過ぎる親とがんばり過ぎる親」に大きく二極分化していると述べる．まったく料理をせず，栄養バランスにも無頓着でジャンクフードを気にせず子どもに与え，保健師，栄養士のアドバイスもきかない母親がいる．しかし一方では，がんばり過ぎる母親は完璧に出来ないと傷ついてしまうという（大日向, 2009）．子育て不安に関する最近の調査では，一人の母親が抱える不安の数，不安と感じる母親の割合も多くの項目で減少していたが，「離乳食」は有意に増加していた（原田ほか, 2011）．離乳食は，食べる量が少量であるにもかかわらず，煮つぶし，裏ごしや細かく刻んだりと準備に手間と時間がかかる．仕事が忙しい母親には大きな負担であり，せっかく手作りしても子どもが食べてくれないこともある．子どもにとって大切な食の営みであるが，理想論で母親を追い詰めてはいないだろうか．

　おやつもまた，母の味の代表であると同時に家事科・家庭科の教育内容の一つである．戦前の家庭科教科書をみると，明治期の教科書においては，総じて間食はよくないものとされ，とくに「多用すると胃腸を害する」と砂糖を多用する菓子を子どもに与えることを厳禁する傾向があった．来客時に砂糖を多く含む菓子を食する習慣は好ましくない風習とするものもみられた．大正期においても，時間を定めない間食を禁止する記述がみられたが，離乳食の例として「ウエーフアース」が登場するなど，砂糖の少ない菓子類を子どもにすすめるようになる．昭和前期になると，栄養を補うために子どもの間食に用いる具体的食品例として，軽焼，ウェハース，カステーラなどがあげられるようになり，中流家庭においては，このような菓子の普及が進んでいたことがうかがえる．戦前の教科書にも「（前略）午後三時に間食としておにぎり蒸甘藷等を与え（後略）」（越智, 1927: 137）というように，市販の菓子以外のおやつが登場するが，幼児食としての「手作りのおやつ（お菓子）」が推奨され始めるのは戦後である．中学校教科書の保育分野では「手作りのおやつ」の項目が設けられ，「手作りのおやつは，安全で栄養もあり，家族のふれあいをふかめるものである」との文

言がみられる (石井ほか, 1981: 191). 高等学校教科書においても, 幼児食の献立例のなかに, りんごのコンポート, 揚げビスケット, 牛乳かんなどが含まれ, 調理方法が示されている (日本女子大学家庭科研究会, 1966). これらは作り手が「母」であることには言及していないが, 先にも述べたように, 食事作りの担い手が母である実態, 教科書のほかの項目でも母親の家事負担が前提となっていた事実からも, 戦後から家庭科男女共修前の時期までは, 「母の手作りのおやつ」の推奨が家庭科において行われていたことは明らかである. おやつの手作りは, 先述の離乳食とは異なり, 現行中学校家庭科教科書にも含まれ, 新指導要領対応の新しい教科書では, 占有ページやメニューも増える傾向にある. しかし, 家族のコミュニケーションを媒介する調理が容易なメニューとして男女がともに作ることをすすめており, 「母の手作り」を奨励するものではない (表, 2012).

7　母親と家族の食

「どっか心の中に　ぽっかり空いてる　この穴うめてくれるのは　なんてことないママのごはん　懐かしい故郷の匂い　さあおうちに帰ろう　世界一ごはんママが作ったごはん　どんな高級料理も勝てないんだ　笑顔になるのは　きっと愛があるから　世界一おいしいママの味」(植村花奈　世界一ごはん, 2011 年)

これは, 食材の CM ソングとして使われた最近のシンガーソングライターの歌の一節である. 女性の雇用労働化が進み, 男女共同参画が推進される現在でも, 家庭の味は母親が作り出すというイメージは変わらない. 「おふくろの味」から「ママごはん」に言葉が変化しただけである. 「おふくろの味」や「ママごはん」には, 「子ども・家族への愛情がこもった手作り料理」の意味が込められている.

図4は, 2009年3月に筆者が京都市の幼稚園・保育所に依頼して, 3・4・5歳児をもつ4526家族に行った質問紙調査の母親の回答のみをとりだした結果である. 「子どもと一緒に料理作りをする」頻度は高くないものの, 65% 以上が子どもの食の安全性に配慮している. 子どもに手作り料理を食べさせることが「よくある」と答えた母親は実に 95% に達している. 一元配置分散分析による

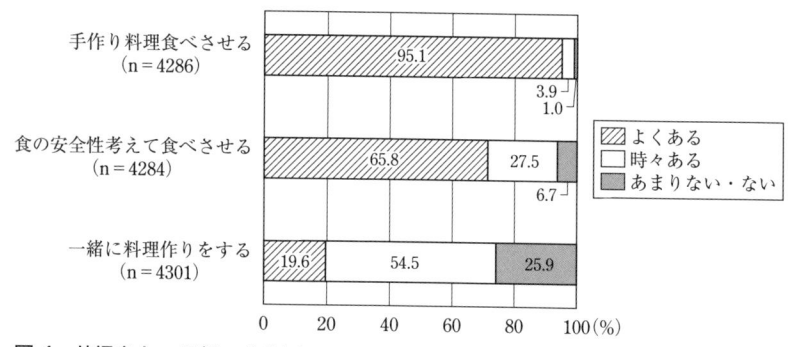

図4 幼児をもつ母親の食生活

凡例: よくある / 時々ある / あまりない・ない

- 手作り料理食べさせる (n=4286): 95.1 / 3.9 / 1.0
- 食の安全性考えて食べさせる (n=4284): 65.8 / 27.5 / 6.7
- 一緒に料理作りをする (n=4301): 19.6 / 54.5 / 25.9

と，10歳代・20歳代の母親 (n=296)，フルタイムで働く母親 (n=556) のグループは，各々30歳以上，パートタイマー・自営業・無職の母親と比較すると有意に頻度が低くなった．それにしても，多くの母親が手作り食を心掛け，子どもに食べさせようとしている．

ベネッセによる子育て生活基本調査の経時変化をみると，「子育ても大事だが，自分の生き方も大切にしたい」と回答する割合が，1997年から2008年の11年間で20%近く減少している (ベネッセ教育研究開発センター，2008)．自分を犠牲にして子育てを優先しようとする傾向が高まっており，食生活においてもこの例外ではないことがわかる．

8　これからの家族の食

ここまで，食は家族の変化を反映するものであるとともに，家族のあり方をも規定することを，食に関する教育を軸に考えてきた．国民が理想とする家族の姿である食卓での家族団らんは，実は家族のあり方を規定するために国家が作りあげて国民に植え付けてきたイデオロギーともいえる．さらに戦後の高度経済成長期に「性別役割分業家族」が一般化した時代には，食生活も豊かになり，教育を通して「主婦専業の母親の手作り食」の大切さが，国民に広がった．ラプトンは「女性が多くの家事に加えて食事の準備もしなければならなかった結果，社会参加が阻まれてきた」と述べる (Lupton, 1996)．欧米諸国と比較して

母親の就業率が低いことは，母として毎日の食をととのえなければならないという母親自身の強迫観念が一端を担っており，それが日本の女性の地位の低さにつながっているといっても過言ではない．

だからと言って，食卓での家族団らん，手作りの食の豊かさを否定するものではない．現に一緒に食べること，ともに食事づくりをすることを含め，食事の場での子どもとのコミュニケーションは，子どもの心身の健康，発達に好影響をもたらすことが多くの研究により明らかにされている（表，2007 など）．しかし，『家庭教育手帳』や「早寝早起き朝ごはん」運動のように，食の大切さをことさらに訴えるだけでは問題の解決は程遠い．

家庭科教育，食育は，子どもたちに，これからの家庭の食は，男も女も，大人も子どもも，ともに協力して支えていかなければならないという強いメッセージを発信する必要がある．さらに，男女のワークライフバランスを実現し，食事作りは母親の仕事という社会全体の意識を変革しない限りは，真に豊かな家族の食の再生は難しいであろう．

引用文献

天野信子（2011）．1 歳半健診受診者の母親を対象とした離乳食に関する実態調査　帝塚山大学現代社会学部紀要，**7**, 55–63.

ベネッセ教育研究開発センター（2008）．第 3 回子育て生活基本調査（幼児版）　ベネッセ教育研究開発センター．

中央教育審議会（1998）．新しい時代を拓く心を育てるために（答申）　中央教育審議会．

中央教育審議会（2004）．食に関する指導体制の整備について（答申）　中央教育審議会．

Cinotto, S. (2006). Everyone would be around the table: American family mealtimes in historical Perspective, 1850–1960. *New Directions for Child and Adolescent Development* **111**, 17–33.

原田春美・小西美智子・寺岡佐和（2011）．子育て不安の実態と保健師の支援の課題　人間と科学，**11**(1), 53–62.

石毛直道・井上忠司編（1991）．国立民族学博物館研究報告別冊　現代日本における家庭と食卓——銘々膳からチャブ台へ．

石井フミ子・馬場信雄・林雅子ほか（1981）．新しい技術・家庭下　東京書籍．

河合隼雄（2003）．縦糸横糸　新潮社．

厚生省（1999）．平成 11 年度版　国民栄養の現状――平成 9 年国民栄養調査成績　厚生省．
Lupton, D.（1996）．*FOOD, THE BODY AND THE SELF 1st Edition*．（無藤隆・佐藤恵理子（訳）（1999）．食べることの社会学〈食・身体・自己〉　新曜社）
宮本美智子ほか（2005）．家庭総合　自分らしい生き方とパートナーシップ　実教出版．
文部科学省（2002）．心のノート　小学校 3，4 年用・中学校用　文部科学省．
文部科学省（2004）．家庭教育手帳　乳幼児編・小学生（低学年〜中学年）編・小学生（高学年）〜中学生編　文部科学省．
内閣府（2004）．男女共同参画社会に関する世論調査　内閣府．
日本女子大学家庭科研究会（1966）．家庭一般　実教出版．
越智キヨ（1927）．新時代家事教本下巻．
表真美（2006）．家庭科が教えてきた「食卓での家族団らん」――戦後教科書から　京都女子大学発達教育学部紀要，**2**, 43-49．
表真美（2007）．家族の食事の共有が子どもの生活態度に及ぼす影響　日本家庭科教育学会誌，**50**(2), 135-141．
表真美（2009）．大正期における食卓での家族団らん――『主婦之友』と個人生活誌から　家政学原論研究，**43**, 11-21．
表真美（2010）．食卓と家族――家族団らんの歴史的変遷　世界思想社．
表真美（2012）．家事科・家庭科における間食についての教育の変遷――ジェンダーの視点から　京都女子大学発達教育学部紀要，**8**, 1-10．
大日向雅美（2009）．離乳食で保護者を追い詰めないために――指導ではなくエンカレッジを　食生活，**103**(12), 56-59．
総務庁青少年対策本部（1995）．子供と家族に関する国際比較調査．
総務省統計局（2006）．社会生活基本調査．
竹内由紀子（2000）．近代村落社会における調理担当者　竹井恵美子（編）　食とジェンダー　ドメス出版　pp. 82-111．
瀧井宏臣（2004）．悲しき食卓　こどもたちのライフハザード　岩波書店　pp. 71-96．

コラム5　食と学力再考

酒井　朗

　近年，食と学力の関係がクローズアップされている．文部科学省は子どもの学力状況を把握するために全国学力・学習状況調査（以下，全国学力テスト）を平成19年度から実施しているが，そこでは食事や睡眠などの基本的生活習慣についても尋ねている．その結果，朝食の摂取や睡眠時間と平均正答率の間にはっきりした相関関係のあることが明らかになり，新聞等でも大きく報道された．そして，いま，このことが追い風となって，全国で「早寝早起き朝ごはん」運動が国民運動として推進されている．この運動では，朝食を摂らないことが学習意欲や体力，気力の低下の要因の一つとして指摘されている．

　朝ごはんを食べなければ，頭が働かずボーッとして先生の話が聞けないだろうし，算数の計算問題もできないだろう．しかし，食と学力をめぐる問題を解決するために，こうした啓発活動が果たして最も効果的な施策なのだろうか．

　このことを考えるため，まず全国学力テストの結果をよくみておきたい．図1は平成23年版食育白書（内閣府，2011）に掲載された，平成22年度の全国学力テストの結果である．基本的な知識の習得状況を測るA問題でも，知識の活用力を測るB問題でも，朝食を「毎日食べている」と答えた生徒の点数が最も高く，「全く食べていない」と答えた生徒が最も低い．食育白書はこの結果を示した上で，保護者が家庭を見つめ直し，自信を持って子育てに取り組んでいくことを期待する内容となっている．

　けれども，この白書には書かれていないのだが，平成22年度の全国学力テストでは，圧倒的多数の子どもは「毎日食べている」と回答した．「全く食べていない」と回答したのは，小学校6年生では全体の0.6％，中学校3年生では1.9％でしかない．「あまり食べていない」を加えても，小6で3.6％，中3で6.7％であった．つまり，大多数の子どもは良好な生活習慣を営んでいるのであって，ごく一部の子どもたちに問題が偏在している．しかし，全国調査によって，食

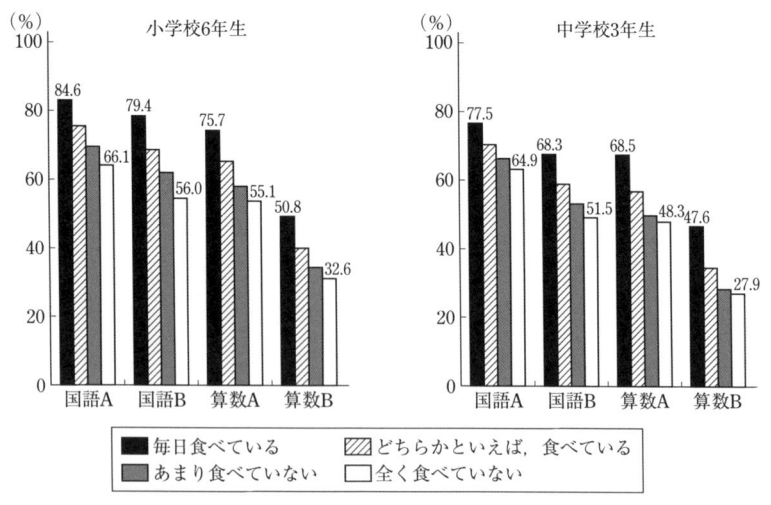

図1 朝食の摂取と学力調査の平均正答率との関係

凡例:
- 毎日食べている
- どちらかといえば，食べている
- あまり食べていない
- 全く食べていない

小学校6年生（％）
- 国語A: 84.6／79.4（※）／…／66.1
- 国語B: 79.4／…／…／56.0
- 算数A: 75.7／…／…／55.1
- 算数B: 50.8／…／…／32.6

中学校3年生（％）
- 国語A: 77.5／…／…／64.9
- 国語B: 68.3／…／…／51.5
- 算数A: 68.5／…／…／48.3
- 算数B: 47.6／…／…／27.9

と学力をめぐるこのような実態が明らかになったにもかかわらず，この数パーセントの子どもたちをターゲットにした具体的取り組みは提案されていない．

　彼らがさまざまな家庭の事情を抱えていることは容易に想像がつく．たとえば，酒井・川畑（2011）は複雑な家庭背景をもつ子どもたちが不登校に陥ることを問題にしているが，その中で浮かび上がった事例のひとつは，親が病気で朝食が作れないでいる家庭である．また，親からネグレクトの虐待を受けていて，食事を満足に与えてもらえていない子どももいる．彼らはしばしば学校を欠席するが，登校した場合には朝食を食べてこなかった子どもとなる．

　朝食を食べてこないごく一部の子どもたちは，こうした問題を抱えている可能性が高い．したがって，こうした子どもたちに必要なのは啓発活動ではない．朝ご飯が作れない親にかわっての家事支援であったり，学校での朝食の提供である．問題を抱えている子どもには，こうした福祉的観点に立った支援を強化すべきである．

　イギリスでは2010年までの労働党政権時代に，学校の機能を拡充させて子どもの生活全体を支援する取り組みが推進されてきた．「エクステンディッド・スクール（機能を拡張した学校）」と呼ばれるこのような学校では，問題を抱えた

子どもたちに対する支援の1つとして朝食を提供している．2010年の選挙で保守党と自由民主党の連合政権に代わり，この運動はやや停滞気味であると聞くが，それでも行政施策としてそのような取り組みが全国的に展開されたという成果には学ぶべきことが多い．

　日本は全国学力テストで食と学力をめぐる問題の所在が明らかになったのだから，それを踏まえてもっと効果的に施策を進めていかなければならない．

引用文献

内閣府（2011）．平成23年版食育白書．URL: http://www8.cao.go.jp/syokuiku/data/whitepaper/2011/book/html/sh02_01_01.html

酒井朗・川畑俊一（2011）．不登校問題の批判的検討——脱落型不登校の顕在化と支援体制の変化に基づいて　大妻女子大学家政系研究紀要, **47**, 47-58.

16章　フードシステムに取り込まれる食

今田純雄

はじめに

戦後，日本経済はめざましい発展をとげた．戦後復興期，高度成長期を経て，1968年にはGNP（国民総生産）が世界第2位になった．1973年以降は安定成長期に入り，1980年代後半からはバブル経済へ突入した．1990年代に入るとバブル経済は崩壊し，「平成不況」とも「失われた20年」ともいわれる閉塞期をむかえ現在に至っている．

この間，経済規模，産業構造は大きく変わっていった．食物生産にかかわる第一次産業従事者は減少の一途をたどり，カロリーベースの食料自給率も40％前後にまで低下した．しかし，食にかかわる産業は巨大化し，われわれの食生活に多大の影響を与えるようになった．もはや食関連産業の活動を抜きにして，我々の食生活は成り立たなくなっている．本章では，食関連産業が現代人の食生活に及ぼす影響について考察していく．

1　食関連産業とフードシステム

1-1　フードシステムの経済規模

食関連産業の全貌をとらえることは容易ではない．日本標準産業分類の中分類09は「食料品製造業」である．ここに分類されるものは肉，水産物，野菜などの各種食料品の製造や，調味料，糖類，菓子類，油脂類，麺類の製造，精穀・製粉などをおこなう事業であり，原料の生産や製造された食品販売などは別業種となる．またここには飲料産業，健康食品産業，外食産業などはカバーされていない．

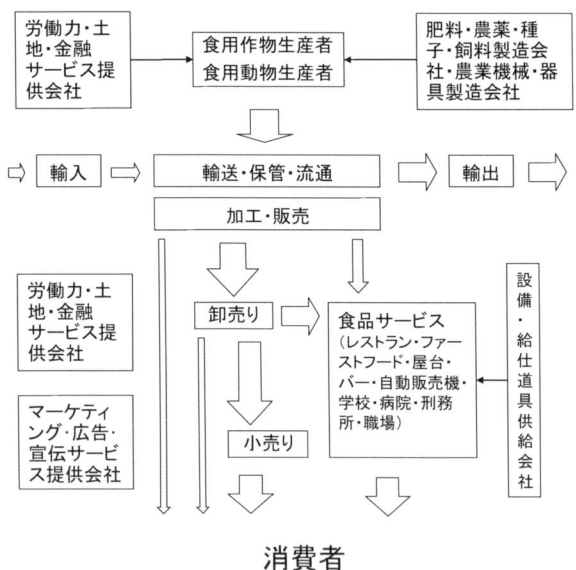

```
                    ┌──────────┐   ┌──────────┐   ┌──────────┐
                    │労働力・土 │   │食用作物生産者│  │肥料・農薬・種│
                    │地・金融  │──▶│食用動物生産者│◀─│子・飼料製造会│
                    │サービス提│   │          │   │社・農業機械・器│
                    │供会社   │   └────┬─────┘   │具製造会社  │
                    └──────────┘        │         └──────────┘
                                        ▼
       ⇨ 輸入 ⇨  ┌──────────────┐  ⇨ 輸出 ⇨
                │ 輸送・保管・流通 │
                └──────┬───────┘
                       ▼
                ┌──────────┐
                │ 加工・販売 │
                └──┬────┬──┘
```

図1 フードシステム（食関連産業の構造）

　本章では，食物の生産，加工・製造，流通，販売，サービスにかかわる企業群を食関連企業とみなし，その経済活動の全体を食関連産業と定義する．また食関連企業の経済活動によって生み出される，生産者から消費者までの食の流れをフードシステムと呼ぶ（大塚・松原，2004）．図1は，ネスレ（Nestle, 2002／三宅・鈴木訳，2005）を参考に，フードシステムを模式化したものである．ネスレによれば，アメリカの食関連産業の経済規模は年間1兆ドルを超える．これはアメリカのGDPの13％，労働力の17％に匹敵する．日本について見てみると，飲食料品卸売業の販売額は74兆円超であり（経済産業省，2008），同年度の実質GDPの13％に相当する．フードシステム全体の経済規模について正確な数値を算出することは困難であるが，これらの数字から推測されるように，その規模はきわめて大きいといえよう．

1–2　フードシステムの特徴：効率化・寡占化・垂直構造化

　フードシステムは急速に巨大化していった．ネスレによれば，アメリカの農場は，家族経営に特徴づけられた小さな農場から巨大な企業経営に急速に変わっていった．労働集約性が高くなり，効率的で専門化された農場システム経営がおこなわれるようになった．その結果，1900年と比較して，その生産性は82%も上昇したという．1900年には人口の40%は農場に暮らしていたが，今日ではその比率は2%まで低下したということである．

　2009年に公表されたアメリカ農務省経済調査局（USDA–ERS）の報告によれば，アメリカの畜産業では戦後から現在に至るまでに，大規模な構造変化が起こった（MacDonald & McBride, 2009／三石訳, 2010）．第1は農場の大規模化，第2は生産技術の変化，第3は専門的企業農場の増加，第4が畜産業の垂直構造化である．われわれが口にする米国産牛肉のほとんどは，のどかで牧歌的な農場で放牧されていた肉牛でなく，ケイフォス（大規模畜産経営体：CAFOs, concentrated animal feeding operations）と呼ばれる，家畜を集中管理・肥育する「工場」で育てられた肉牛である．またそれらの肉牛の多くは，現物市場を介さず，あらかじめ契約された業者に引き取られ加工（とちく・解体・精肉）されていく．アメリカ国内における加工業者の中で売上高上位4社が買い付ける肉牛（去勢牛および未経産牛）の比率は，1985年ですでに50%および，2005年には79%にまで上昇している．たった4社（Beef Packer/Processor Companies: Tyson, Cargill, JBS-Swift, National Beefの4社）で，アメリカ肉牛の約80%が加工されているのである．

　フードシステムの特徴である寡占化，垂直構造化を，日本マクドナルドのケースから見てみよう．日本マクドナルドが日本のハンバーガー市場に占める割合（売上高シェア）は，1996年で47.7%であったが，徐々にその比率をあげ2006年には71.7%にまで達した．日本マクドナルドによるハンバーガー市場の寡占化が進行しているのである．第2位のモスフードサービスの2006年シェアは15.9%であるので，両者を合わせると87.6%に達する．また両者共に，原料の生産者からの直接仕入れに力を入れており（自社農場における生産も行っている），加工，流通に伴うコストを最小限にとどめようとしている．

　フードシステムの寡占化，垂直構造化は食品小売業において顕著である．マ

ルチネズ (Martinez, 2007 / 三石訳, 2009) によれば，アメリカ家庭における食品購入は，伝統的グロサリー・リテーラーから非伝統的グロサリー・リテーラーで購入する傾向が高まってきている．ここでいう伝統的グロサリー・リテーラーとは，日本でもおなじみのスーパーマーケット，コンビニエンスストア，さらにドラッグストアなど，アメリカ社会で長く受け入れられてきた小売り店を指す．非伝統的グロサリー・リテーラーとは，比較的最近に誕生した，巨大なスペースをもつ小売り店であり，日本人になじみのあるものは，近年積極的に日本進出を図っているコストコである．非伝統的グロサリー・リテーラーは，ウォル・マートなどのスーパーセンターとよばれる業態と，コストコなどに代表されるウェアハウス・クラブとよばれる業態に区別されている．伝統的グロサリー・リテーラーと非伝統的グロサリー・リテーラーでの販売比率は1994年で81.7対17.1であったが，2005年では67.4対31.6と急速に縮まりつつある．すなわち新業態である非伝統的グロサリー・リテーラーの販売比率が高まっているのである．

中でも突出しているのはウォル・マートである．ウォル・マートは1988年に最初の店舗をオープンさせ，その12年後にはアメリカ最大の食品小売業者となった．2005年の売上高は987億ドルであり，第2位であるクローガーの売上高585億ドルをおおきく引き離した (Martinez, 2007 / 三石訳, 2009)．

ウォル・マートの成長を支えたものは，商品供給ルートの徹底した見直しとその効率化であるといわれる．商品供給者 (サプライヤー) と消費者とをつなぐルートをより単絡化 (すなわち垂直化) させ，そのルート上で発生するコストを最小化させることにより低価格化を実現させたのである．しかしながら低価格化は大量供給があって初めて実現するものであり，消費者による大量購入がなければ維持させていくことは難しい．それ故に，店舗を巨大化させ，広大な駐車場を確保し，広大な店舗内を移動するための電動カートの導入といったさまざまなサービスを取り入れている．

1–3 日本のフードシステムの特徴

日本のフードシステムは，アメリカとは少し異なった様相を見せている．スーパーセンターやウェアハウス・クラブよりもコンビニエンスストアの占める割

合が大きい．コンビニエンスストア主要10社を対象とした統計によれば，2010年の来店客数は139億人であり（店舗数4万3372），年間売上高は8兆175億円であった（平均客単価は576.5円）．おにぎり・弁当などの「日配食品」，菓子・飲料などの「加工食品」が売上高に占める割合は，それぞれ33.8%，29.7%であり，売上高の63.5%すなわち5兆911億円がコンビニエンスストアでの食品購入に充てられた．これはイオンの年間売上高5兆543億円（連結，2010年，飲料・食品以外の商品も含む）を上回る金額である．

一方，日本のコンビニエンスストア市場においても寡占化，垂直構造化が進行している．売上高比率で見れば，上位5社で全体の82.1%を占め，中でもセブン-イレブンが第1位で33.9%を占める（2005年度統計）．また最近の特徴として自社ブランドの商品開発とその販売が挙げられる．例えばセブン-イレブンでは「セブンプレミアム」として700種類もの商品を開発・販売している．日本においてもアメリカと同様に，寡占化，垂直構造化が進行しているのである．

1-4　個人商店の衰退

総務省統計局のデータによれば，個人経営の小売業事業者数は，1952年から1991年までは100万から129万であったが，1992年以降急速に減少し，2004年には65万にまで落ち込んでいる．法人経営の小売業事業者数は2004年で57万である．すなわち，個人事業者対法人事業者の比をとれば，65:57＝1:0.87となる．同様な比を1952年で算出すると，100:7.8＝1:0.07である．

この数字が意味することは明らかである．小売り業において個人事業者すなわち個人が経営する商店が急速に減少し，企業が経営する店舗がそれにとって代わっていったということである．かつて賑わっていた商店街，市場の多くは寂れ，消費者の多くは，企業が経営するスーパーストアやコンビニエンスストアで，食品を購入するようになったのである．

個人商店の衰退は，都市部におけるフード・デザート（食の砂漠）を生み出すことになった．買い物かごをもって近くの商店に向かい，店頭で店主と会話を交わしながら野菜などを購入するという光景はみられなくなった．食物を介して見えていた「人の顔」が消えていったのである．さらに移動手段をもたない人（独居老人など）は，一度にまとまった量を購入し別途配送をしてもらった

り，宅配サービスを利用したりせざるを得なくなった．

1–5　フードシステムの膨張

　フードシステムは巨大化していき，人々の健康的生存を可能とする量をはるかに上回るカロリーを供給するようになった．ネスレによれば，アメリカでは国民1人あたり1日3800 kcalの食物が供給されており，推定される破棄熱量は1100 kcalに及ぶということである．つまり，供給食物の1/3近くが摂取されずに破棄されているのである．日本に目を転じれば，2008年度の供給熱量は2473 kcal，摂取熱量は1867 kcalであった．単純に計算すれば，供給された食物の24.5%（ほぼ1/4）が破棄されていることになる．1970年度の破棄率が13.7%であったことを考えると，日本においても食物は過剰に供給されているといえよう．

　現在，フードシステムは新たな展開をとりつつある．第1は，アジア，アフリカといった発展途上国への積極的な進出である．例えば，日本からは数多くの飲料・食品会社さらに外食企業がアジアに進出し，その売上を伸ばしている．第2は，新たな商品市場の創出である．代表的なものとしてアメリカにおけるヨーグルト市場があげられる．アメリカのヨーグルトの年間販売量は1987年から2006年までの20年間で3倍を超える増加となった．これは自然発生的な結果ではなく，ヨーグルト販売会社の周到な販売戦略の結果である（Wansink, 2005）．第3は，新たな顧客層の創出である．例えば，マクドナルドはこれまでも，子どもを重要な顧客層としてきた．子どもを引きつけるためのマスコットキャラクターであるドナルドを登場させたり，子ども専用メニューである「ハッピーセット」，さらに「バースディパーティ」サービスなどをおこなってきた．しかし近年は，子どもが祖父母の手を引き，一緒にハンバーガーを食べるといった内容のTVコマーシャルや，颯爽としたビジネスパーソンがマクドナルドで朝食を食べるといった内容のTVコマーシャルを流すようになった．より幅広い顧客層を取り込もうとしていることがわかる．同様なことは，すき家（ゼンショー）についてもいえよう．そこでは，子どもを軸に3世代が一緒に牛丼を食べるという内容のコマーシャルが繰り返し流されている．

　第4は，膨大な数の「新」商品の投入である．図2は，「食品・飲料」と「そ

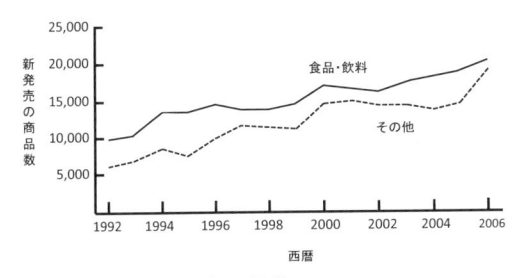

図2 新発売の商品数の推移
アメリカ農務省経済調査局のホームページより.「その他」には，保健用品，美容用品，家庭用品，ペット用品，その他（タバコ，カー用品，照明器具など）が含まれる．
http://www.ers.usda.gov/AmberWaves/November07/Findings/FoodProduct.htm

の他（食品・飲料以外）」とに分け，1992年から2005年までの新商品販売数の推移を示したものである．アメリカにおける「食品・飲料」の新商品数は毎年，1万品目から2万品目にも及んでいることがわかる．

しかし，新規な技術の採用といった，真の意味での新商品（「革新的（innovative）」な商品）は全体の10％以下とみなされる（Martinez, 2007／三石訳, 2009）．90％以上の新商品は風味や素材を少し変化させ，新しい商品名で販売するという，いわば「焼き直し」商品である．食関連企業は手を変え品を変え「新」商品を発売し，消費者の購買意欲をかき立てているのである．

新販売の商品数の増加と過体重者・肥満者の増加との関係に関しては興味深いデータがある．図3に示したように，アメリカにおいては1980年代以降新商品の食品数が急激に増加した．驚くべき現象は，過体重者・肥満者の人口比も1980年代以降に高まっていったことである．直接的な因果関係は証明されてはいないが，新商品の数が増えると摂取カロリー量が増え，結果として多くの人々が肥満化していったものと考えられている．

1-6 フードシステムの功罪

フードシステムの功罪について考えてみたい．第1の「功」は，70億人に達した人類へのカロリー供給である．18世紀の初頭，地球人口は6億人ほどで

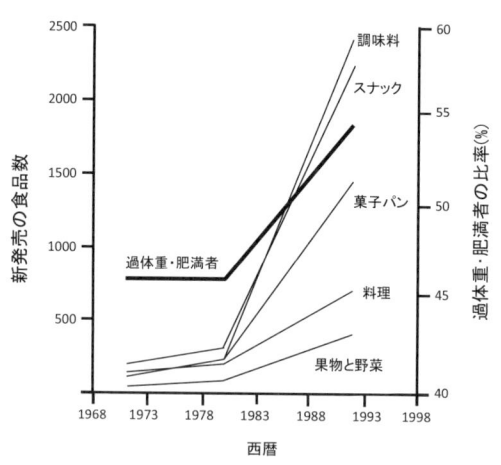

図3 新発売の食品数と過体重・肥満者との関連
(McCrory et al., 1999 より)

あったが，19世紀初頭には10億人となり，20世紀中頃には30億人を突破した．そして21世紀の初頭(2011年)，地球人口は70億人にまで達した．フードシステムは，この加速度的な人口増を支えてきたのである(今田, 2011)．第2は，「安全」な食物の供給である．企業にとって商品の欠陥は許されない．飲料・食品を扱う企業にとって，製造時の細菌・異物などの混入はいうまでもなく，実体のない「風評」ですらその存続を危うくする．法令を遵守し，衛生管理を徹底することにより，「安全」な飲料・食品が製造されているのである．第3は，消費者の摂食欲求を簡便に充足させたことである．都市生活者であれば，時間に制限されず，またさほど移動せず，簡便に食物を調達し，摂取することができる．すなわち，食べたい時に食べたいものを食べるということが可能となったのである．第4は，食にかかわる労働の軽減である．今では，加工済食品(冷凍食品，レトルトパウチ食品など)や半加工食品が潤沢に供給されている．フードシステムは，調理にかかわる労働，手間を大幅に低減させてくれたのである．

上記した4点に対応させて，フードシステムの「罪」について考えてみよう．第1は，「富(食物)」配分の2極化である．70億の地球人口のうち肥満人口は10億から15億人と見積もられ，その一方で10億人以上の人が飢餓に苦しんで

いる (Patel, 2008 / 佐久間訳, 2010). フードシステムは人類に平等な食物供給をおこなっていないどころか，飽食と飢餓という相反する現象をもたらしているのである．第2は，「食の安全」に対する疑念，不安が拡がったことである．ひとたび「食の安全」を脅かす事件・事故が生じた場合，その影響は広範囲に及ぶ．アメリカにおける BSE 感染牛の発生がアメリカ牛肉の輸入禁止にまで発展したことは記憶に新しい．さらに，製造される食品のほとんどには，酸化防止剤，防腐剤，発色剤，合成甘味料，合成調味料，香料などの化学物質が添加されている．これらはすべて合法的なものであるとはいえ，多くの消費者は，大量に使用されるこれらの食品添加物が健康を阻害する可能性について不安を抱いている．第3は，食の軽視，食べることに対する無関心，無感動な人々が増えているのではないかと危惧されることである．今田・長谷川 (1999) によれば，食べることに対する無関心，無感動な大学生ほど，油脂分と塩分をより多く摂取する傾向が強い．第4は，フードシステムへの依存が高まることである．これは，「食行動の発達」とも深く関係することであり，節を改め詳しく述べていきたい．

本項の最後に，フードシステムが生み出す食物の「安さ」について触れておきたい．現在 (2012年)，日本では 100円でハンバーガーを食べることができ，250円で牛丼を食べることができる．その「安さ」を実感しない人はいないだろう．しかし，多くの消費者はハンバーガー店ではセットメニューを注文し，牛丼店ではトッピング，味噌汁，サラダなどを追加する．結果として，店側は十分な利益を得ているのである．アメリカ農務省の分析によれば，消費者が食に消費する金額のうち，ファームバリュー (生産者に還元される金額) は 20%にすぎない．流通，広告，企業利益などの中間経費が 80% を占めているのである．フードシステムは一見すると安価に思える食物を供給しているが，中間経費から充分な利潤をあげているのである．

2　食行動の発達とフードシステム

2-1　食行動の自律性

動物の食行動は，採餌行動，調理行動，摂取行動，体内過程という4つの要

素に分解できる(今田, 1996).また食行動は「採餌行動 → 調理行動 → 摂取行動 → 体内過程」と連鎖的に出現する.根ヶ山(1997)は,食行動の個体発達を,母が(子に代わり)すべての要素を「代行」している胎児段階から,子自身がすべての要素を自律的・主体的に決定する段階へ移行していくプロセスととらえた.言い換えれば,食行動の発達とは「採餌行動 ← 調理行動 ← 摂取行動 ← 体内過程」の順に,子自らが,自らの食行動(要素)をコントロールしていく過程ということができる.

この見解は,バーチとフィッシャー(Birch & Fisher, 1996; 今田ほか, 1999)のいう「影響力のバランス関係」に通じるものである.バーチとフィッシャーは,発達初期では,母は子の食行動に大きな影響力を発揮しているが,子の発達とともにその影響力は低下し,子自身が自らの食行動を決定していく(影響力を与えていく)と述べている.母(養育者)の役割は,そのような子の自律的な食の発達を支えるものであって,妨害するようなものであってはならない.

「母による代行」を子の側から見れば「母への依存」である.自律的な食の発達とは,母への依存からの脱却であり独立である.このように見ていくと,子の食行動の発達とは「食べる」という行為に限定的なものではなく,人間性の発達全体にわたるきわめて重要なプロセスであるといえよう.

2-2 フードシステムによる食行動の代行

過去数十年の食関連企業の諸活動を一言で言いあらわすならば,徹底した「食行動の代行」であった(今田, 2005).フードシステムは一個体の食行動要素を,本人に代わり「代行」することにより発展してきたのである(図4).現代社会において,野生動物の捕獲,他の食物との交換,調理,摂取(さらに体内過程を経て排出する)という全プロセスを一個体が遂行することはない.フードシステムが野生動物に代わる家畜を育て,とちく・解体し,運搬し,冷蔵庫の中まで(あるいはレストランのテーブルまで)運んでくれるからである.

フードシステムによる「食行動の代行」は,図4のa, b, c, dの順に進行していった.当初は食物の生産,交換(流通)の代行が主であったが,やがて調理も代行するようになった.近年は摂取も部分的に代行されつつある(例えば「柔らかい」食べ物とは,咀嚼・嚥下という下位要素を部分的に代行する食物であ

```
                    環境への働きかけ
     ┌──────┐  ←─────────────────→  ┌──────┐
     │ 環境 │                          │ 個体 │
     └──────┘  ←─────────────────→  └──────┘
                    環境からの働きかけ
         ＼  ＼    ＼        ＼            ＼
(フードシステムに    ＼    ＼        ＼            ＼
 る食行動の代行)     a＼    b＼       c＼           d＼
                       ↓      ↓         ↓             ↓
  食行動要素： 採餌行動  ⇄  調理行動  ⇄  摂取行動  ⇄  体内過程

  下位要素：   捕獲        細断         取り入れ       消化
              生産        加熱         咀嚼           吸収
              交換(流通)   風味づけ      嚥下           代謝
              保存        組み合わせ                    排泄
```

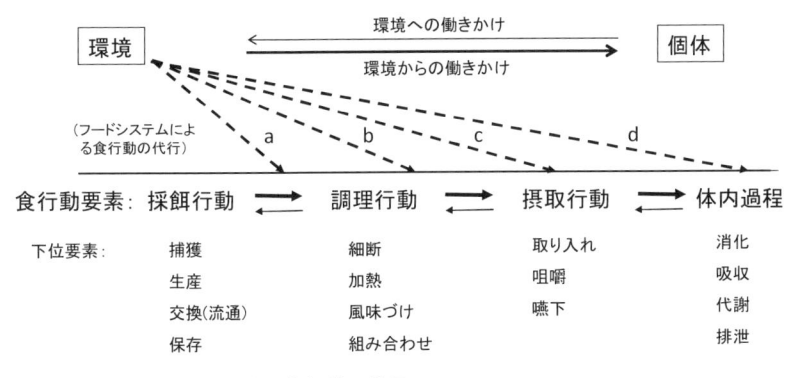

図4 フードシステムによる食行動の代行
a, b, c, d はフードシステムによる代行を示す．

る)．さらに最近では，種々の機能性物質を含有した飲料・食物（多くは「健康食品」とネーミングされている）が数多く販売されており，これらは体内過程で処理されるべきプロセスの代行を目的とした食品であるといえる．体内過程の最終段階である排泄に関してもさまざまな食品が開発されている．例えば，排便を容易にする食品といったものである．近い将来，排便が（あまり）臭わない食品や排便回数を極端に減らすことのできる食品なども販売されていくことであろう．

　先に述べたように，「代行」の裏返しは「依存」である．すなわちフードシステムによる「食行動の代行」とは，自らの食を「フードシステムに依存する」ことである．われわれは，依存の対象を母からフードシステムへ移行させているのである．マクドナルドの店員は新しい「母」であり，吉野家の牛丼は新しい「おふくろの味」である．またその新しい「母」はハンバーガー，フライドチキン，カレー，牛丼といった「子（われわれ自身）」の喜びそうなメニューをふんだんに用意し，いつでもすぐに食べられるようにしてくれるのである．

　先に，「柔らかい」食べ物とは，咀嚼・嚥下を部分的に代行する食物であると述べた．なぜ「柔らかい」食べ物が，しばしば「おいしい」と評価されるのだろうか．「柔らかい」食べ物とは，調理段階における食材の細断化，加熱などにより口中に入ると直ちに分解，溶解される食物のことである．何度も噛みしめる（咀嚼する）必要はなく，飲み込む（嚥下）ことも容易な食物である．さらに

加熱は消化，吸収を助け，より効率的な栄養分の取り込みを促す（Wrangham, 2009／依田訳，2010）．すなわち「柔らかい」食べ物とは，摂取，体内過程という食行動要素を代行してくれる（あるいは，その負担を軽減してくれる）食物といえよう．食物のおいしさについてはさまざまな議論がおこなわれているが（e.g., 今田，1997），食行動の代行（負担軽減）という側面から説明していくこともできよう．

2-3　食の主体性と依存

　フードシステムはどこまで安定したものなのだろうか．1995年の阪神・淡路大震災，2011年の東日本大震災の際に，食物供給が遮断されるという経験をした人も多いはずである．また，食物の生産において農業用水と石油エネルギーは必須であるが，両者ともに近い将来における資源枯渇が危惧されている．さらに穀物の収穫量は天候・気温に左右されやすく，穀物先物価格の変動は大きい．例えば，2008年のシカゴ商品取引市場での大豆ミールは，最高値をつけた数ヶ月後に半値になった．すなわち，現在のフードシステムがこれからも安定的に食物を供給し，われわれの食行動を「代行」し続けてくれるという保証はないといえる．

　われわれはフードシステムの崩壊あるいはフードシステムが一時的な機能不全に陥るリスクを常に考えておく必要がある．その時，われわれは，われわれ自身の食行動をうまく発現させていくことができるだろうか．腐敗し始めた野菜や果実から可食部だけを取り出して摂取することができるだろうか．土壌汚染された水を煮沸消毒させて飲むことができるだろうか．乾物，小麦粉から料理をつくることができるだろうか．フードシステムへの過度の「依存」は，このようなことですら困難とさせていると案じられる．

　子の食行動の発達にとって重要なことは，子自身が自らの食を主体的に決定していくことであろう．食の発達が，依存の対象を母（養育者）からフードシステムにシフトさせるだけのことであってはならない．大事なことは，子に，自らの食行動要素の多くがどれほどフードシステムによって「代行」されているかという事実に気づかせ，フードシステムが永続的な「依存」を可能としてくれるものではないことに気づかせ，フードシステムからの突然の「別離」に備

えさせること，すなわち「食の主体性」を獲得させることである．

食行動とは，本来，自律的で主体的，能動的な行動である．そのことを子に気づかせ，子自身がフードシステムに「依存」せずとも生きていける能力を発現させることこそが食育に求められる．

3 飽食の時代における子育て

3-1 飽食世代

戦後の人口動態をみると，1947年から1949年の期間（第一次ベビーブーム）および1971年から1974年の期間（第二次ベビーブーム）に出生数の増加が見られる．前者の期間に誕生した世代を団塊世代とよび，後者の期間に誕生した世代を団塊ジュニア世代とよぶ．1971年は日本マクドナルドが第1号店を出店した年であり，1974年はセブン-イレブンが第1号店を出店した年である．すなわち団塊ジュニア世代とは，ファーストフードとコンビニエンスストアと共に生まれ，その発展と共に成長してきた世代であるといえよう．言い換えれば，飽食のスタート地点に位置する世代である（今田・長谷川・田崎, 2012）．

21世紀に入り，団塊ジュニア世代が次世代の子育てを開始した（アメリカでは2000年代後半に第三次ベビーブームが出現したが，日本の人口動態にはそのような現象はみられなかった）．今や，子育ての主役は団塊ジュニア世代から始まる飽食世代である．フードシステムに「依存」し，フードシステムが食行動要素を「代行」することが「当たり前」となった飽食世代が次の世代を育て始めているのである．これからの子育てを考えるに際してはこのような世代観も必要であろう．

子にとって母（養育者）は模倣の対象であり，人生のモデルである．子がフードシステムに「依存」せずとも生きていける能力を発現させるためには，母（養育者）自身がそのモデルとなる必要がある．飽食の時代における子育てとは，母（養育者）自らが自らを「育てていく」ことでもある．以下では，飽食時代の子育て（親育て）において留意すべき点を述べていきたい．

3–2 「食べろ，食べろ」メッセージ

フードシステムとは，そのシステムをより効率的に運用させ，より以上の食物を供給し続けようとする存在である．当然のことながら，そのシステムを維持していくためには，消費者により多くの食品を購入・消費させていく必要がある．それゆえに，フードシステムは「食べろ，食べろ (Eat more, eat more!)」というメッセージを発し続ける (Nestle, 2002 / 三宅・鈴木訳, 2005).

例えば，ダイエット (体重減少) にもっとも効果的な方法は，食行動を中心とした生活全般の見直しである (今田, 2007; 2011). そこから導き出される結論の一つが，「食べる量を減らすこと」である．これはフードシステムにとっては，あってはならないこと，もっとも困ることである．それゆえにフードシステムは，大量のダイエット食品 (低カロリー商品を含む) を供給し始めたのである．そして多くのダイエッターたちは，「やせるために食べる」という実に奇妙な行動をとることとなった．

「食べろ，食べろ」メッセージは，消費者の購買 (摂取) 欲を駆り立てることを目的とする．毎年1万点を超える新商品を発売し，商品の風味，形態，色，パッケージ，ネーミング，宣伝文句 (claim) といった表層的要素の改善に力を入れ，さらに，値引き，おまけ，セット販売，タイアップ，期間限定といったありとあらゆる販売戦略を採用する．これらはすべて消費者の購買 (摂取) 欲を操作し (駆り立て)，購買行動をコントロールしようとするものである．

飽食時代の子育て (親育て) において重要なことは，フードシステムが発する「食べろ，食べろ」メッセージに抵抗する力を得ることである．仮に「食べろ，食べろ」メッセージを受け入れるとしても，そのことを十分に意識して受け入れるべきだろう．「食べろ，食べろ」メッセージを無批判に受け入れ，フードシステムの戦略に流されないことが重要である．

3–3　TVコマーシャル

テレビでは膨大な数の飲料・食品コマーシャルが流されている．歌手，タレント，芸人などのいわゆる「著名人」が登場し，彼ら (彼女ら) が飲み・食べる場面を映し出す．それらが (無意識下で) 投げかけるメッセージは「一緒に食べよう．私と同じものを食べよう」というメッセージである．

ヒトは社会性動物である．ランガム（Wrangham, 2009 / 依田訳 2010）によれば，社会性発達の起源は原始時代における狩猟生活にある．大型動物の捕獲，その加熱・調理の作業は集団でおこなう方が効率的である．また一度に得られた大量の食物は，その捕獲にあたった集団内で分配しても余りある．食物は集団外の人員へ分配・交換・贈与された．こういったプロセスを経て，ヒトは，食を介した社会化を促進させていった．

この議論を踏まえれば，「一緒に食べよう．私と同じものを食べよう」というメッセージは，人類進化の根源にかかわる実に効果的なメッセージであるといえよう．子どもにとって，コマーシャルで取り上げられた商品を摂取することは「仲間入り」することであり，摂取しないことは「仲間はずれ」になることを意味する．食品コマーシャルは子の社会性の発達とみごとにリンクしているのである．

2～6歳の年少児を対象におこなわれた実験では（Borzekowski & Robinson, 2001），30秒（アメリカのTVコマーシャルは30秒のものが多い）のコマーシャル動画を見せるだけで，子どものその後の食物選択に影響が現れた．子どもたちはコマーシャルに取り上げられた商品をより多く選択したのである．肥満者（肥満児）は標準体型者（児）と比較してTV視聴時間の長いことが知られている（成人：Prentice & Jebb, 1995，子ども：Critsen, 2003; 大国ほか，1999）．肥満の原因としては，運動不足などが複合的に作用している可能性も考えられるが，TV視聴中に現れる飲料・食品コマーシャルがより直接的な影響因となって過食をうながしている可能性が考えられる．TVコマーシャルは「食べろ，食べろ」メッセージがより直接的に発せられる媒体であるだけに注意する必要がある．

3–4　食育

（1）フードシステムと食育

2005年に食育基本法が成立し，同年に施行された．また2006年には食育推進基本計画が策定され，2006年度から2011年度までの5年間を対象として，食育推進のための施策を，国，都道府県，政令指定都市において実施することが決められた．現在，子どもを対象とした，さまざまな食育活動が実施されていることは周知の事実である．本項では，フードシステムの観点から食育のあり

方についての議論を進める．

　国・都道府県・政令指定都市がおこなっている食育推進活動のほとんどはインターネット上で公開されている．これらの活動を概観するに，食関連企業が果たしてきた役割，特にフードシステムがいかに構築され，いかに機能しているかをとりあげているものは少ない．食育において，われわれの食が高度にシステム化されたフードシステムによって成立していることを，正確に教える必要があるのではないだろうか．その上で，先に論じたような「フードシステムの功罪」を考えさせていけば，食料自給率がなぜ4割なのか，飢餓に苦しむ人がなぜいるのかといったことの理解も進むと思われる．「しあわせな日本人」に安心・安住するのではなく，「世界に貢献すべき日本人」となる必要性を教えていくことが重要ではないだろうか．

(2) フードシステムと感謝

　食育推進計画では「『食』に関わる人々の様々な活動への感謝の念」を重視している．しかし，「感謝」とは具体性を帯びた身近な人が対象でなければ行為として成立しがたい．ハンバーガーショップの店員への「感謝」はありえても，冷凍パテや冷凍ポテトの製造にかかわった（海外の，無数の）人々に「感謝」する（させる）ことは容易ではない．「感謝」を強調することは，われわれの日常の食が「感謝」の対象とはなりえないフードシステムによって支えられているという事実を見失わせるリスクがある．

(3) フードシステムと地産地消

　フードシステムは，マクドナルドに代表されるように，世界のどこにいても同じ食品を，同じように食べさせようとする方向に向かっている．食のグローバル化である．それに対抗するものが食のローカリズムである．地域，民族が数十年，数百年にわたり発展させてきた地域伝統の食を重視し，その伝統を維持しようとするものである．食のグローバル化と食のローカリズムは共存しづらく，しばしば対立し，衝突する (Watson, 1997)．

　日本で推進されている食育の多くは，食のローカリズムに重みが置かれすぎているように思われる．例えば「地産地消」「身土不二」は，地域に閉じられた

循環型フードシステムを構築するという考え方であり，「食の安全」を監視しやすく，結果として「食の安心」を導くものであり，理想的な食のあり方といえる．しかしそのことを可能とする地域は限られている．豊かな土壌をもち，地域住民は相対的に高価格な食物を購入することのできる経済力をもっていなければならない．いわば「恵まれた地域に住む，経済的に豊かな人々」にしか許されないものである．すなわち「地産地消」を理想と教えることは現実に即したものではない．「地産地消」を強調するよりも，供給カロリーの6割を海外から輸入している現状をしっかりと学ばせる必要がある．

(4) 食の文化

食とは社会的文化的存在としての自己認識を可能とさせる媒体である (今田, 2013)．「わたしは何者なのか」という自己同一視をおこなわせる手段ともいえる．例えば「米」は「わたしは日本人である」という民族的文化的自己同一視を可能とさせる媒体であり，それゆえに「米」は日本 (人) を象徴するものとなる (大貫, 1995)．

それまでに食べたことのない「食物」に出会うと，われわれはその「食物」の摂取を躊躇するだろう．この躊躇には，雑食性動物としての食物新奇性恐怖だけではなく，その「食物」を摂取すればその背後にある社会性，文化性，民族性を受け入れることになるという怖れがある (熊田, 2011)．実際にマクドナルドが世界のさまざまな国々に進出していく過程においてもっとも大きな障害となったことは，このような民族的・文化的抵抗である (Watson, 1997)．

文化間の対立・衝突は人類の歴史においてしばしば想像を絶する悲劇を生み出してきた．しかしながら，少なくとも食文化においては，一方が一方を取り込むという文化化，文化同士が融合し新たな文化を創出する文化融合が生じやすい．食育はいたずらに食のローカリズムをあおるのではなく，巨大化したフードシステムがもたらす「グローバルな食」を，いかにして自国の食文化に取り込み，さらに，いかにして新たな食文化を創出していくかという観点からおこなわれるべきであろう．われわれは現在のフードシステムが提供する食を拒否して生きていくことはできない．しかしそこで提供される食を，無批判に，受動的に食べ続ける存在であってもいけない．真の食育は，あらたな食の文化を

創出するという観点からおこなわれるべきである．

引用文献

Birch, L. L. & Fisher, J. A.（1996）. The role of experience in the development of children's eating behavior. In E. D. Capaldi（Ed.）, *Why we eat what we eat: The psychology of eating*. Washington DC: American Psychological Association.

Borzekowski, D. L. G., & Robinson, T. N.（2001）. The 30-Second Effect: An Experiment Revealing the Impact of Television Commercials on Food Preferences of Preschoolers. *Journal of the American Dietetic Association*, **10**, 42–46.

Critsen, G.（2003）. *Fat Land: How Americans Became the Fattest People in the World*. New York: Houghton Mifflin Company.

今田純雄（1996）．食行動の心理学的接近　中島義明・今田純雄（共編著）　たべる――食行動の心理学　朝倉書店　pp. 10–22.

今田純雄（1997）．おいしさの心理　日本味と匂い学会誌, **4**, 165–170.

今田純雄（2005）．食べることの心理学――食べる，食べない，好き，嫌い　有斐閣．

今田純雄（2007）．やせる――肥満とダイエットの心理　二瓶社．

今田純雄（2011）．食行動と生活習慣改善――過食性肥満に焦点をあてて　行動科学, **50**, 19–31.

今田純雄（2013）．食イメージ，食態度，食行動の交差文化研究：日本，韓国，台湾　広島修大論集　**53**, 159–176.

今田純雄・長谷川智子（1999）．塩分含有食物の摂取に対する態度・感情に関する心理学的研究「食塩選択行動と境要因の構造に関する食生態学的研究」（代表：足立己幸）助成研究報告書（ソルト・サイエンス研究財団）　76–116.

今田純雄・長谷川智子・坂井信之（1999）．人はなぜ食べるのか (2)：子どもの食行動の発達　広島修大論集 **39**, 453–490.

今田純雄・長谷川智子・田崎慎治（2012）．家族の食卓と子育て (1)：飽食環境の母親　広島修大論集，**53**, 81–109.

経済産業省（2008）．商業統計調査，平成 19 年確報，産業編（経済産業省）．〈http://www.meti.go.jp/statistics/tyo/syougyo/result-2/h19/index-kg.html〉（2011 年 12 月 15 日）

熊田忠雄（2011）．拙者は食えん！――サムライ洋食事始　新潮社．

MacDonald, J. M., & McBride, W. D.（2009）. The Transformation of U.S. Livestock Agriculture: Scale, Efficiency, and Risk. *Economic Information Bulletin Number 43*, Economic Research Service, United States Department of Agriculture.〈http://www.ers.usda.gov/

Publications/EIB43/EIB43.pdf〉(2011 年 9 月 23 日)(マクドナルド,J. M. & マクブライド,W. D. 三石誠司(訳)(2010). アメリカの畜産における変化——規模・効率性・リスク のびゆく農業——世界の農政 985-986 財団法人農政調査委員会)

Martinez, S. W. (2007). The U.S. Food Marketing System: Recent Developments, 1997–2006, *Economic Research Report Number 42*, Economic Research Report, Economic Research Service, United States Department of Agriculture. 〈http://www.ers.usda.gov/publications/err42/err42.pdf〉(2011 年 10 月 21 日)(マルティネス,S. 三石誠司(訳)(2009). アメリカの食品マーケティング・システム:最近の変化(1997-2006 年)のびゆく農業——世界の農政 977-978 財団法人農政調査委員会)

McCrory, M. A., Fuss, P. J., McCallum, J. E., Yao, M., Vinken, A. G., Hays, N. P., & Roberts, S. B. (1999). Dietary variety within food groups: association with energy intake and body fatness in men and women. *American Journal of Clinical Nutrition*, **69**, 440–447.

根ヶ山光一(1997). 行動発達の観点から 今田純雄(編著) 現代心理学シリーズ 16 食行動の心理学 培風館 pp. 41-68.

Nestle, M. (2002). *Food Politics: How the Food Industry Influences Nutrition and Health*. Berkeley, CA: University of California Press.(ネスレ,M. 三宅真季子・鈴木眞理子(訳)(2005). フード・ポリティクス——肥満社会と食品産業 新曜社)

大国真彦・浅井利夫・天野曄・一色玄・伊藤助雄・高野陽・田辺功・永井多恵子・長嶋正実・前川喜平・沢田淳(1999). 子ども達がテレビ等視聴,ファミコン等で遊んでいる実態と肥満との関係調査成績 日本小児科学会雑誌,**99**, 1700-1703.

大貫恵美子(1995). コメの人類学——日本人の自己認識 岩波書店.

大塚茂・松原豊彦(2004). 現代の食とアグリビジネス 有斐閣.

Patel, R. (2008). *Stuffed & starved: From farm to fork, the hidden battle for the world food system*. London: Portobello Books Ltd.(パテル,R. 佐久間智子(訳)(2010). 肥満と飢餓——世界フード・ビジネスの不幸のシステム 作品社)

Prentice, A. M., & Jebb, S. A. (1995). Obesity in Britain: gluttony or sloth? *BMJ*. 1995, **311**, 437–439.

Wansink, B. (2005). *Marketing Nutrition Soy, Functional Foods, Biotechnology, and obesity*. Champaign, IL: University of Illinois Press.

Watson, J. L. (1997). *Golden arches east: McDonald's in East Asia*. Stanford, CA: Stanford University Press.

Wrangham, R. (2009). *Catching fire: How cooking made us human*. New York, NY: Basic Books.(ランガム,R. 依田卓巳(訳)(2010). 火の賜物——ヒトは料理で進化したエヌティティ出版)

コラム6　お弁当にみる親子関係

横尾（伊東）暁子

　幼児が幼稚園や保育園で食べる昼食の一形態として，家庭から持参する弁当があげられる．弁当は，作り手（現状では，作り手は母親であることが多い．そのため，以下では弁当の作り手＝母親という前提にたって論を進めていく）の裁量に任せられるため，給食に比べ，子どもの嗜好にあった内容や量を食べさせられるというメリットがある．その一方で，特定の嗜好に偏重し，栄養の充足性が低くなる可能性を含んでいるとも言えるだろう．弁当の献立については，様々な本や雑誌で特集などが組まれるなど，栄養面の充足や内容の充実を啓発する流れが従来から変わらずにある．

　その一方で，近年では，弁当の見た目にこだわり，子どもが好きなキャラクターを模した「キャラ弁（キャラクター弁当の略）」が流行し，その作り方を説明するウェブページや本が多くある．我が子のために作った「キャラ弁」の写真を日々ブログ等で公開する母親も少なくなく，思い通りの色や形を表現するための情報交換が活発になされている．また市場には，人気のキャラクターがついた色とりどりの弁当箱や弁当包みに加えて，キャラクターを模したハンバーグやチーズ，海苔や，かまぼこ等の加工食品や，顔のパーツを切り抜くためのパンチ，型抜きや，色とりどりのピック（楊枝）や調味料入れなどの弁当作りのための道具が売られ，子どもの弁当を可愛く楽しげに作るということに母親達がいかに力をいれているかを感じ取ることができる．弁当の文化は諸外国にもあるものの，簡易的に食事を持ち歩くという意味合いが強く，栄養や見栄え，子どもの心身の充足性などに気を配る弁当文化は，我が国独自のものであるといえるだろう．

　母親たちが毎日楽しく弁当作りをしているのかというと，残念ながらそうとも限らないようである．弁当を作る母親を対象とした調査では，弁当作りになんらかの負担感を覚えているという回答が半数以上を占めるものばかりである

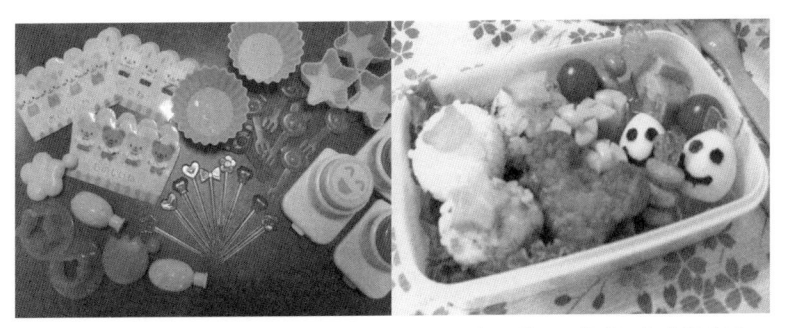

写真　弁当作成用の道具の例（左）と，それらの一部を使って作成した弁当（右）

（片岡ほか，2005; 島井・安東，2006など）．個人によって程度の差こそあれ，子どもの好みや，彩り，食べやすさ，栄養バランス，経済面，衛生面など，母親たちが弁当を作るにあたって気にしていることは多岐にわたり，日々弁当作りに取り組まなければならない母親たちにとって，ストレスになり得るであろうことが理解できる．さらに弁当には，自分の子どもはもちろん，子どもの友だちや先生の目にも触れるという特徴がある．幼稚園の弁当場面を観察した研究（外山，2000）では，「○○がはいっている人，手をあげて」「はーい」という定型パターンのやりとりが特に年少児で多くなされていることも明らかにされており，弁当が子ども同士のコミュニケーションの手段として利用されているとともに，それぞれの弁当内容が他児との間で共有されることは興味深い．園の弁当場面を親が参観する日には，弁当作りにいつも以上に力が入ってしまうという話もよく耳にするように，母親が「弁当が他人にみられること」を意識し，それがプレッシャーとなっている可能性も否定できない．

　一方で子どもは，母親が作った弁当をどのようにとらえているのだろうか．筆者らが幼児を対象として行なったインタビュー（伊東ほか，2007）では，子どもは親から渡された弁当を無条件で受容しているわけではなく，内容や量が自分（の気分）にあっているかどうか，あるいはどの程度労力をかけて作られた弁当なのかについて評価する言及が見られた．

　弁当箱を母子間でやりとりすることによって，子どもは弁当内容とともに，弁当がどのような思いで作られたのか，どれほどの労力をかけて作られたのか，等の「弁当が作成された背景」を受け取り，「美味しかった」，「また○○を入れ

てね」のような言葉かけや，完食する，残すというような「弁当に対する反応」を母親に返しており，弁当箱のやりとり自体が母子間のコミュニケーションとなっており，これらのやりとりが母子関係の醸成にも関係し得ると考えられる．

今までにない食材や弁当作りの道具が次々に生み出される中，弁当の中身や作り方は時代とともに変化し続けるであろう．弁当作りでの留意点の多さは既述のとおりであるが，それらにとらわれ過ぎることなく，しかしながら，弁当は子どもの心や体の健康のために工夫して作られるものであって欲しいと筆者は願う．

引用文献

伊東暁子・竹内美香・鈴木晶夫 (2007)．食事を介した自己および両親に対する評価形成——幼児の弁当に焦点をあてて　行動科学, **46**, 49-58.

片岡あゆみ・奥田豊子・大谷貴美子 (2005)．弁当作りに対する保護者の意識が子どもの食態度におよぼす影響　大阪教育大学紀要, **54**, 11-20.

島井葉子・安東祥子 (2006)．幼児期における食生活の課題——弁当観察および食事に関する保護者の意識・実態から　鳴門教育大学大学教育研究紀要, **21**, 163-170.

外山紀子 (2000)．幼稚園の食事場面における子どもたちのやりとり——社会的意味の検討　教育心理学研究, **48**, 192-202.

終章　食から子どもの未来へ

外山紀子・根ヶ山光一・河原紀子

食の危機

　子どもの食が，今，大変なことになっているらしい．食事をとらない欠食，子どもがひとりだけあるいは子どもたちだけで食べる孤食，同じ食卓を囲んでいるのにそれぞれが別のものを食べる個食など，食の問題として指摘されていることがらには枚挙に暇がない．近年では，文部科学省が全国学力調査の際に食事の摂取状況を聞く項目を設け，その結果と学力に関連がみられたことを公表して以来，「朝ご飯を食べる子どもは成績がよい」という言説が一人歩きしている（結果の読み解き方については，酒井によるコラム5「食と学力再考」を参照してほしい）．

　家庭生活のあり方，食のあり方が社会状況によって移り変わっていくのは当然のことであり，したがって，数十年前の食と異なるからといって，それを即，眉をしかめる問題とするのは短絡的である．しかし，田中（13章）がまとめているように，中高校生が必要量を下回る栄養しか摂取していないとか，栄養摂取量が給食のある日とない日で大きく異なる等，家庭の食が脆弱化し，子どもの食が給食頼みになっていることを示すデータも多い．

　生物である人間が生命を維持し，成長し，健康を保つために，食は必要不可欠な営みである．その生物学的重要性には，幼児ですら気づいている（外山，5章）．食はその個体の生命活動の質を左右するだけでなく，妊娠前・妊娠中の母親の食については，胎児期そして生まれたあとの子どもにも影響を及ぼす（榊原，6章）．これらを踏まえると，「食を大切にしよう」「食の重要性をよく理解し実践してもらうために啓発活動をしよう」「国をあげてこの問題に取り組もう」となるのは当然ともいえる．

食育を「超える」

こうした状況を受けて，2005 年 6 月には食育基本法が制定され，以降，学校や保育所，幼稚園，自治体，企業などさまざまな場で多くの食育活動が展開されている．

本書『子どもと食』のサブテーマは，「食育を超える」である．なぜ「超える」なのか．子どもの食が少なからぬ問題を抱えているという危機認識は共有しつつも，食育の考え方では何かが足りないと考えるからだ．食育を行う意義そのものに真正面から異議を申し立てようというのではない．しかし，子どもは無力だから食に関する正しい知識を子どもに教え授けなければならないという発想では，食の本質をつかみ損ねてしまうのではないかと考えるのである．

この終章では，本書の議論を踏まえ，子どもの食をとらえるいくつかのポイントを指摘し，子どもの食の今後を考えたい．

子どもの食をみるポイント

第 1 に，食という営みにおいて，子どもは一方的に食べ物を与え授けられる受益者ではない．授乳・離乳期の子どもは，母親によって生産あるいは用意された食べ物を摂取する．そのため，乳幼児期の食は母親主導の営みであり，子どもは与えられた食べ物をただ受け取るだけの存在にみえる．しかし，「授乳」は子どもが乳首に吸い付くことによっても支えられている．子どもは母乳や乳房の匂いに対する生得的な選好をもち，それが自力で乳首に吸い付く行動を可能とさせている．母乳・人工乳による程度の差はあるとしても，授乳時の養育者の判断と行動は子どもによっても方向づけられている．つまり，授乳は養育者・子ども双方の主導性が出会う場であり，根ヶ山（7 章）が指摘するように，「摂乳」と呼ぶべき側面を備えている．主導性の出会い，両者の協力，軋轢，反発のなかで食が進んでいくことは，離乳食についても同じだ．川田（8 章）は，養育者が離乳食を子どもに食べさせるという一見すると非対称的な（与える─与えられる）摂食形態が，子ども側の能動性によって支えられていることを論じている．

食は「ありつけなければ死んでしまう」という強い生物学的必要性に駆動された動物的営みであり，動物としての本性がむき出しになる場である．子どもの食もまた然り．子どもは食に能動的，主体的に向き合わずして自分の生命を維持することはできない．したがって，食べ物を与えられ授けられる受動的な存在のみでいられるはずがないのである．子どもの食の問題は，養育者と子どもの協力と対立の構図のなかでとらえる必要がある．

　第2に，食の問題は他の身体プロセスと切り離すことができない．和田・河合・山口（2章）が解説するように，そもそも食べ物を味わうこと，おいしさを感じることは，味覚のみならず視覚や嗅覚，触覚といった感覚を総動員して経験される全身体的現象である．食の場に登場する道具もまた，身体と密接なかかわりをもっている（青木，3章）．近年，朝食の欠食が問題とされているが，食は睡眠や運動といった他の身体プロセスと強く結びつき，"生活習慣の連鎖"を形成している（関根，12章）．食の問題は単独で生じているのではなく，たとえば欠食の背景には夜型の生活習慣，睡眠不足，運動不足といったさまざまな問題が横たわっている．したがって，食の問題だけを取り出して"治す"ことなどできようはずがないのである．

　第3に，ヒトにとっての食は生物学的営みである一方，きわめて社会的，すぐれて人間的な場でもある．ヒトの子どもの生存・成長は，他の種と比べても実に長い期間，他者（養育者）から食べ物を分配されることによって保障されており（上野，1章），この間，養育者は子どもの食に積極的に介入する．養育者は子どもが自立した食べ手になるまで，食の場を共にしながら，各時期にふさわしい食べ物を用意し分け与える．どの程度，またどのように子どもの食に介入するかは社会によって異なるが（則松，4章），子どもの食が多様な人間関係のなかに埋め込まれていることは，ヒトの普遍的特性である．

　子どもが食を共にする相手は，養育者に限らない．成長するにつれ，幼稚園・保育園，そして学校等で多くの共食経験をもつようになる．長谷川（9章）にあるように，ファーストフードやコンビニでの買い食いなど，仲間との決して"健全"とはいえない食は，養育者との食とは質の異なる経験を子どもに与える．そもそも，社会の成り立ちは食べ物の獲得，そしてその分配と密接にかかわっており（大村，10章），食はその社会の性質を決めるカギとなる．食にはその社会

のあり方，その社会における養育者―子ども関係のあり方が色濃く反映されているのである．食がどう営まれているかをみれば，その社会の性質を知ることができるといってもよいだろう．

ただし，食のあり方は，その時々の社会・経済状況のなかで"仕組まれ""つくられてきた"側面があることに注意しなければならない．これが第4のポイントである．現代日本では，食は，家庭にあっては一家団らんの場，家庭を離れても楽しくコミュニケーションをとりながら社交をはかる場とされている．しかし，表（15章）が議論するように，食卓での家族団らんは，実は家族のあり方を規定するために国家が作りあげ国民に植え付けてきたイデオロギーであった．戦後の高度経済成長期には，教育が"お母さんの手作り食"の大切さを広めるプロパガンダの役割を果たしてきた．現在，私たちが当然と考えている食の価値観は，国家によって準備され，つくられてきたものでもあるわけだ．保育所や学校給食とて同じである．給食が経済・福祉・教育政策として実施されてきたことは，河原（11章）と関（14章）による保育所および学校給食の議論にみることができる．現在行われている食育活動，そして2005年の食育基本法の制定も，こうした視点でみていく必要があろう．

最後に，今や私たちの食は，食関連産業の活動を抜きにしては成り立たなくなっている（今田，16章）．これは，かつてなかった現代の特徴である．戦後，経済規模，産業構造は大きく変わり，食料自給率は急激に低下していった．近年では，食のグローバリゼーションも進行している．私たちの食は巨大な産業活動の中に飲み込まれ，食べ物の生産・流通・消費のどのプロセスをとっても，もはや個人がコントロールできる規模のものではなくなっている．その巨大な波のなかで，私たちは「食べさせられている」といっても過言ではない．「食べさせられる」のではなく，自律的，主体的に「食べる」食べ手を育成するためには何をしなければならないのか．これを考え実践することは，今や緊急の課題となっている．

食育を超えて

以上を踏まえ，本書の最後に，子どもと食の場を共にする大人のひとりとし

て，子どもの食の今後について意見を述べたい．

　本書で繰り返し指摘されてきたように，食における養育者―子ども関係は「与える―与えられる」，「働きかける―働きかけられる」，「教える―教えられる」という一方的なものではない．食は子どもが動物的本能に駆動されて自ら発達していく場であり，したがって，食発達は子どもに教え授けるのではなく，大人と子どもが協同でつくりあげていくプロセスとみるべきである．発達を大人の一方的な思い込みで先回りし，方向づけようとするのは，時として発達を誤った方向に導く可能性がある．混沌として無秩序にみえる子どもの振る舞いを受け容れ，尊重し，それと真っ向から向き合う姿勢が，私たち大人に求められているといえるだろう．

　食は，睡眠や運動といった他の身体プロセスと連動して展開される全身体的現象である．したがって，食の問題はそれだけを切り取ることはできない．子どもの食を見直すには，子どもの生活全体を見直す必要がある．そして子どもの生活を見直すことは，大人の生活を見直すことでもある．孤食や欠食は，「子どもの食事も用意できなくなった家庭（あるいは母親）の問題」ではなく，その根底には生活習慣の夜型化があり，さらにその深部には恒常的な長時間労働，ワークライフバランスの欠如という問題が横たわっている．孤食や欠食は社会全体の病の表層的現象であり，この構図に気づくことなく，ただ「家庭はけしからん」と騒いでみても問題は解決しない．

　忘れてならないことは，ヒトの食はきわめて社会的な営みであることだ．食が社会的だというとき，そこには多様な意味が含まれる．まず，食は発達の最初から多様な人間関係のなかに埋め込まれている．養育者や仲間と食を共につくりあげながら，子どもは食に関する知恵や技術を学んでいく．養育者を代表とする他者は，食の場において，その社会で一般的とされている食の信念を子どもに伝える伝道師ともなる．各社会には独自の家族観，子ども観があり（そのなかには，ある意図をもって社会的につくられ，加工されたものも含まれる），それらが食の信念を支えている．社会歴史的文脈のなかでつくられてきた信念の総体が，養育者の振る舞いの背景にあるのだ．さらに，現代の食は世界規模の産業構造のなかに，否応なしに巻き込まれてしまっている．こうした幾重にも折り重なった社会が食の場に流入し，子どもが発達する環境をつくりあげて

いるのである．したがって，子どもの食の問題は，時間軸，空間軸共に壮大な広がりをもった地平に置いて考える必要があり，この視点を見失うと問題の本質を見失うことになる．

       2013 年 1 月

       外山紀子・根ヶ山光一・河原紀子

執筆者紹介

五十音順,[ ]内は執筆分担を表す

根ヶ山光一(ねがやま・こういち)[編者／7章]早稲田大学人間科学学術院教授.『発達行動学の視座』(金子書房,2002),『〈子別れ〉としての子育て』(日本放送出版協会,2006),『アロマザリングの島の子どもたち』(新曜社,2012),ほか.

外山紀子(とやま・のりこ)[編者／5章]津田塾大学学芸学部教授.『発達としての共食』(新曜社,2008),『心と身体の相互性に関する理解の発達』(風間書房,2007),『乳幼児は世界をどう理解しているか』(中島伸子と共著,新曜社,2013),ほか.

河原紀子(かわはら・のりこ)[編者／11章]共立女子大学家政学部准教授.「生後6,7か月までの乳児期前半」(白石正久・白石恵理子編『教育と保育のための発達診断』全国障害者問題研究会出版部,2009),「保育園におけるアロマザリング」(根ヶ山光一と共著,根ヶ山光一・柏木惠子編『ヒトの子育ての進化と文化』有斐閣,2010),『0〜6歳子どもの発達と保育の本』(監修,GAKKEN,2011),ほか.

青木洋子(あおき・ようこ)[3章]東京大学大学院教育学研究科教育心理学コース博士課程.「食事における容器操作の縦断的研究」(『質的心理学研究』10,2011),「動くあかちゃん事典」(佐々木正人編『アフォーダンスの視点から乳幼児の育ちを考察』附録DVDコンテンツ,小学館,2008),ほか.

荒木暁子(あらき・あきこ)[コラム4]千葉県千葉リハビリテーションセンター看護局長.「障害のあるこどもの「食べる」を支えるケア」(青木ゆかりと共著,諏訪さゆり・中村丁次編著『「食べる」ことを支えるケアとIPW』建帛社,2012),「食事場面における社会的相互作用の発達」(『小児看護』30 (7),2007),「障害のある乳幼児とその母親の食事場面における相互作用行動の特徴:時間サンプリング法を用いた頻度分析」(『千葉大学看護学部紀要』29,2007),ほか.

板子絵美(いたこ・えみ)[コラム2]ピジョン株式会社中央研究所.「スプーンの形態が幼児の補食動作に及ぼす影響:ボール部の幅と把柄部の検討」(石川光・倉本絵美・田村文誉・大久保真衣・向井美惠と共著,『小児保健研究』61,2002),ほか.

今田純雄(いまだ・すみお)[16章]広島修道大学人文学部教授.『やせる:肥満とダイエットの心理』(二瓶社,2007),『食べることの心理学:食べる,食べない,好き,嫌い』(有斐閣,2005),『食行動の心理学』(培風館,1997),『たべる:食行動の心理学』(朝倉書店,1996),ほか.

上野有理(うえの・あり)[1章]滋賀県立大学人間文化学部人間関係学科准教授.「チンパンジーの脳波計測」「フードシェアリング」(開一夫・長谷川寿一編著『ソーシャル

ブレインズ』東京大学出版会，2009)，「初めてのフィールドワーク」(加納隆至・黒田末寿・橋本千絵編『アフリカを歩く：フィールドノートの余白に』以文社，2002)，ほか．

大村敬一（おおむら・けいいち）[10章]大阪大学大学院言語文化研究科准教授．『文化人類学研究：先住民の世界』(本多俊和＝スチュアート，ヘンリ・葛野浩昭と共編著，放送大学教育振興会，2005)，『極北と森林の記憶：イヌイットと北西海岸インディアンの版画』(齋藤玲子・岸上伸啓と共編著，昭和堂，2010)，『グローバリゼーションの人類学：争いと和解の諸相』(本多俊和＝スチュアート，ヘンリと共編著，放送大学教育振興会，2011)，ほか．

表　真美（おもて・まみ）[15章]京都女子大学発達教育学部教授．『食卓と家族：家族団らんの歴史的変遷』(世界思想社，2010)，「家族と協力して主体的に生活を営もう」(中間美砂子・多々納道子編著『小学校家庭科の指導』，建帛社，2010)，「フィンランド総合学校家庭科の授業実践」(『日本家庭科教育学会誌』49 (3)，2006)，ほか．

河合崇行（かわい・たかゆき）[2章]独立行政法人農業・食品産業技術総合研究機構　食品総合研究所主任研究員．「味覚・嗅覚」(和田有史と共著，日本バーチャルリアリティ学会（編）『バーチャルリアリティ学』工業調査会，2010)「味の生理と知覚」(斉藤幸子・日下部裕子と共著，日下部裕子・和田有史編『味わいの認知科学：舌の先から脳の向こうまで』勁草書房，2011)，ほか．

川田　学（かわた・まなぶ）[8章]北海道大学大学院教育学研究院附属子ども発達臨床研究センター准教授．『0123発達と保育』(松本博雄・常田美穂・赤木和重と共著，ミネルヴァ書房，2012)，「親を困らせる子どもの行動」(岡本依子・菅野幸恵編『親と子の発達心理学』，新曜社，2008)，「心理学は子どもをどのように捉えうるか」(心理科学研究会編，『小学生の生活とこころの発達』，福村出版，2009)，ほか．

黒石純子（くろいし・すみこ）[コラム2]ビジョン株式会社中央研究所．「幼児期における箸を用いた食べ方の発達過程：手指の微細運動発達と食物捕捉時の箸の動きについての縦断観察」(井上純子名義，大岡貴史・飯田光雄・石川光・向井美恵と共著，『小児保険研究』，65 (4)，2006)，「現代の家庭育児における子守歌の機能：0～35か月児に対する母親の肉声による歌いかけとオーディオ等による音楽利用の比較検討」(梶川祥世と共著，『小児保健研究』，67 (5)，2008)，「音楽が母親の対乳児あやし行動に及ぼす影響」(梶川祥世との共著，『子育て研究』創刊号，2011)，ほか．

酒井　朗（さかい・あきら）[コラム5]大妻女子大学教職総合支援センター教授．『進学支援の教育臨床社会学：商業高校におけるアクションリサーチ』(編著，勁草書房，2007)，『保幼小連携の原理と実践：移行期の子どもへの支援』(横井紘子と共著，ミネルヴァ書房，2011)，『よくわかる教育社会学』(多賀太・中村高康と共編，ミネルヴァ書房，2012)，ほか．

榊原洋一（さかきはら・よういち）[6章]お茶の水女子大学大学院人間文化創成科学研究科教授．『アスペルガー症候群と学習障害』(講談社，2002)，『脳科学と発達障害』(中

央法規，2007），『発達障害と子どもの生きる力』（金剛出版，2009），ほか．

関根道和（せきね・みちかず）［12 章］富山大学大学院医学薬学研究部保健医学講座准教授．「子どもの睡眠と生活習慣病：寝ぬ子は太る」（『医学のあゆみ』223，2007），「格差社会と子どもの生活習慣・教育機会・健康：社会の絆で格差の連鎖から子どもを守る」（『学術の動向』15，2010），「富山出生コホート研究の概要と成果：ライフコース疫学に基づく小児期からの総合的な健康づくり」（『保健の科学』53，2011），ほか．

関はる子（せき・はるこ）［14 章］全国学校給食協会，食の未来事業部部長．『タローと作る給食レシピ 12 ヶ月』（第 1–4 集，全国学校給食協会，2004–2007），『新・栄養ってなあに？（1・2 年，3・4 年，5・6 年）』（藤沢良知監修，全国学校給食協会，2005），ほか．

田中敬子（たなか・よしこ）［13 章］滋賀県立大学名誉教授．『栄養教育論』（編著，朝倉書店，2012），『応用栄養学』（編著，朝倉書店，2011），ほか．

田村文誉（たむら・ふみよ）［コラム 1］日本歯科大学口腔リハビリテーション多摩クリニック口腔リハビリテーション科科長，日本歯科大学教授．『口から診える症候群・病気』（分担執筆，池田正一・黒木良和監修，日本障害者歯科学会編，口腔保健協会，2012），『マタニティ歯科外来』（倉治ななえと共同監修，わかば出版，2012），『上手に食べるために 1』（金子芳江と共同監修，医歯薬出版，2005），『上手に食べるために 2』（医歯薬出版，2009）ほか．

則松宏子（のりまつ・ひろこ）［4 章］トゥールーズ第二大学心理教育研究機関発達心理学部 CLLE–LTC 研究所准教授．"Japan-France-US comparison of infant weaning from mother's viewpoint" (coauthored with Negayama, K., Barratt, M., & Bouville, J.-F., *Journal of Reproductive and Infant Psychology*, 30 (1), 2012), *Les techniques d'observation en sciences humaines* (coedited with Pigem, N., Paris: Armand Colin, 2008), "Detection of invariants by haptic touch across age groups: Rod length perception" (coauthored with Shimizu, T., *Perceptual and Motor Skills*, 100, 2005), 「共同注意と文化的文脈」（大藪泰・田中みどり・伊藤英夫編『共同注意の発達と臨床』川島書店，2004), "Development of child autonomy in eating and toilet training: one to three year-old Japanese and French children" (*Early Development and Parenting*, 2 (1), 1993) ほか．

長谷川智子（はせがわ・ともこ）［9 章］大正大学人間学部教授．『子どもの肥満と発達臨床心理学』（川島書店，2000）『子どもの食と栄養：健康なからだとこころを育む小児栄養学』（水野清子・南里清一郎ほかと共編著，診断と治療社，2012），「食を通じたリズムの確立」（巷野悟郎・今村榮一・向井美恵編）『心・栄養・食べ方を育む乳幼児の食行動と食支援』医歯薬出版，2008），ほか．

村上八千世（むらかみ・やちよ）［コラム 3］アクトウェア研究所代表．「なぜ小学生は学校のトイレで排便できないのか？」（根ヶ山光一と共著，『学校保健研究』46 (3)，2004），「乳幼児のオムツ交換場面における子どもと保育者の対立と調整」（根ヶ山光一と共著，

『保育学研究』45 (2), 2007),『うんこのえほん：うんぴ・うんにょ・うんち・うんご』(せべまさゆき絵，ほるぷ出版，2000), ほか．

山口真美（やまぐち・まさみ）［2章］中央大学文学部心理学研究室教授．『顔を科学する』(柿木隆介と共編，東京大学出版会，2013),『赤ちゃんの視覚と心の発達』(金沢創と共著，東京大学出版会，2010),『視覚世界の謎に迫る』(講談社，2005), ほか．

横尾（伊東）暁子（よこお（いとう）・あきこ）［コラム6］東京家政学院大学非常勤講師，田園調布学園大学非常勤講師．『食べる・育てる心理学：「食育の」基礎と臨床』(竹内美香・鈴木晶夫と共著，川島書店，2010),『家庭の食を介した親子間相互作用の機能と機序』(早稲田大学人間科学研究科博士学位論文，2009),「幼少期の食事経験が青年期の食習慣および親子関係に及ぼす影響」(『健康心理学研究』20巻1号，2007), ほか．

和田有史（わだ・ゆうじ）［2章］独立行政法人農業・食品産業技術総合研究機構 食品総合研究所主任研究員．「感覚間相互作用の時間的側面」(大山正・今井省吾・和氣典二・菊地正編『感覚・知覚心理学ハンドブック Part 2』，誠信書房，2008),『味わいの認知科学：舌の先から脳の向こうまで』(日下部裕子と共編，勁草書房，2011),「多感覚相互作用：五感による世界の認識」(北岡明佳（編）『いちばんはじめに読む心理学の本⑤ 知覚心理学：心の入り口を科学する』(ミネルヴァ書房，2011 ほか).

フォーネケ，G. I. J.　155, 159
船越麻子　189
プラット，D. W.　72
フレイザー，J. G.　88
フロレス-フェルタ，S.　109
ブロンフェンブレンナー，U.　75, 194
ホッブズ，T.　173
ボリ，M.　119, 121
本郷寛子　124

ま 行

マックリーン，H.　158
ミケーラ，J. L.　154–55
メディン，D.　84

や 行

山口昌伴　51–52
山口真美　289

ら 行

ライト，P.　120
ラヴェリ，M.　119, 121
ラプトン，D.　258
ランガム，R.　278
リチャーズ，M. P. M.　121
リファス-シマン，S. L.　110
ルービン，K. H.　149
ルーメン，J. C.　151
ルソー，J.-J.　173
レオポルド，N. A.　39
ロージン，P.　86
ローレンス，R. A.　116
ロゾフ，B.　105

わ 行

ワックスマン，S.　84
和田有史　289

人名索引

あ 行

アイブル＝アイベスフェルト, I. 136
青木洋子 289
石毛直道 133
稲垣加世子 83, 84
今田純雄 273, 290
ヴァルシナー, J. 74
ヴァレンディ, H. 117
ヴィゴツキー, L. S. 74
上野有理 135, 289
ウォルフ, A. W. 72
大国真彦 222
大日向雅美 256
大村敬一 289
岡田知雄 221
表真美 290

か 行

河合崇行 289
川田学 69, 288
川畑俊一 262
河原紀子 290
北郁子 182
ギブソン, J. J. 54–55
久保田正人 139
ケアリー, S. 83
コーエン, J. F. 102
コーディル, W. 72
コンテント, I. R. 154–55

さ 行

サルヴィ, S.-J. 156
酒井朗 262
榊原洋一 287
シャール, B. 63, 111
シーガル, M. 86
ジョンソン, V. M. 119
スーパー, C. M. 61–62, 67

スツェパルシ, Z. 107
ストーリー, M. 156, 159
関根道和 289
関はる子 290

た 行

高橋久美子 189
瀧井宏臣 256
田中敬子 287
ダフィー, V. B. 109–10
タルウォフスキ, A. 85
ダン, J. D. 121
チャップマン, G. C. 158
ディピエトロ, J. A. 119
ドゥ・ヴァール, F. B. M. 135
ド・セルトー, M. 169
ドノット, J. 120
外山紀子 151, 153–54

な 行

根ヶ山光一 69, 71, 137, 274, 288
則松宏行 289

は 行

ハークネス, S. 61–62, 67
バーチ, L. L. 64, 152, 159, 274
ハーロウ, H. F. 116
長谷川智子 154, 273, 289
波多野誼余夫 83–84
バラット, S. M. 71
ピアジェ, J. 74, 82–83, 86, 136
ヒルマン, K. H. 151
ビルマン, J. 152, 159
ファインバーグ, M. J. 39
ファロン, A. E. 64
ファンツ, R. L. 32
ファン・ホール, S. A. 103
フィッシャー, J. A. 274
フィッシャー, J. O. 121

事項索引

あ 行

アタッチメントスタイル　120
アトピー性皮膚炎　106–07, 185
アニミズム　82–83
アフォーダンス　54–55
アルコール　108–09, 111, 155
アレルギー　191
　アレルギー食　188
　アレルギー性疾患　106
　アレルギー対応委員会　241
　食物アレルギー　188, 228, 241
　感作　106–07
　食餌性アレルゲン　106
アロマザリング　4, 124
意図的行為主体　142
イヌイト　4, 161–75
インスタント食品　188
うつ・うつ病　120, 204
運動不足　203, 289
エイコサペンタエン酸（EPA）　102
栄養　4
　栄養教諭　239, 245
　栄養士　234, 237
嚥下機能　40, 58
エンゼルプラン　189
延長保育　190
塩分　227, → 食塩
押しつぶし機能　40
おしゃぶり　32, 72
おしゃべり　153
汚染　86–88, 90
オピオイド　23–24
お弁当　5, 181, 284–86
　キャラ弁　284
おやつ　151–52, 155, 226, 255–57
　ベビー用おやつ　58–59
オルソネーサル　28

か 行

外食　215
化学療法食　226
覚醒仮説　151–52
学力　5, 216, 261, 263, 287
家事労働　254
家族団らん　247–49, 251, 259, 290
学校栄養士　235
学校給食　4, 211, 233, 240–41, 244–45, 290, → 給食
　学校給食センター　236
　学校給食法　233–34
家庭教育　251
カフェイン　108, 111
カルシウム　212–13, 215, 235
感覚様相間協応　31
感作（アレルギーの）　106–07
間食　190, → おやつ
企業　5
疑似酸味反応　139
起床時刻　200–01
帰納的投射課題　83–84
キャラ弁　284
嗅覚　25, 27, 34, 64, 289, → におい
給食　4, 181, 188–89, 212–13, 225, 238, 290, → 学校給食, 保育所給食
　給食選択制　238
　給食の外部委託　191–92, 240
　給食費の滞納　239–40
　米飯給食　236, 244
共感魔術　88–89
共食　2, 133, 140, 159, 218
共寝行動　72
拒否行動　70, 193
欠食　199–200, 205, 216, 218, 287, 291
誤飲　88, 124
口腔（口中）調味　47, 244
誤嚥　58

299

孤食　1, 190, 199–200, 218–19, 245, 253, 287, 291
個食　218, 245, 253, 287
小食　2
子どもの貧困率　205
コミュニケーション　9, 71, 130, 133–35, 138, 142–44, 149, 159, 247, 253, 285–86, 290
コンパニオンシップ　3
コンビニエンスストア　268–69, 277, 289

さ行

最近接発達領域　74
雑食　9, 15, 90–91
三項関係　142–44
ジェスチャー　142
視覚的選好法　79
時間拡張仮説　151
嗜好　63–65,→好き嫌い
自己推進性　80
事故と安全　5, 58
脂質　212–13
自他関係　4
児童福祉法　181
児童福祉施設最低基準　181, 183
自閉症　100
脂肪　155
ジャンクフード　1, 158–59
修身　250, 252
就寝時刻　197, 201, 205
受動性　134
授乳
　　要求授乳　118
　　時間決め授乳　118
受容・拒否　69
馴化法　29, 32, 79
食育　2, 144, 181, 191, 193–94, 202, 238, 279–81
　　食育基本法　1, 185, 203, 238, 279, 288
食塩　212,→塩分
食器具操作　50, 54
食具　43–44, 51, 140
食行動の代行　274–76

食行動のモデリング　157
食餌性アレルゲン　106
食事場面　67–69, 193
食事療法　227
食卓　4, 247–48
食におけるジェンダー　254
食の安全　273
食の理解　4, 79
食のローカリズム　280
食品コマーシャル　278–79
食物イメージ　64
食物繊維　212–13
食物の受け渡し　13–15
食を営む力　185
食器　44–55
自立　13, 134
自律摂食　4, 61, 65, 70–71, 73–74
新奇性　32–33, 91
「真なる食べ物」　163, 166
人工乳　4, 12, 116–25, 133
シンボル　142–43
水分摂取　41
睡眠　4, 289, 291
　　睡眠時間　199, 203, 206, 261
　　睡眠習慣　197, 202, 204
　　睡眠不足　202, 204, 206, 289
好き嫌い　24,→嗜好
スプーン　43–44, 46, 67, 69, 73–74, 140–41
生活習慣　197, 208, 221
生活態度　242
生物学的本質主義　89
摂食・嚥下障害　228
摂食機能　5, 39
摂乳　9, 115, 134, 288
選好注視法　29, 32
前操作段階　82
喘息　107
痩身願望　98–99, 156
贈与　174
咀嚼　41, 58–59
ソフトめん　236

た 行

ダイエット　148, 156, 220, 243, 278
　　ダイエット食品　278
胎児　97
　　胎児アルコール症候群　108
大便のマイナスイメージ　129
多感覚知覚　31
他者視点取得　138
脱脂粉乳　235
食べ物の汚染　85, 91
魂　164–70
タンパク質　101–02, 107, 211, 235
窒息事故　58–59
知能　119
チャブ台　249, 252
朝食　1, 190, 199–200, 205, 216, 218–19, 261–63
チンパンジー　13–16, 134–35, 174–75
低出生体重児　118
テーブル　46, 48–50, 67, 90, 249, 252
鉄　105, 212–13
　　鉄欠乏性貧血　105
手づかみ　43
テレビの視聴　203–04, 216, 221–22
典型色　29–30
トイレットトレーニング　130
道具　4
糖尿病　98, 221, 227
動物飼育経験　83–84
ドコサヘキサエン酸 (DHA)　102–03
友達関係　4, 147–50

な 行

ナイフ　51
中食　215, 253
仲間関係　147–50, 158, 230
なじみ　32
におい　25–28, 31, 63, 117, → 嗅覚
肉の分配　163
入院　5
乳児保育　187
妊娠　4, 97–103

ネグレクト　262

は 行

バイオロジカルモーション　82
排泄　5, 128, 130
箸　44, 50–51, 53, 243
発達のニッチ　61, 63
母の手作り　257
早寝・早起き・朝ごはん（運動）　202, 204, 251, 259, 261
ピア (peer)　149–50, 156–57
ビタミン　103, 212, 215
　　ビタミン A　103, 212
　　ビタミン B_2　235
　　ビタミン B_1　212, 215
　　ビタミン D　103–04, 111
ヒト　9–10, 12–13, 15–18, 53
ひとり親世帯　205
肥満　24, 98–99, 148, 203–04, 211, 219, 221–22, 227, 271
病院食　225, 229
ファーストフード　188, 226, 277
フードシステム　5, 265–68, 270–81
フード・デザート　269
フォーク　43, 45, 47, 51
不飽和脂肪酸　102–03, 105
ブランド効果　33
プレート　47–48, 143
ペア型社会　11
米飯給食　236, 244
ベビーフード　255–56
ベビー用おやつ　58–59
偏食　2, 24, 123, 186
保育所・保育園　4, 65–67, 70, 90, 181, 186, 243, 284, 290
　　保育所給食　182–83, 187–88, 192
　　保育所保育指針　182–86, 192, 194
ボディイメージ　220
哺乳　2–3, 39, 41, 115, 125
母乳　4, 12, 115–24
　　母乳育児　188
　　母乳哺育　115, 118–25
　　冷凍母乳　189

事項索引　301

哺乳瓶　72
捕食機能　40
ボノボ　174–75

ま　行

マーモセット　11, 13–15
マナー　1, 52, 90, 134, 153, 190–91, 193, 218, 237
味覚　4, 21–23, 34, 63–64, 109, 289
　味覚受容体　22, 23
メタボリック・シンドローム　211, 220, 222
免疫　116

や　行

痩せ　98–99, 219
野生生物　164–72
ユニセフ　182, 186
ユニバーサルデザイン　53
葉酸　99–100, 103
幼児用品　72
ヨウ素　105–06

幼稚園　154, 243, 284–85
夜更かし　199

ら　行

ララ物資　182, 186, 234
ランチルーム　237–38
離乳　3–4, 12, 15–16, 18, 39, 53, 121, 124–25, 133, 187, 228
　離乳食　4, 9, 12, 17, 43, 45, 72, 133, 135, 140–41, 144, 188, 226, 255–56
料理　133
ルーティン　154
霊長類　4, 10, 134
レチノール　103
レトロネーサル　28
連想による汚染　87

わ　行

ワーク・ライフ・バランス　207, 291
分かち合い行動　152, 159, 162, 165–66, 169, 172, 174–75

子どもと食
食育を超える

2013年4月30日　初版

［検印廃止］

編　者　根ヶ山光一・外山紀子・河原紀子

発行所　一般財団法人　東京大学出版会
　　　　代表者　渡辺　浩
　　　　113-8654　東京都文京区本郷 7-3-1 東大構内
　　　　http://www.utp.or.jp/
　　　　電話 03-3811-8814　Fax 03-3812-6958
　　　　振替 00160-6-59964

印刷所　研究社印刷株式会社
製本所　矢嶋製本株式会社

© 2013 Negayama, K., Toyama, N., & Kawahara, N., Editors
ISBN 978-4-13-051323-4　Printed in Japan

JCOPY〈㈳出版者著作権管理機構　委託出版物〉
本書の無断複写は著作権法上での例外を除き禁じられています．複写される場合は，そのつど事前に，㈳出版者著作権管理機構（電話03-3513-6969，FAX 03-3513-6979, e-mail:info@jcopy.or.jp）の許諾を得てください．

顔を科学する——適応と障害の脳科学
山口真美, 柿木隆介 [編] 　A5 判・352 頁・4600 円
瞬時に個人の特定, 感情状態の特定や注意の方向などを読み取る人間の顔認知. 新生児の親の顔認知, 顔認知発達の障害, 霊長類との比較, 工学的応用の可能性まで, 発達科学と脳科学が明らかにする.

発達科学入門2　胎児期〜児童期
高橋惠子, 湯川良三, 安藤寿康, 秋山弘子 [編] 　A5 判・308 頁・3400 円
胎児期・幼児期・児童期の, 発達上の問題 (在胎中のリスク, 虐待, 発達障害など), 社会・教育上の課題 (保育環境の質, 貧困, いじめなど) にふれながら, 生涯発達における位置づけをとらえ直す.

家族心理学——社会変動・発達・ジェンダーの視点
柏木惠子　A5 判・360 頁・3200 円
家族をめぐり続発する"問題"——育児不安, 晩婚・少子化, 変化する夫婦関係, 家族内のジェンダー問題, 近代家族の終焉が言われる現代に, 文化心理学, 進化心理学などの手法を総合してせまる.

ソーシャルブレインズ——自己と他者を認知する脳
関　一夫, 長谷川寿一 [編] 　A5 判・312 頁・3200 円
社会的なコミュニケケーションの基盤となる能力は, いつ, どのように形成され, 発達していくのか, その進化の道すじとは. ソーシャルブレイン (社会脳) の謎に挑む最先端の研究の魅力をわかりやすく解説する.

進化と人間行動
長谷川寿一, 長谷川眞理子　A5 判・304 頁・2500 円
人間もまた進化の産物であるという視点に立つと, 人間の行動や心理はどのようにとらえなおすことができるだろうか. 人間とは何かという永遠の問いに進化生物学的な視点から光を当てる. 「人間行動進化学」への招待.

ここに表示された価格は本体価格です. ご購入の際には消費税が加算されますのでご了承ください.

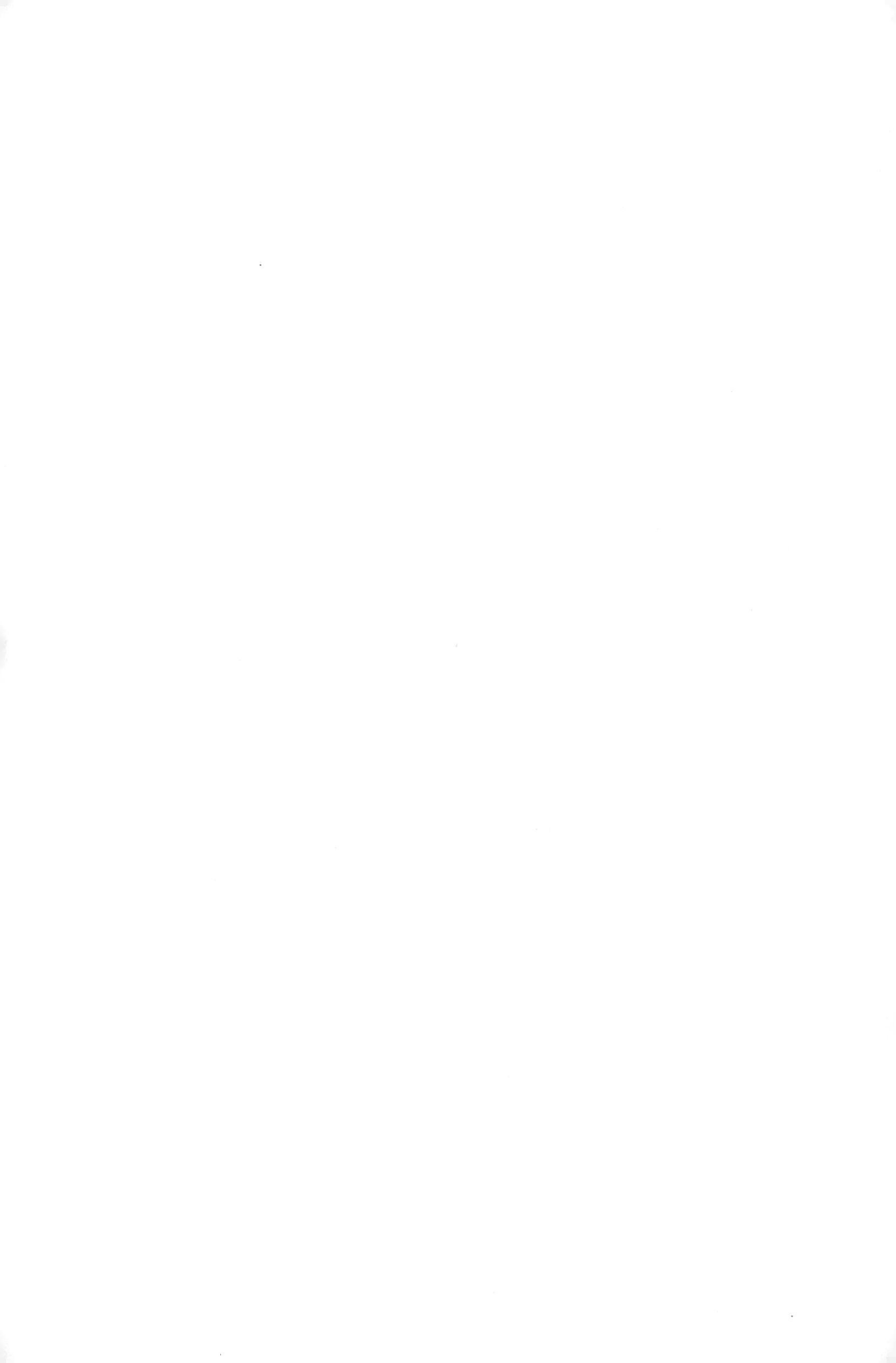